学校、職場、地域における
# ストレスマネジメント実践マニュアル

坂野雄二 監修
嶋田洋徳・鈴木伸一 編著

北大路書房

## はじめに

　現在，年間3万人を超える人が自殺しているという。この数字は交通事故で亡くなる人をはるかに上回る数字である。また，精神的問題を理由に休職する人が急増しており，職場や地域におけるメンタルヘルスの問題は深刻化する一方であるといえるだろう。また，子どもたちにおいても，これまでには考えられなかった悲惨な事件を耳にすることが多くなり，依然として不登校やいじめ，ひきこもりといったさまざまなこころの問題に悩む子が減ることがない。これらの問題の背景には，大人や子どもを問わず「ストレス」の問題がかかわっていることは言うまでもない。

　「ストレス」という言葉が日常的に用いられるようになってから久しい。ストレスに関する研究も世界中で盛んに行なわれ，ストレスに関する研究は成熟期に入ったといっても過言ではないであろう。しかしその一方で，日頃さまざまなストレスにさらされている私たちは，ストレスにどれほど「強く」なったであろうか？　どれだけストレスの問題を予防・改善することができるようになったであろうか？　おそらくこれらのストレス研究の発展に見合うだけの「実践的成果」は得られていないというのがその答えであろう。

　これまでストレス発生メカニズムの解明やストレスが心身に及ぼすさまざまな影響性に関する数多くの研究が行なわれ，ストレスに立ち向かっていくためのアイデアが非常に多く提案されてきた。それなのになぜ，私たちはストレスに「強く」なってこられなかったのだろうか？　おそらくそれは，ストレスに立ち向かう具体的な術を「学ぶ」，あるいは「教える」ための具体的な方法論に関する情報が極端に不足していたからであろう。

　そこで本書は，ストレスマネジメントを「実践する」ための方法論に焦点を当て，ストレスマネジメントの実施者が今すぐにでも活用できるように，実践する際に必要とされる理論，方法論，ツールを詳細に提示することに心がけて編集された。また，ストレスマネジメントの対象領域も学校，職場，地域，臨床現場といった主要な実践領域を網羅するとともに，各領域での実践例を示すことで，各領域の対象者の特徴や実践上のポイントなどがイメージしやすいように構成されている。さらに，各章の資料で提示されるツールのほとんどは，そのままコピーして使用できるように工夫されている（実際の使用の許諾については，著者に連絡の上ご相談ください）。

　また，ストレスマネジメントという枠組みは共通している一方で，それぞれの実践領域の特徴はさまざまであり，それらの特徴をどのように実践に取り入れていくのかを考えることは現実問題として必須である。本書をご執筆いただいた先生方は，いずれもストレスマネジ

メントの問題に際し，理論的見地に精通していることはもちろん，それぞれの領域の中心的実践家としてご活躍されている方々である。本書をご覧になって，ストレスマネジメントのより実践的な情報が手に入ることを確信している。また，本書を用いて，ストレスマネジメントの実践が各領域で広がっていくことを願いたい。

　最後に，本書の刊行に際し，編集の労をお取りいただいた北大路書房の皆様，ならびに編集部薄木敏之氏には心より感謝申しあげます。

2004年8月

編者　嶋田洋徳・鈴木伸一

# 目 次

はじめに／i

## ●第1部　概論編
### 1章　ストレス研究の発展と臨床応用の可能性 …………3
- 1節　ストレスからとらえる「心」と「身体」の問題　3
  1. 「心」や「身体」の状態に目を向ける／3
  2. 生活上の問題を構造的にとらえる／5
  3. 問題への対応という発想から、予防および健康づくりという発想へ／5
- 2節　ストレスを理解するためのキーワード　5
  1. ストレスは心身にどのような影響を及ぼすか／5
  2. どのようなできごとがストレッサーとなるか／6
  3. できごとのとらえ方，考え方の違いはストレスにどのように影響するか／7
  4. ストレスにどのように対処するか／7
  5. 周囲のサポートとストレス／8
- 3節　ストレスマネジメント・プログラムの構成要素　8
  1. 環境への介入／9
  2. 考え方への介入／9
  3. コーピングへの介入／10
  4. ストレス反応への介入／10
- 4節　ストレスマネジメントへの期待　10

### 2章　ストレスマネジメントの方法論と効果測定 …………13
- 1節　ストレスマネジメントの方法論　13
- 2節　研究デザインの工夫　15
- 3節　ストレスの測定時期と解釈の問題　18
- 4節　コーピングの測定に関する問題　20

### 3章　集団介入の利点，欠点，工夫点 …………29
- 1節　小集団を活用した個別介入対象者への援助法　30
  1. 仲間ペア法／30
  2. 介入に仲間を参加させることの利点と留意点／31
- 2節　集団介入による介入効果の促進法　31
  1. 成人を対象者とした小集団介入／32
  2. 子どもを対象とした実践例／33
  3. 小集団介入の工夫と留意点／33
- 3節　大規模な集団への予防的介入法　34
  1. 一斉指導型／35
  2. 教師トレーニング型／36
  3. 学級集団介入の課題／37

## ●第2部　事例・実践編
### 4章　学校場面におけるストレスマネジメント（1）：ストレスコントロールを中心に …41
- 1節　学校ストレスマネジメントの必要性　41
- 2節　プログラムの構成　42
  1. 心理的ストレスのメカニズムの理解／42
  2. ストレスを軽減するためのリラクセーション法の習得／44
- 3節　実際に学校現場で授業を行なう　44
  1. 総合的な学習の時間を用いた試み（中学校）44
  2. 保健体育の時間を用いた試み（中学校）／46
- 4節　授業を行なうに際しての工夫　46
  1. 生徒の興味・理解をうながすために／46
  2. 授業を行なう教師を助けるために／47
- 5節　授業の効果を評価する　48
  1. どのような方法で評価するか／48
  2. 何を指標とするか／49

### 5章　学校場面におけるストレスマネジメント（2）：ソーシャルスキルを中心に …………75
- 1節　児童生徒のストレスとソーシャルスキル　75
- 2節　ソーシャルスキル教育の実践的研究　76
- 3節　ソーシャルスキル教育の構成　77
- 4節　ソーシャルスキル教育における目標スキル　77
- 5節　中学校におけるソーシャルスキル教育の実践例　78
  1. 対象者／78
  2. 目標スキルの選択／78
  3. ソーシャルスキル教育の実施準備／78
  4. ソーシャルスキル教育の実施方法／79
  5. 各授業の内容と構成／79
  6. ソーシャルスキル教育の効果／80
- 6節　実践上の留意点と今後の課題　80
  1. 実践上の留意点／80
  2. 般化と維持に関する問題／80

3　教育効果の評価に関する問題／81

## 6章　職場領域におけるストレスマネジメント（1）：企業での取り組みを中心に ………99
　1節　職場におけるストレス対策の意義と目的　99
　2節　職場における心の健康づくりの考え方と進め方　100
　　　1　厚生労働省の「心の健康づくり指針」／100
　　　2　職場におけるストレスマネジメントの進め方／100
　3節　組織志向アプローチによる実践事例　103
　　　1　職場環境等の改善／103
　　　2　管理監督者（上司）教育／106
　4節　個人志向アプローチによる実践事例　107
　　　1　ストレス調査と個人向けフィードバックとの組みあわせ／107
　　　2　ストレス調査と個人向けフィードバック，フォローアップ面接との組みあわせ／108
　　　3　認知行動トレーニングとリラクセーションとの組みあわせ／109
　5節　効果的なストレスマネジメントのための工夫　110
　6節　おわりに　111

## 7章　職場領域におけるストレスマネジメント（2）：看護師への取り組みを中心に …113
　1節　医療従事者のストレス　113
　2節　看護師のストレス　113
　　　1　看護師のストレス概観／113
　　　2　ストレスが強い看護師の特徴／115
　　　3　看護師のストレスが問題とされる理由／119
　　　4　看護師の離職の問題／119
　　　5　看護師に対するストレスマネジメントの現状／120
　　　6　看護師のストレスマネジメントに関する今後の課題／122
　3節　ストレスの測定：バーンアウトを中心として　123
　　　1　バーンアウトとは／123
　　　2　バーンアウトの測定／124
　　　3　わが国で用いられるバーンアウトの尺度／125
　　　4　ストレス測定に用いられる他の尺度／128
　　　5　ストレス調査における倫理的な配慮／129
　4節　事例　130
　　　1　この事例の特徴とポイント／132
　　　2　バーンアウトについての解釈／134

　5節　おわりに　134

## 8章　地域住民を対象としたストレスマネジメント：健康日本21のストレス対策における自治体の取り組み ……………135
　1節　健康日本21の心の健康とストレス対策　135
　　　1　健康日本21における心の健康の考え方／135
　　　2　健康日本21のストレス対策／136
　2節　保健福祉動向調査からみたわが国のストレスの実態とストレス対策の必要性　137
　　　1　ストレスの現状とその内容／137
　　　2　コーピングとソーシャル・サポートの実態，健康づくり対策への要望／139
　　　3　わが国のストレス対策の必要性／140
　3節　自治体の取り組みと，地域住民を対象にしたストレスマネジメント　140
　　　1　ストレス対策に関する実態調査の方法と自治体の実施状況／140
　　　2　自治体のニーズアセスメントと目標設定に関する実態／142
　　　3　自治体の目標設定と具体的なストレス対策に関する実態／143
　　　4　地域住民を対象にしたストレスマネジメントの特徴と進め方／147

## 9章　心身症患者のストレスマネジメント …149
　1節　はじめに　149
　2節　ストレスマネジメントのねらい　149
　3節　心身症患者の特徴を理解する　150
　4節　ストレスマネジメントに心理療法を適用する　150
　　　1　予防的ストレスマネジメント／152
　　　2　治療的ストレスマネジメント／154
　　　3　再発予防のストレスマネジメント／155
　5節　心理症患者へのストレスマネジメント教育の実際　155
　　　1　情報収集の工夫とプログラムの準備段階／155
　　　2　第1段階：心理教育的アプローチの工夫／158
　　　3　第2段階：対処スキルの獲得／158
　　　4　第3段階：治療目標による心理技法の工夫／159
　　　5　第4段階：ストレス発症の予測と再発予防の工夫／160
　6節　まとめ　161

## 10章　摂食障害患者のストレスマネジメント ……………163
　1節　ストレスマネジメントのねらい　163

2節　摂食障害とは何か　164
　1　摂食障害の定義と分類／164
　2　摂食障害の心理療法／164
3節　摂食障害とストレス　165
　1　ストレッサー／165
　2　ストレスコーピング／166
　3　ソーシャル・サポート／166
　4　自己評価／166
　5　その他／166
4節　プログラムの特徴と実践事例　166
　1　導入のためのセッション／167
　2　リラクセーションのためのセッション／167
　3　帰属療法のためのセッション(2回)／168
　4　アサーショントレーニングのためのセッション(1)／169
　5　アサーショントレーニングのためのセッション(2)／170
　6　アサーショントレーニングのためのセッション(3)／170
　7　アサーショントレーニングのためのセッション(4)／171
　8　アサーショントレーニングのためのセッション(5)／171
5節　アセスメント　171
　1　アセスメントの計画について／171
　2　日々のアセスメント／171
　3　終結時のアセスメント／172
　4　結果について／172
　5　まとめと考察／173

**引用・参考文献**……………………181
**人名索引**……………………188
**事項索引**……………………189
**あとがきにかえて：ストレスマネジメントの展望**
　……………………193

# 第 1 部

★★★★★★★★★ 概論編

# 1章 ストレス研究の発展と臨床応用の可能性

## 1節 ストレスからとらえる「心」と「身体」の問題

「ストレスはありますか？」という質問に多くの人が「はい」と答える世の中になった。このようなストレス社会に私たちはどのように立ち向かっていけばよいのだろうか。本書は，学校，職場，地域などにおけるストレスマネジメント（ストレス管理）の理論と実践を解説するものである。第1部ではストレスマネジメントの基礎となる理論的枠組みと方法論について解説し，第2部ではストレスマネジメントの実践例を紹介しながら，ストレスマネジメントの進め方について具体的に解説する。

ところで，なぜ「ストレス」に着目することが必要なのだろうか。私たちの生活の中にはさまざまな役割や仕事，人間関係があり，それらをうまくこなしていくことが求められている。また，それらの生活ではトラブルや失敗などを経験することが少なくない。このようなとき，多くの人が不安を感じたり，おちこんだり，イライラする。これらが「ストレス」の正体である。しかし，「不安」「おちこみ」「イライラ」といった感情は，「ストレス」ということばが日常用語として使われるようになる以前から，私たちの生活の中に存在していた。それなのに「ストレス」という視点から改めて私たちの生活を見つめる必要があるのはなぜだろうか。そこで1節では，私たちの生活の中にあるさまざまな心身の問題を「ストレス」という視点からとらえ，理解していくことの重要性を考えていく。

### 1 「心」や「身体」の状態に目を向ける

私たちは，生活の中でたびたび不安やおちこみ，イライラなどを経験するが，忙しい毎日の中ではそのような気分の変化を見過ごしてしまうことが少なくない。大きな問題が生じたとき以外は，改めて自分の心身の状態や悩みなどについて考えたり，まわりの人に相談することはないであろう。一方，あとで詳しく述べるが，不安やおちこみ，イライラなどは，たとえ小さいものであっても長い間持続すると心身にさまざまな障害をもたらすことが明らかにされている（佐藤・朝長，1991）。したがって，健康的な生活を維持していくには，日常生活における心身の不調を予防・改善していくことがたいへん重要となる。このとき「ストレス」という概念がおおいに役に立つのである。

たとえば学校において，教師が子どもたちに対して「最近，悩んでいることは何かな？」と質問したら，子どもたちはどのように答えるだろうか。おそらく多くの子どもは「特にない」と答え

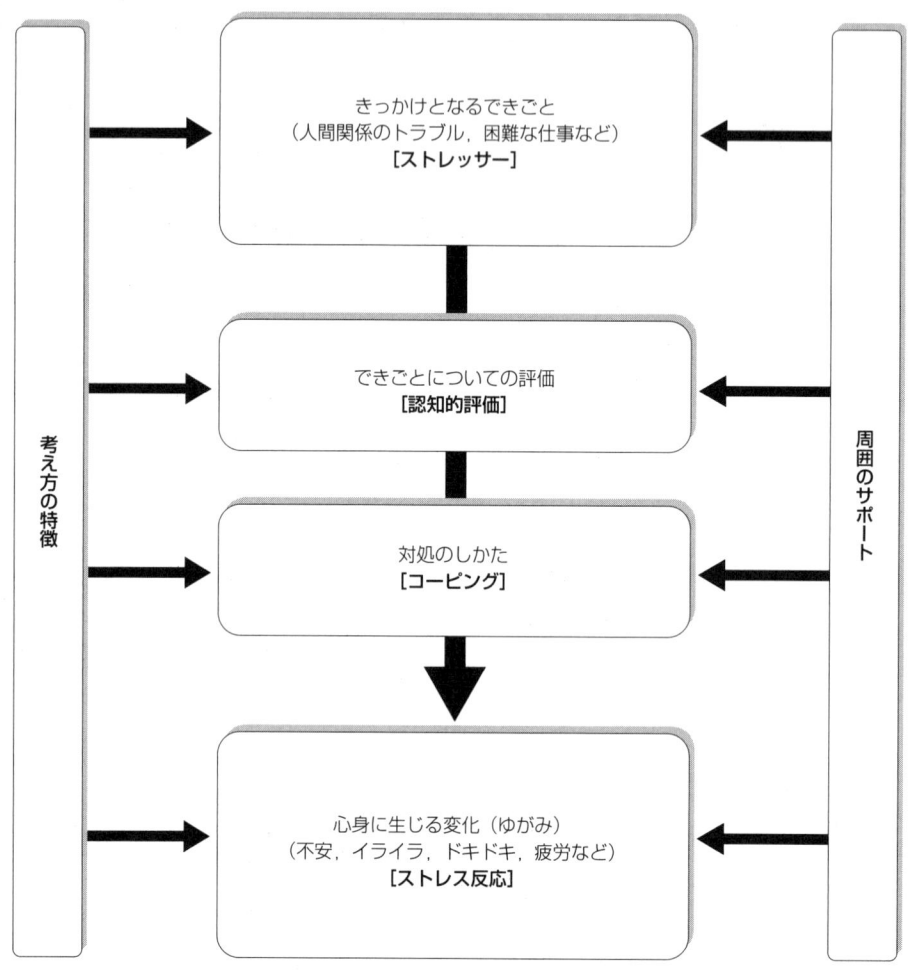

**図 1-1　ストレス発生のプロセス**（嶋田，1998 を参考に作成）

るであろう。それでは「最近ストレスなことは何かな？」と聞いた場合にはどうであろうか。「宿題が多い」「○○ちゃんが意地悪をする」「先生がこわい」など生活上の困難さについて話してくれるかもしれない。このように，「ストレス」ということばは，日常用語として定着し「心身の不調」の総称として用いられるようになった。これは，社会情勢の変化にともなってストレスを感じさせるできごとが社会に多く存在するようになったこ

とも大きな要因であると考えられるが，ストレスということばのもつ「曖昧さ」や「全般的なイメージ」が，私たちが生活の中で経験する心身の不調に目を向けることを助けてくれているとも考えることができる。つまり，「悩み」や「心の問題」といわれると少々抵抗があることでも，「ストレス」という言い方をすれば，自分の気分や感情について抵抗なく表現できるのかもしれない。また，現代社会においては，日々の生活におけるさ

さいなストレスでさえも，見逃すことができないほどストレスが頻繁に生じているのかもしれない。

### 2 生活上の問題を構造的にとらえる

私たちが自分の問題を客観的に整理し，理解することはたいへんむずかしいことである。「イライラすることが多い」「何となく不安だ」という気分の変化には気づくことは容易にできても，気分の変化が「なぜ」「どのように」生じるかを理解し，対処することは簡単ではない。「ストレス」という視点は，このような気分や感情の変化が生じるプロセスを理解するための枠組みを提供してくれるのである。

たとえば嶋田（1998）の研究によれば，ストレスは図1-1に示すようにいくつかの段階からなるプロセスとして理解することができる。プロセスの各段階についてはあとで詳しく解説するが，図1-1からわかることは，「イライラ」などの気分が生じるプロセスには，きっかけとなるできごと，考え方の特徴，対処のしかた，周囲のサポートの有無などが関係していることである。言い換えれば，これらの各要素がどのような状態にあるかを整理するとともに，どのように改善すればよいかを具体的に考えていくことによって「イライラ」を解消する手がかりを見つけることができるのである。

### 3 問題への対応という発想から，予防および健康づくりという発想へ

最近，学校，職場，地域などにも多くのカウンセラーが配置されるようになった。身近な場所でカウンセリングが受けられる環境が整ってきたことで，不登校やいじめといった学校での問題，あるいは職場不適応や人間関係の悩みといった問題など，さまざまな生活上の問題をかかえた人への心のケアが充実してきている。しかし環境が整ってきたとはいえ，相談に訪れる人はまだ限られている。また，カウンセリングを受けるほどではないが，日々の生活でストレスを感じている人が多いことも事実である。これらのことを考えると，心身の健康を維持・増進していくためには，心の問題をかかえた人へのサポート体制を整えるだけでなく，心の問題を予防する，あるいは，早期に発見して対処するという発想をもつことが大切である。ストレスマネジメント・プログラムの多くは，ストレスのセルフ・コントロール能力獲得をねらいとして開発されたものである。今後，ストレスマネジメント・プログラムが，健康づくりや健康の自己管理を推進していくうえでの重要な方法論の1つになっていくであろう。

## 2節 ストレスを理解するためのキーワード

1節で述べたように，「ストレス」はいくつかの段階からなるプロセスとして理解することができる（図1-1）。この図の中で，ストレスを生じさせるきっかけとなるできごとや刺激は「ストレッサー（stressor）」とよばれている。一方，ストレッサーによって生じる心身の変化（歪み）は「ストレス反応（stress response）」とよばれている。また，ストレス反応の現われ方の個人差に影響を及ぼす要因としては，個人の考え方（認知），対処のしかた（コーピング），周囲のサポート（ソーシャル・サポート）の有無などがある。このように，ストレスというプロセスにはその人のストレス状態に影響を及ぼすいくつもの重要な要素が含まれている。2節では，ストレス研究の歴史を展望しながらストレスを理解するためのキーワードについて解説していく。

### 1 ストレスは心身にどのような影響を及ぼすか

ストレス研究のはじまりは20世紀前半である。キャノン（Cannon, 1935）やセリエ（Selye, 1936）らをはじめとする生理学者たちは，人間に外部からの負荷（ストレッサー）が加わることによって，生体にどのような変化が生じるかを盛んに研究した。そして彼らは，ストレッサーが加わ

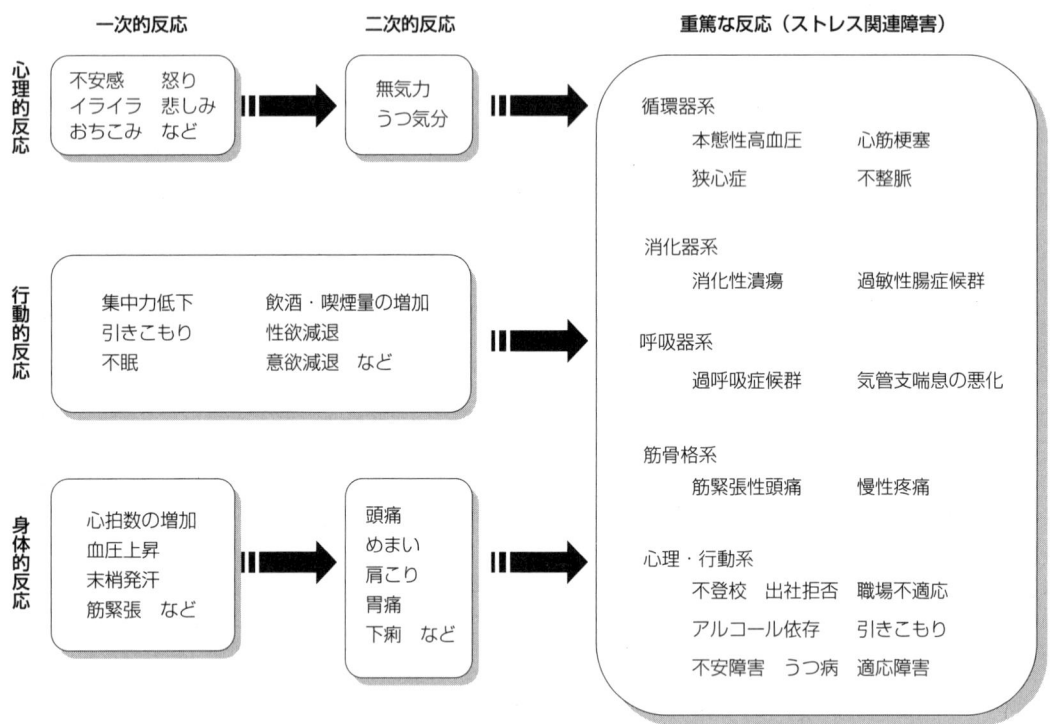

図 1-2 さまざまなストレス反応

ると自律神経系や内分泌系に定常時とは異なる変化が生じることを明らかにした。またその後の研究によって，ストレスが長期化すると生体調節機能に障害が生じることも確認されるようになった。さらに最近では，過剰なストレスの経験は免疫機能を低下させること（久保，1999）や遺伝子に変化を生じさせること（福土，1999）も確認されるようになった。

図 1-2 は，ストレスによって心身にどのような変化が現われるかをまとめたものである。図 1-2 に示すようにストレス反応は，心理的反応，行動的反応，身体的反応に分類することができる。また，ストレス反応の現われ方としては，ストレッサーが加わった直後には一次的反応が生じる。この反応はストレッサーがなくなれば短期間で消失する。しかし，ストレス状況がある程度長期化すると二次的反応が現われてくる。そして，ストレス反応が慢性化・重篤化すると，さまざまな身体疾患や不適応状態などのストレス関連障害へと発展することがある（野添，1997）。

■ 2 どのようなできごとがストレッサーとなるか

ストレスの心身への影響性が研究される一方で，どのようなできごとが私たちのストレスを引き起こすかに関する研究も盛んに行なわれた。それによると，ストレスを引き起こす可能性のあるできごとは，表 1-1 に示すように，大きく 2 つに分類することができる。その 1 つは，大きな災害，家族との死別，離婚などといった生活上の事件であり，ライフイベント（life event：Homes & Rahe, 1967）とよばれている。もう一方は，勉強や仕事，人間関係，騒音や悪臭といった日々の生活の中でくり返し経験するできごとであり，いら

表 1-1　さまざまなストレッサー

| ライフイベント | いらだちごと |
|---|---|
| 配偶者の死 | 職場，学校の人間関係 |
| 離婚 | 通勤，通学電車の混雑 |
| けがや病気 | 仕事や勉強の負担 |
| 転職 | 騒音，悪臭 |
| 退職 | 気温，湿度 |
| 解雇・失業 | 近所づきあい |
| 引越し　　など | 友人とのトラブル　　など |

だちごと（daily hassles：Lazarus & Folkman, 1984）とよばれている。前者は人生の中でごくまれにしか経験することはないが，多くの人に共通して大きなインパクトを与えるできごとである。一方，後者はできごとの影響性そのものはそれほど大きなものではないが，生活の中で頻繁に経験するできごとである。

## 3　できごとのとらえ方，考え方の違いはストレスにどのように影響するか

同じできごとを経験したとしても，そのできごとの意味は人によって大きく異なっている。たとえば，「初対面の人と話をする」という場面が「とても苦痛だ」と感じる人もいれば，「わくわくする」という人もいる。このような個人差には「認知的評価」とよばれるできごとのとらえ方の違いが大きく作用している。これまでの研究（Lazarus & Folkman, 1984；鈴木・坂野, 1998）によれば，認知的評価には「脅威性の評価（どの程度こわいと思うか）」「影響性の評価（どの程度自分に関係すると思うか）」「コントロール可能性の評価（どの程度その状況をコントロールできると思うか）」などの側面があり，認知的評価の違いによってストレス反応の現われ方が大きく異なることが明らかにされている（坂野, 1995）。たとえば図1-3に示すように，できごとの脅威性を高く評価する人やコントロールできないと考える人は，強いストレス症状を経験するのである。

またストレス場面において，必要とされる行動をどの程度うまく行なうことができるかに関する

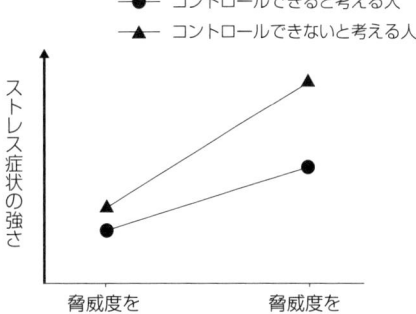

図 1-3　認知的評価とストレス反応との関係（坂野, 1995）

予期（自己効力感：セルフ・エフィカシー）もストレス反応の現われ方に大きな影響を及ぼすことが知られている。そして，セルフ・エフィカシーの高い人は，困難な場面においても積極的に行動し，情緒的にも安定していることが示されている（Bandura, 1997）。

これらの考え方（認知）のほかにも，表1-2に示すように多くの認知がストレスに関連することがわかっている。ストレスマネジメント・プログラムにおいては，自分の認知の特徴に気づくとともに，状況にそくした柔軟な考え方ができるようにトレーニングが行なわれる。

## 4　ストレスにどのように対処するか

私たちは，困難な場面に遭遇したとき，どのような対処を行なったらよいかを経験的によく知っている。しかし，その対処法ではうまく解決できないときや，どのように対処したらよいかわからないときに私たちは強いストレスを経験する。これまでの研究によれば，対処法（コーピング）は表1-3に示すように，いくつかの形態の異なるカテゴリーに分類可能であることがわかっている（神村ら, 1995）。一般的には，「情報を収集する」「計画を立てる」などの問題解決的な対処法が有効であるといわれている。しかし，困難なストレス状況においては「気分の調整に焦点を当てる

#### 表 1-2 ストレス症状に関連する認知的変数

- 認知的評価
  できごとが自分にとってどのような意味をもつかに関する評価。
- セルフ・エフィカシー
  ある場面で必要とされる行動をどの程度うまく行なうことができるかに関する予期。
- 不合理な信念
  柔軟性のない，かたよった考え方。二者択一的，完璧主義的，破局的，独善的などの特徴がある。
- 自動思考
  自動的に浮かんでくる自己や将来に対する否定的な考え方。
- 原因帰属の型
  結果の原因をどこに求めるかの特徴。失敗の原因を自分の能力に帰属させる傾向の強い人は抑うつ状態に陥りやすい。
- ペシミズム
  悲観主義的な考え方。
- パーソナル・コントロール
  身のまわりに起こる事象をどの程度自分でコントロールできると思うかに関する統制感。

#### 表 1-3 コーピングの分類 (神村ら，1995)

- 問題の解決に焦点をあてる対処
  情報を収集する
  計画を立てる
  話を聞いてもらう
- 気分の調整に焦点をあてる対処
  肯定的に考える
  考えないようにする
  気晴らし，気分転換
- 回避する対処
  責任を他に転嫁する
  あきらめる

コーピング」や一時的にその場を「回避するコーピング」などが有効であることがわかっている（鈴木，2002）。したがって，状況の展開をうまく予測し，有効なコーピングを組みあわせて活用することが大切である。

ストレスマネジメント・プログラムにおいては，コーピングのバリエーションをふやすことや，各対処法の有効性を確認することなどを通して，その場に適したコーピングを選択・活用できるようにトレーニングが行なわれる。

### 5 周囲のサポートとストレス

自分には手におえないことがらでも，頼りになる仲間がいるときは混乱することは少ない。これと同じように，ストレスについても周囲のサポート（ソーシャル・サポート）は重要な緩和要因となる。バレラ（Barrera, 1986）によれば，ソーシャル・サポートは，①ネットワークの広さ，②サポートへの期待感，③サポートの内容（実際的な援助，情緒的な援助）の3側面から理解することができるが，なかでも，サポートへの期待感を高くもつことがストレス反応を大きく緩和してくれることがわかっている（嶋田，1993）。また，サポートを提供してくれる相手（サポート源：親，きょうだい，教師，友人，同僚など）の違いも重要な要素であり，年齢や所属集団，ストレッサーの性質などによって有効なサポート源は異なる。

ストレスマネジメント・プログラムにおいては，本人の対処能力を考慮しつつ，どのようなソーシャル・サポートが必要かを検討するとともに，サポートが受けやすいように環境や人間関係の調整を行なっていく。

### 3節 ストレスマネジメント・プログラムの構成要素

ストレス研究の発展にともない，その研究成果を臨床場面に応用していく取り組みが1980年代から盛んになった。坂野ら（1995）によれば，ストレスマネジメントに関する研究および実践は，1982年から約10年間の間に800件以上報告されている。また，ストレスマネジメントの適用領域は，臨床現場，職場，学校などさまざまであり，また介入対象は，不安症状，ストレス諸症状，怒り感情，頭痛・疼痛，高血圧，アルコール依存など多岐にわたっている。そして，これらの症状へ

3節 ストレスマネジメント・プログラムの構成要素

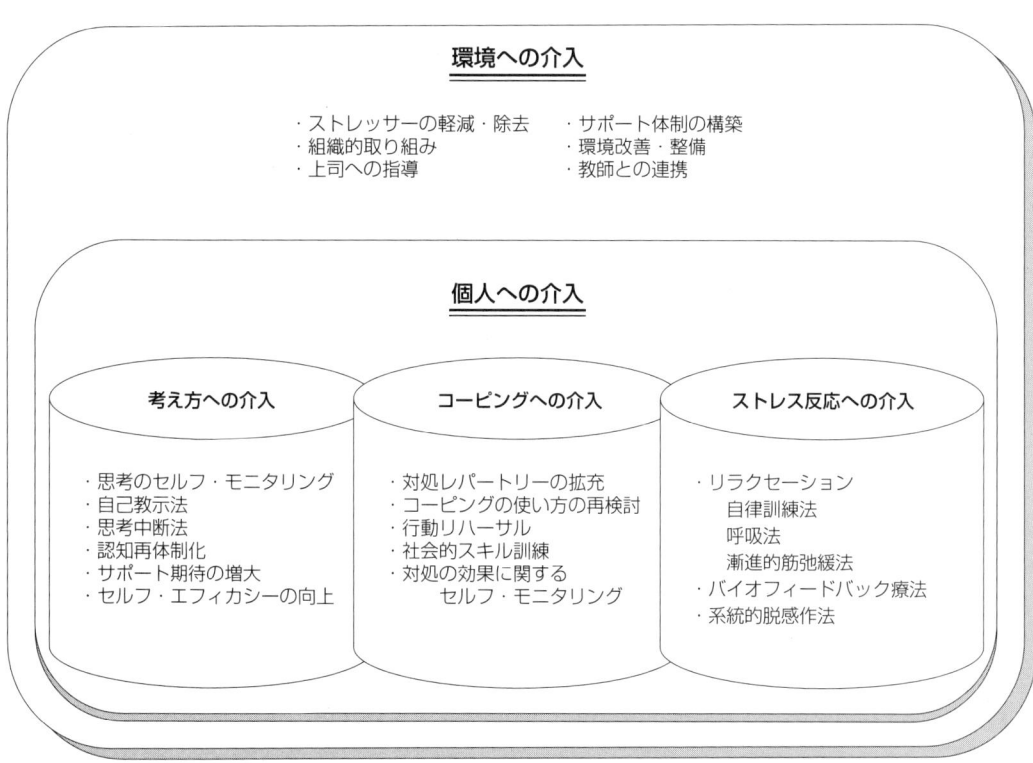

図1-4 ストレスマネジメントにおける介入技法

の介入技法としては，認知・行動的技法（対処法の獲得や考え方の再検討など）が多く用いられている。

図1-4は，これまでに開発されている介入技法をまとめたものである。ストレスマネジメント・プログラムは，図1-4に示されているいくつかの技法の組みあわせによって構成されている。本節では，ストレスマネジメント・プログラムの構成要素となる主要な技法について解説する。

### 1 環境への介入

環境への介入では，環境内にあるストレスの原因となりうる物的，人的要素を軽減・除去するとともに，ストレス発生後のサポート体制を整備することに重点がおかれる。たとえば，学級の人間関係がストレッサーになっている児童の場合は，「席替え・班替え」や「教師を介してのグループ遊び」などが行なわれる。職場においては，「仕事の負担軽減」「職場ルールの改善」「設備の改善（騒音や悪臭などの除去）」「配置転換」などが行なわれることがある。また，対象者が所属する集団の指導者や管理者（教師や上司など）への指導・教育を通して，集団の中に存在するストレッサーを軽減することもある。しかし，ストレスが生じている場面や組織の状態によっては，環境への介入が困難なケースが少なくないことから，ストレスマネジメント・プログラムは個人への介入を主体としたものが多い。

### 2 考え方への介入

考え方への介入では，できごとに対するとらえ

方や自己に対する否定的な考え方，低いセルフ・エフィカシー，不合理な信念などといった不快な気分を増大させている考え方の変容に重点がおかれる。具体的には，セルフ・モニタリング（生活記録を用いて自分の思考や行動を自己観察する）を用いて自分の考え方の特徴を知るとともに，その場に即した柔軟な考え方を探す練習をする。また，否定的な思考のエスカレートを防ぐ方法（思考中断法）や，柔軟な考え方を自分に言い聞かせる方法（自己教示法）などもあわせて学んでいく。

## 3　コーピングへの介入

コーピングへの介入では，問題を解決していく方法や不快な気持ちを和らげる方法，あるいは人間関係をうまく調整する方法など，ストレス場面で必要とされるさまざまな方法を学ぶことに重点がおかれる。また，学んだコーピングをうまく実践できるようにリハーサルを行なったり，コーピングがどのような場面で，どの程度の効果をもつかを評価することなどを通して，コーピングをうまく活用できるように練習する。

## 4　ストレス反応への介入

ストレス反応への介入では，心身のストレス反応を自分で緩和するための方法を身につけることに重点がおかれる。リラクセーション法はいろいろな技法が開発されているが，集団を対象としたストレスマネジメント・プログラムにおいては，簡便で，上達が比較的容易である呼吸法や漸進的筋弛緩法などが適用されることが多い。リラクセーション技法に共通するポイントとしては以下の4点があげられる。

①楽な姿勢，服装で行なう
②静かな環境で行なう
③心を向ける対象をつくる（「おちついている」などのことば，音楽，イメージ，身体感覚など）
④受動的態度（身体の状態にそっと目を向ける）

## 4節　ストレスマネジメントへの期待

本章の各節で述べてきたように，ストレスマネジメントの考え方は，社会情勢の複雑化や健康への関心の高まりなどを背景として広まってきた。図1-5は，わが国において過去10年間に公表されたストレスマネジメントに関する研究資料で取り上げられた対象者の特徴をまとめたものである（国立国会図書館雑誌記事検索システムによる）。これをみると，ストレスマネジメントの実践領域は，職場，学校，地域，医療・保健領域と多岐にわたっている。また，一般人を対象としたプログラムもあれば，特定の職種や問題に特化した人を対象としたプログラムもある。これは，ストレスマネジメントがいろいろな手段として活用されていることを意味している。

たとえば，職場全体や学校のクラス単位で行なわれるストレスマネジメント・プログラムは，ストレス対処法を学ぶことや心身のリラクセーション法を習得することを通して，ストレスへの耐性を高めることをねらいとしている。したがって，健康教育的，あるいは予防的取り組みであるといえるであろう。一方，看護職や救急スタッフ，介護者，育児中の母親などを対象としたストレスマネジメント・プログラムは，予防的取り組みである点では前者と共通しているが，一般人を対象とした取り組みに比べると，対象者が経験するストレスの特徴を考慮した介入内容となっている。

災害の被災者や事件の被害者，あるいはトラウマティックイベントの目撃者へのストレスマネジメント・プログラムは，彼らが重篤なストレス性障害を引き起こすことがないように，あるいは生じているストレス性障害を鎮静化するために行なわれているものである。したがってこれらのプログラムは，治療的取り組み，あるいは危機の介入といえるであろう。また，ガン患者をはじめとする身体疾患患者を対象としたストレスマネジメン

◁ *4節* ストレスマネジメントへの期待

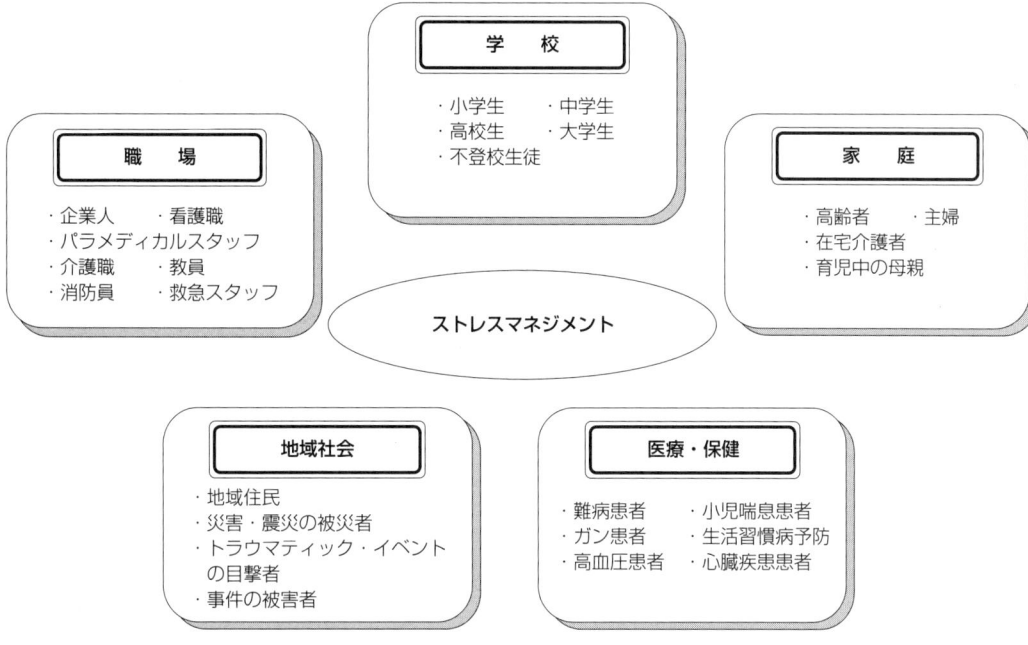

**図1-5 ストレスマネジメント・プログラムの適用領域**

ト・プログラムは，病気にともなう心身のストレスや病気を維持・増悪させている生活上のストレスを緩和するために行なわれているので，このプログラムもある種の治療的取り組みといえるであろう。

さらに，地域住民を対象とした取り組みや生活習慣病予防をねらいとしたストレスマネジメントは，健康の維持・増進を積極的に意識した取り組みといえるであろう。

以上のように，ストレスマネジメント・プログラムは，さまざまな領域で実践されるようになった。また，今後もさらに多くの領域へ広がっていくことが予想される。しかし，これまで日本においてストレスマネジメントの方法論を解説した書籍やストレスマネジメント・プログラムにおいて活用可能なワークシートの具体例を示した書籍は非常に少ない。本書は，学校，職場，地域でストレスマネジメント・プログラムを実施する際の具体的な資料となることを期待して編集されたものである。第1部の以下の章では，ストレスマネジメントの具体的な方法論や工夫点などについて解説していく。そして第2部では，学校，職場，地域における実践例を紹介するとともに，各実践例で活用した資料およびその活用方法を解説していく。これらの資料が活用され，ストレスマネジメントの実践が各領域で広がっていくことをおおいに期待したい。

# 2章 ストレスマネジメントの方法論と効果測定

## 1節　ストレスマネジメントの方法論

　1章でも述べた通り，ストレスマネジメントの方法論は，環境への介入（刺激統制），考え方やとらえ方への介入（認知的評価），対処法（コーピング）への介入，ストレス反応への介入という4つの要素から構成されている。狭義のストレスマネジメントは，ストレス反応に対する直接的なはたらきかけ（リラクセーションやアクチベーションなど）のみをさす場合もあるが，現在では，ストレスマネジメントは，心理的ストレスの生起プロセスに対して包括的にはたらきかけることを意味することが多い。また，ストレスマネジメントの対象者も臨床的な援助を要するクライエントばかりではなく，広く一般を想定していることが多く，その年齢層も幼児期・児童期から高齢者までかなりの広範囲にわたっている。

　ストレスマネジメントは，その概念や内容などにおいて，かなりのバリエーションをもって発展してきた。そのような多様な方法論の中で，ストレスマネジメントの適正化と効率化をはかろうとする動きもみられはじめた（嶋田，1996）。その際に問題になるのは，やはりストレスマネジメント・プログラムの効果測定とその方法論である。個別のストレスマネジメント，特に臨床場面を念頭においたプログラムでは，問題にされている情動（不安や抑うつなど）や行動，認知の改善をもって効果の測定は可能である。ところが，複数の対象者や，集団を対象としたプログラムでは，その目的がどこにおかれるのかによって，効果測定の方法も多少の相違がみられる。

　たとえば，学校場面を対象にしたストレスマネジメント・プログラム（学校ストレスの軽減）の場合を考えてみる。学校やそれに準ずる場面で実施されるプログラムには，大きく個人を対象としたもの，小集団を対象としたもの，クラス集団を対象としたもの，学年集団を対象としたものに分類することができるが，学校場面を基盤とした取り組みを展開するうえでは，現行教育制度をふまえ，クラスやそれに準ずる単位の集団で実践されることが多い。また，その目的も治療的というよりは予防的，教育的意味あいが強い（竹中，1997）。

　公立小学校5年生の児童を対象とした実践例においては，社会的スキルを身につけることによって（主張訓練：コーピングへの介入），児童の学校ストレスを軽減することが目的とされた（太田ら，1999）。手続きは，ベースラインの測定，1週間2時間のプログラムを4週間連続して実施，ポストデータの測定，フォローアップデータの測定から構成された。実施されたプログラムの内容

は，これまでの先行研究を整理して，主張性スキルに分類されるものを収集した。それを質的に異なると考えられる4つの場面を設定し，それぞれの場面を代表する具体的なエピソードをそれぞれ4つずつ設定した（合計16エピソード）。なお，4つの場面は1週間に1場面（4エピソード）ずつ指導を行なった。

具体的な方法としては，まず図2-1，図2-2にあげたような「吹き出し」がついた絵を児童に呈示して，自分がそのような状況におかれたら何というかを吹き出しの中に記入させた。そして，それを別の児童の回答（絵）と交換して，実際にその場面のロールプレイを実施し，自分が，自分自身の記入した内容を「他の人から言われた」ら，どのような気持ちがするかを児童どうしでお互いに確認しあいながら，よりよい案を出しあうというような形式がとられた。

プログラム実施にともなって用いられた測度は，社会的スキル尺度に加え，学校ストレッサー，

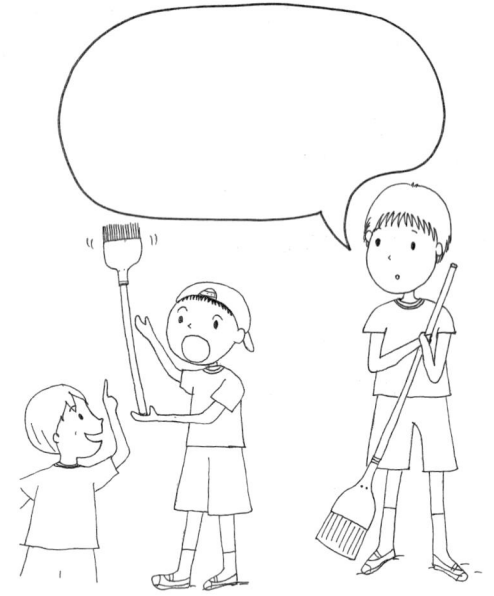

図2-2　「吹き出し」のついた絵(2)

ストレス反応，コーピング，自尊感情をそれぞれ測定する尺度が用いられた。これらの測度について統計的分析を行なったところ，主張訓練によって社会的スキルが獲得された児童は，そうでない児童に比べて，ストレス反応が低減したことが示された。また，この傾向は，特に無気力反応を呈している児童に顕著に効果がみられたことが明らかにされている。ところが，クラス全体の平均値を検討したところ，顕著なストレス反応の軽減は確認されなかったことが示されている。

その一方で，この実践では，ベースラインの測定時に，クラス担任教諭を対象として，受け持ちの児童の中から，非主張的であることに起因して友人関係に関してストレスを感じているであろう児童を数名選択すること（行動観察調査）が行なわれている。すなわち，プログラムの大きな効果を期待するおもな児童（以後，ターゲット児童）があらかじめ設定されていたのである。そしてこのターゲット児童のデータを分析した結果，主張

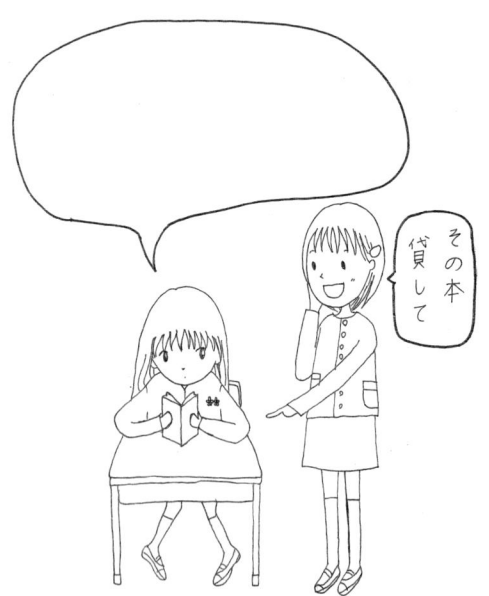

図2-1　「吹き出し」のついた絵(1)

性スキルがもともと獲得されていない場合に望ましいスキルを獲得させることは、ストレス反応を軽減し、自尊感情を高め、適切なコーピングを実行することに有効であることが示されている。

この場合、実践されたストレスマネジメントが効果があったのかどうかを検討する場合には、少なくとも3通りのデータの解釈が成立する。その1つは、小学校のクラスを対象とした主張訓練には、ターゲット児童のストレス反応を軽減する効果がある、というものである。もう1つは、主張訓練には、児童に主張行動が獲得されれば効果があるが、獲得されなければ効果がないというものであり、さらに1つは、主張訓練には、クラス全体には効果がない、というものである。

このような結果が得られた原因の1つとして考えられることは、ターゲット児童に対してはプログラムの効果が得られた一方で、結果として授業の意図をよく理解していなかった児童や、もともと主張行動が適切に身についている児童やもともとストレス反応がそれほど高くない児童のデータが混在することによって、全体の平均値を取ってしまうとその効果が薄れてしまったことがあげられる。したがって、集団に対してストレスマネジメントを実施する際にも、その中の誰にどのようなはたらきかけをすることが目的であるのかを十分に吟味することが重要である。すなわち、これを事前に検討しておかなければ、プログラムの効果の有無を結論づけることは困難になる。

またこれにともなって、プログラムの目的にかなった指標（測度）の選択は必須である。たとえば、先の実践においては、「ストレス反応尺度の得点」を中心として分析が進められている。これは、心理的ストレスプロセスにおけるストレス反応を軽減させることに、このプログラムの目的がおかれているからである。これを心理的ストレスプロセス全体として評価しようという発想をもった場合には、心理的ストレスに関する知識が身につく、友人関係場面の受けとめ方（認知的評価）が変わる、対処法（コーピング）を知る、具体的な対処法を身につける、クラス集団としての凝集性が高まる、などといった評価の観点をもつことが可能である。したがって、ストレス反応の直接的な軽減のみに注目しなくても、このような多様な観点を評価する指標をもって、ストレスマネジメント・プログラムの効果を論じることが可能になる。同時に、それぞれの指標のもつセンシティビティの特徴に関しても、事前に十分に検討する必要もある。最終的な結果変数だけではなく、そのプロセスを評価する変数（プロセス変数）に着目することは、多様なストレスマネジメント・プログラムを開発、発展させていくうえでは非常に有用であると考えられる。なお、集団プログラムの特徴については、3章で詳細に述べられる。

## 2節　研究デザインの工夫

近年の医学や臨床心理学においては、エビデンス・ベイスト（実証に基づく）アプローチの発想が急速な広がりをみせている。これは、治療効果がはっきりとしている技法を推奨していこうとする考え方であり、カウンセリングの分野においても、この発想がしだいに導入されはじめている。エビデンス・ベイストの発想では、治療効果をより客観的に判定することを指向しており、その確実性の程度によって、ピラミッド型の階層性が仮定されている（図2-3）。

いちばんの根底をなすのは、事例研究である。ところが、臨床に携わる者であれば誰もが経験するように、ある対象者に対する援助やかかわりが高い効果が得られたとしても、その効果が別の対象者に対しても同程度に得られるかどうかは保証がない。すなわち、その治療効果が一般性をもつかどうかについては判定することができない。そこで主として量的な視点を入れて、1つの事例を

▶ 2章 ストレスマネジメントの方法論と効果測定

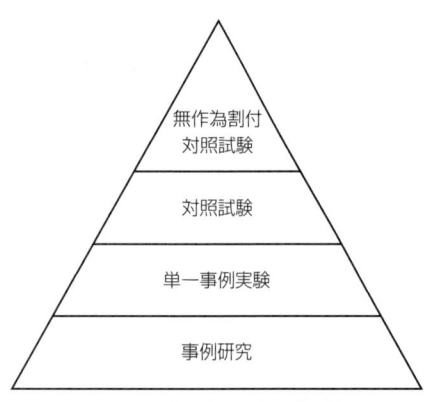

**図2-3 効果検証研究の階層性**

整理する単一事例研究が用いられることがある。単一事例研究では、縦断的に量的な指標を反復測定するところに特徴がある。

これよりも、より厳密に治療効果を論じる際には、対照試験が用いられる。対照試験は、治療を行なう複数の対象者を群とみなし、この群とは別に治療を行なわない対照群を設定して、それらの2群間の量的な治療効果の指標を比較（検定）することによって、治療効果の有無や程度を検討する方法である。対照試験を用いると、時間経過にともなう自然治癒などの剰余変数の影響をある程度排除することが可能になる。この方法をさらに厳密にしたものは、無作為割付対照試験（RCT）とよばれ、対象者の群を構成する際に、対象者をランダム化して割り付ける手続きが行なわれる。エビデンス・ベイストの発想では、このRCTが最も確実性が高いとされている。

このような方法論は、医療場面や心理臨床場面において個別の対象者にした治療効果を論じる際には、きわめて有用な手法であると考えられる。ストレスマネジメントの効果を論じる際にも、それは同様である。しかしながら、先に述べた通り、学校場面や産業場面において実施されるストレスマネジメントは、しばしば対象者が所属する集団単位で行なうことを前提としている場合も多く、

エビデンスとなりうるデータの収集の際にも困難が予想される。さらに、ストレスマネジメントが治療的意味あいだけではなく、予防的意味あいをもつ場合には、その傾向は顕著になる。これは、予防的ストレスマネジメントの場合には、対象者の多くが心理的、身体的に、より健康であることにも起因する。

予防的ストレスマネジメントは、本格的な問題に発展する前にその兆候を発見し、早期に対応するという指向性を有していることから、予防理論の三段階の一次的予防（事前に問題を予測し、その問題を回避する段階）と二次的予防（問題を予兆のみられる早い段階で発見し、問題が悪化するのを防ぐ段階）に相当すると考えられている。一方で、治療的ストレスマネジメントは、三次的予防（問題が本格化した状態に対応する段階）に相応すると考えられる。したがって、ストレスマネジメントの対象者となりうるのはあらゆる人々であり、その対象者の特徴や実施形態とともに、用いられる研究デザインや効果測定の方法も工夫が必要になる。

ストレスマネジメントの効果のエビデンスを収集しようとする際には、集団で行なわれる治療的ストレスマネジメントの場合も含めて、学校、職場、地域などの日常の活動集団単位を対象としたストレスマネジメントの効果を扱うことも必然的に多くなる。そのような場合は、対象者を無作為に特定の群に割り付けることや、対照群（特にウェイティングリスト）の設定が困難であることがしばしばである。特に学校においては、すべての児童生徒に均等な教育機会を与えることを前提としているために、同一の学校の同一の学年に属するあるクラスに何らかの介入を行ない、別のあるクラスに何も介入を行なわないという状況は設定しにくいという、ストレスマネジメント実施上の現実的な問題がある。そこでここでは、以上の点をふまえて、ストレスマネジメントのエビデンスを

収集するために，学校場面における実践計画に工夫を試みた例を紹介することにする。

それらの実践例の1つは，小学生を対象とストレスマネジメント・プログラムである。この実践の目的は，小学生を対象としたストレスマネジメント（心理的ストレスに対して適切な対処技術を身につけてストレス反応の表出を軽減する）を考える際に，「心理教育（心理的ストレスの生起するプロセスを理解し，ストレス対処技術の有効性の知識を獲得すること）」を行なうことに，心理的ストレスの軽減効果があるかどうかを検討することであった（嶋田，1999）。対象とされた小学校は1校3クラスのみであり，プログラムの実施も既存のクラス単位で行なわれているにすぎないが，条件の割り付けに際し工夫を行なっている（図2-4）。

具体的には，別の研究によってストレスマネジメントの効果があることが確認されている「主張訓練法」を組みあわせることによって，「心理教育」の効果の測定を試みている。クラスAに対しては主張訓練法のみ（2回）を実施し，クラスBに対しては心理教育のみを実施している。そして，クラスCに対しては主張訓練法（2回）と心理教育の両方を実施して，相互のクラスのデータを比較することによって，「心理教育」の効果の考察を試みている。実際には，それぞれの介入の回数や時期がクラスによって異なっている，サンプル数が少ないなどの問題点もあるが，学校教育現場の要請をふまえたうえで，可能な限り確実性の高い効果測定を試みるという発想は注目できると考えられる。

しかしながら，クラスや職場集団という単位で実施される実験や介入，および調査などにおいては，そもそも統計的検定を適用する前提条件である個々のデータの独立性が保証されていないという懸念が残されている。すなわち，ベースライン測定時に，すでにそれまで同様の環境（特定の教員や特定の教室，特定の職場など）の影響を受けていることから，クラスや職場内の対象者に共通する何らかのかたよりが従属変数に影響を及ぼしている可能性を排除することがむずかしいこと，実験や介入などの独立変数の操作を行なっている際にも，それまでの授業や事業，さまざまな諸活動などの影響によって，おのおのの対象者に等質に操作が加わっていない可能性を排除することがむずかしいことなどが問題点としてあげられる。

さらには，実験や介入などの独立変数の操作の際に，おのおのの対象者の反応が互いに影響しあってしまう可能性も排除することが困難である。したがって，クラスや職場集団単位で独立変数の効果を測定しようとする際には，クラスや職場の要因の効果が交絡している可能性をつねにともなうということにもなる。このようなデザインは，無作為割付階層対照試験ともよばれ，RCTとみなすには問題が多いともされている。

そこで，この問題点を考慮する一環として，ストレスマネジメント・プログラムの効果のデータ

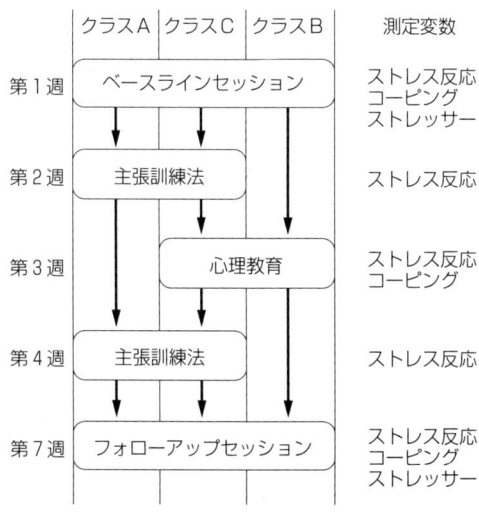

**図2-4 同一学年のクラスを条件に割り付けた実験計画の例**

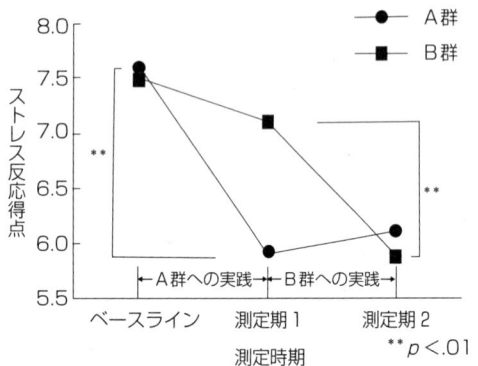

図2-5 同一クラスの児童を2群に分けた実験計画の例

収集を試みた研究がある。この実践の目的は、やはり小中学生を対象としたストレスマネジメントを考える際に、「学校の教員からのソーシャル・サポートの入手可能性の認知」を高めることに、心理的ストレスの軽減効果があるかどうかを検討することであった（嶋田、2001）。実践の対象とされたのは1クラスのみにすぎないが、条件の割り付けについて工夫が試みられている（図2-5）。

具体的には、クラスという集団単位の影響を最小限にするために、同一クラス内に属する小学生を、男女比がほぼ同じになるように、出席番号の奇数（A群）と偶数（B群）の2群に分類したのである。まず、第1実践期においては、A群にのみプログラムを実施し、同時期にB群には通常の授業を実施して、指標となる従属変数（ストレス反応の得点）の差の検討を行なっている。そして、第2実践期においては、A群とB群を入れ替え、B群にはストレスマネジメント・プログラムを、A群には通常の授業を実施し、第1実践期と同様の検討を試みている。その一方で、ベースライン時の既存のかたよりの問題や個々の対象者の反応の相互影響性の問題は依然として残されていること、何よりもサンプル数が非常に少ないことなどの問題点もあるが、クラス集団という剰余変数の影響性を小さくする工夫をして効果測定を行なったことは注目に値すると思われる。

それでもなお、エビデンスとしての確実性の高いデータを収集するためには、既存の集団の単位を用いずに、より厳密な無作為性を保証するように工夫することや、適切な統制条件を設定することに加え、生態学的妥当性の高い実験や介入操作を考えていくことも必要であると考えられる。これによって、厳密な意味における「十分に確立されたストレスマネジメント」とすることが可能になるということもできる。

その一方で、これまでのデータ整理の発想とは異なる方法も提案されている。この方法では、ある集団に所属する対象者全体にそのプログラムを実施し、その対象者への効果の現われ方の個人差を独立変数（操作効果の有無の分類など）として、従属変数への影響を検討するということが行なわれており、ストレスマネジメントのさまざま諸技法の適正化を考える際には、プログラムの実施上の有用性もさることながら、非常に有用であると考えられる。いずれにしろ、重要なことは、プログラムの対象者やその特徴、プログラムの内容や手続きを明確にし、それらをまとめていく共通の枠組みをもつことであると考えられる。

## 3節 ストレスの測定時期と解釈の問題

私たちをとりまく状況は、児童生徒や成人に限らずともつねに変化している。児童生徒の学校場面に限定してみても、定期試験や学校行事など、むしろ何もない時期のほうが少ないくらいであることは周知の事実である。そこで、学校の時期的な環境の変化に注目して、児童生徒のストレス反応の変化を縦断的に調査（継時的測定）した研究がある。小学校から中学校の移行期において心理的ストレスが高いとされる中学1年生についてのストレス反応の変化プロセスを示したものが図2

3節 ストレスの測定時期と解釈の問題

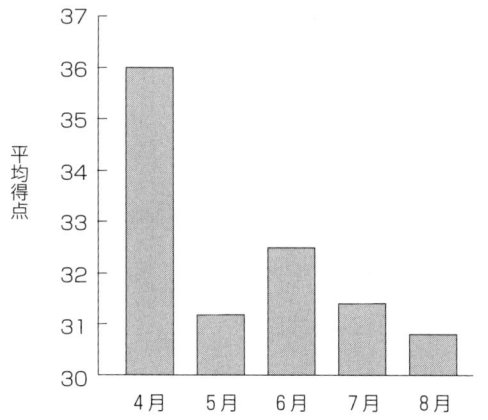

図2-6 月別のストレス反応の変化（中学1年生）

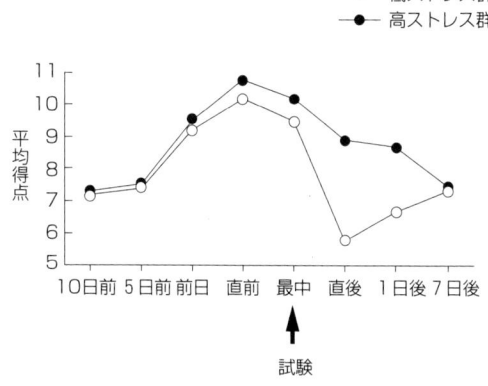

図2-7 試験前後のストレス反応の変化

-6である（Shimada & Sakano, 1996）。

　これをみると中学入学直後（4月）は，ストレス反応が極端に高いことがわかる。これは，中学校入学にともなう環境の変化や緊張感，不安感が現われているものと判断することができる。そしてゴールデンウィーク明けのころ（5月）にはおちつきを取りもどし，6月にはやや上昇傾向をみせるものの，時間を経過するにつれて，しだいにストレス反応が減少していくことがわかる。このように測定する時期によってストレス反応の様相は大きく変化することがわかる。したがって，同じ中学1年生であっても，4月ごろに高いストレス反応を示すのはある意味「あたりまえ」のことであるが，児童生徒全体が減少をみせる5月以降に高いストレス反応を示した場合には，さまざまな不適応状態に陥る可能性が高いと判断することもできる。

　このようなことは，短期間に心理的ストレスの測定を行なう場合にも，同様に考えることができる。図2-7は，高校入試を目前に控えた中学3年生の定期試験前後のストレス反応を継時的に調べたものである（嶋田，2000）。ここでは，生徒自身が定期試験を「脅威性の高いストレッサー」と感じているかどうかによって，生徒を2つのグループ（高低群）に分けて分析が行なわれている。

　分析の結果，グループに関係なく，定期試験が近づくにつれて，すべての生徒のストレス反応が上昇するものの，試験が強いストレッサーとなっているグループの生徒は，そうでない生徒と比較して，試験そのものが終わったあとも，なかなかストレス反応の減少がみられないということが明らかにされた。

　これら2つのストレス反応の継時的変化（長期間，短期間）に関する研究結果は，ストレッサーを経験すればストレス反応が表出されるのは，ある意味で当然のことであり，それだけに注目していたのでは，それが早急にマネジメントすべきストレス状態であるかを判断することや，不適応に陥りやすい対象者を予測することはむずかしいということを示している。これは，職場，地域におけるストレスマネジメントを考える際にも留意しなければならない観点である。

　したがって，全体的な変化の様相から，他の対象者と異なった反応を示す対象者をいかに早期に発見するかを考えていくことも重要である。さらに，そのような対象者に対しても，ストレスをすべてなくすはたらきかけではなく，直面しているストレス状況をうまく処理をする方法を教育し，

ストレッサーに対するコントロール可能性を高めるはたらきかけが必要であると思われる。また、そのようなはたらきかけは、ストレス反応に特徴的な変化が現われる時期にストレスマネジメントを実施することによって、大きな効果が得られることが期待される（たとえば、図2-6では4～5月の時期）。そしてストレスマネジメント実施に際し、このような視点を取りれることによって、ますますその実用性の評価が高まると考えられる。

## 4節　コーピングの測定に関する問題

　心理的ストレスに関する研究領域においては、コーピング（対処）は、環境刺激（ストレッサー）の生起とそれによって引き起こされるさまざまなストレス反応の表出を規定する重要な媒介変数の1つと考えられ、多くの検討が行なわれてきた。このコーピングの測定に関する従来の研究においては、その基本的な前提として大きく2つの考え方があると考えられる。

　その第1の考え方は、コーピングを1つの独立した行動としてとらえるアプローチである。この考え方は、コーピングそのものを測定することやコーピングのパターンやスタイルの分類を試みること、および、特定のコーピングとストレス反応との直接的な関連性を検討することを目的としていることが多い。このようなコーピング測定の考え方に基づいた研究においては、コーピングを環境や状況から独立した行動として一次元上でとらえており（特定の環境や状況を質的に同じ場面として絞り込んでいる研究を含む）、コーピングの個人差や性差を記述することに重点がおかれているものが多い。したがって、コーピングの特徴を「対象別に記述すること」を目的としている研究が多いことが特徴である（成人用の例：表2-1、図2-8）。

**表2-1　TAC-24**

質問：あなたは、この1週間の間、精神的につらい状況に遭遇したとき、その場を乗り越え、おちつくために、どのように考え、どのように行動するようにしましたか。各文章に対して、自分がどの程度、当てはまるか、評価してください。

【選択肢】
1：そのようにしたこと（考えたこと）はない。
2：ごくまれにそのようにしたこと（考えたこと）がある。
3：何度かそのようにしたこと（考えたこと）がある。
4：しばしばそのようにしたこと（考えたこと）がある。
5：いつもそうしてきた（考えた）。

1. 悪いことばかりではないと楽観的に考える　1 2 3 4 5
2. 誰かに話を聞いてもらい気をしずめようとする　1 2 3 4 5
3. 嫌いなことを頭に浮かべないようにする　1 2 3 4 5
4. スポーツや旅行などを楽しむ　1 2 3 4 5
5. 原因を検討し、どのようにしていくべきか考える　1 2 3 4 5
6. 力のある人に教えを受けて解決しようとする　1 2 3 4 5
7. どうすることもできないと解決を後延ばしにする　1 2 3 4 5
8. 自分は悪くないと言い逃れをする　1 2 3 4 5
9. 今後はよいこともあるだろうと考える　1 2 3 4 5
10. 誰かに話を聞いてもらって冷静さを取りもどす　1 2 3 4 5
11. そのことをあまり考えないようにする　1 2 3 4 5
12. 買い物や賭けごと、おしゃべりなどで時間をつぶす　1 2 3 4 5
13. どのような対策をとるべきか、綿密に考える　1 2 3 4 5
14. 詳しい人から自分に必要な情報を収集する　1 2 3 4 5
15. 自分では手におえないと考え放棄する　1 2 3 4 5
16. 責任を他の人に押しつける　1 2 3 4 5
17. 悪い面ばかりでなくよい面を見つけていく　1 2 3 4 5
18. 誰かに愚痴をこぼして気持ちをはらす　1 2 3 4 5
19. 無理にでも忘れるようにする　1 2 3 4 5
20. 友だちとお酒を飲んだり好物を食べたりする　1 2 3 4 5
21. 過ぎたことの反省をふまえて次にすべきことを考える　1 2 3 4 5
22. すでに経験した人から話を聞いて参考にする　1 2 3 4 5
23. 対処できない問題と考え、あきらめる　1 2 3 4 5
24. 口からでまかせを言って逃げ出す　1 2 3 4 5

◁ 4節 コーピングの測定に関する問題

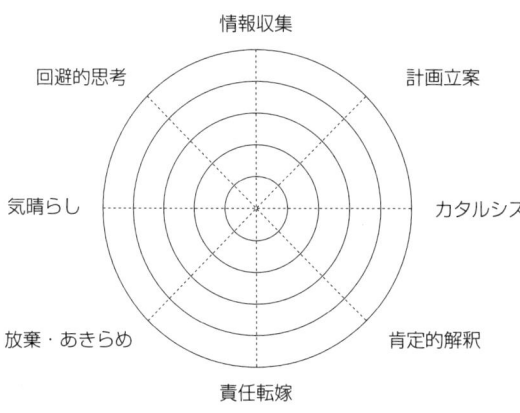

注) 採点方法やその解釈については，神村ら(1995)を参照。
図2-8 コーピングの分析

**表2-2 ストレッサーの質による分類**

①ユーストレス＝ディストレス
・ユーストレス（快ストレス：EUSTRESS）
　生体に快の感情をもたらすストレス状況
　心地よい緊張をもたらし，活動エネルギーになる
・ディストレス（不快ストレス：DISTRESS）
　生体に不快の感情をもたらすストレス状況
　回避行動を動機づけ，心身の消耗を促す
②エフォート＝ディストレス
・エフォート（EFFORT）次元
　頑張ることによって問題の解決が可能
　問題解決型対処の実行がストレス反応軽減に有効
・ディストレス（DISTRESS）次元
　頑張っても問題の解決は不可能
　情動焦点型対処の実行がストレス反応軽減に有効

コーピング測定に関する第2の考え方は，コーピングを個人がおかれた状況の変化によって変動するプロセスとしてとらえるアプローチである。この考え方は，コーピングを状況から独立した1つの行動ととらえるのではなく，コーピングを脅威的な環境や状況（ストレッサー）に依存した一種の「反応」としてとらえている。したがって，人間と環境との間にトランスアクショナルな流れを仮定したうえで，種々の環境刺激（ストレッサー）とコーピングとの関連性を検討すること，環境刺激とコーピング方略，ストレス反応との関連性を検討すること，および，環境刺激を時間的に先行する変数に据えてコーピング方略やストレス反応の継時的変化の特徴を検討することを目的としている研究が多い。

このような第2のコーピング測定の考え方に基づいた研究においては，コーピングをストレス反応が生じるにいたるまでの動的なプロセスにおける媒介変数，あるいは仲介変数としてとらえており，心理的ストレスのプロセス全体を包括的に記述すること（モデル化すること）に重点がおかれているものが多い。

これらの心理的ストレスプロセス（モデル）においては，ストレッサーの質的な差異が問題とされることも多い（表2-2）。そして，これまでのストレスコーピングに関する研究においては，このストレッサーの質的側面によって，ストレス低減に有効に機能するコーピングは異なることが知られている（鈴木，2002）。その代表的な分類は「エフォート＝ディストレス次元」の分類である（表2-2の②）。エフォート次元のストレッサーは，かかわり方（努力）しだいで，ストレス事態を解決することが可能なストレッサーをさし，ディストレス次元のストレッサーは，ストレス事態そのものの解決が困難なストレッサー（喪失体験など）のことをさす。そして，エフォートタイプのストレッサーの場合には，問題解決型のコーピング（当面の問題に対して計画を立てたり，実行したりするなど）がストレス低減に有効に作用する一方で，ディストレスタイプのストレッサーの場合には，情動焦点型のコーピング（自分の気持ちを整理したり，時間や距離をおいたりするなど）のほうがストレス低減に有効に作用することが明らかにされている。

たとえば，一般に成人の人間関係に関するストレッサーの場合には，エフォートタイプとディストレスタイプの両方の側面をもつストレッサーであることも多いが，児童期や青年前・中期の発達段階においては，エフォートタイプのストレッサーであると理解できることのほうが多い（このことから社会的スキル訓練など，積極的な問題解決をうながすような方法が有効であるとされる）。したがって，当面の対象者や集団が，どのような質のストレッサーに対するストレスマネジメントを想定しているかによっても，有効に機能するプログラム内容は異なってくることが予想される。

本章では，一般的なストレスマネジメントの方法論と効果測定にともなう諸問題に関して概観を行なった。第2部の実践例とあわせて，総合的に理解いただければ，より有益な知見がたくさん得ることが可能になる思われる。

## 資料

資料2-1　小学生のストレスマネジメント(1)

# 小学生版 PHSQ

---
**ここの注意をよく読んで、
次からの質問にこたえましょう。**

---

🍎 このちょうさは、あなたのふだんの体のようすや、あなたが、自分についてどうかんがえているかなど、「あなたじしん」についてこたえてもらうものです。
🍎 せいせきとは、なんのかんけいもありません。ですから、あなたのことをしょうじきにこたえてください。
🍎 友だちとそうだんしたり、まねをしたりしないで、あなたのかんがえでこたえてください。
🍎 先生のせつめいをよくきいてから、こたえてください。

この下の空らんに記入しましょう。

|  |  |  | 小学校 |
|---|---|---|---|
| 学年 | 組 | 番 |  |
| ふりがな<br>な ま え |  |  |  |
| 男・女 | たんじょう日 | 年　月　日 |  |

### 資料 2-1  小学生のストレスマネジメント(2)

**1** あなたは、このごろ、つぎに書いてある、いろいろな気もちや体のちょうしに、どのくらいあてはまりますか。一ばんよくあてはまるところに、1つだけ○をつけてください。

| | | | ぜんぜんあてはまらない | あまりあてはまらない | すこしあてはまる | よくあてはまる |
|---|---|---|---|---|---|---|
| 1 | 体から、力がわかない。 | 1 | 1 | 2 | 3 | 4 |
| 2 | かなしい。 | 2 | 1 | 2 | 3 | 4 |
| 3 | いらいらする。 | 3 | 1 | 2 | 3 | 4 |
| 4 | あまりがんばれない。 | 4 | 1 | 2 | 3 | 4 |
| 5 | なんだか、こわい感じがする。 | 5 | 1 | 2 | 3 | 4 |
| 6 | 勉強が手につかない。 | 6 | 1 | 2 | 3 | 4 |
| 7 | ふきげんで、おこりっぽい。 | 7 | 1 | 2 | 3 | 4 |
| 8 | 体がだるい。 | 8 | 1 | 2 | 3 | 4 |
| 9 | なにもかも、いやだと思う。 | 9 | 1 | 2 | 3 | 4 |
| 10 | 頭がくらくらする。 | 10 | 1 | 2 | 3 | 4 |
| 11 | 気もちが、むしゃくしゃする。 | 11 | 1 | 2 | 3 | 4 |
| 12 | つかれやすい。 | 12 | 1 | 2 | 3 | 4 |
| 13 | ずつうがする。 | 13 | 1 | 2 | 3 | 4 |
| 14 | なんとなく、しんぱいである。 | 14 | 1 | 2 | 3 | 4 |
| 15 | だれかに、いかりをぶつけたい。 | 15 | 1 | 2 | 3 | 4 |
| 16 | 気もちが悪い。 | 16 | 1 | 2 | 3 | 4 |
| 17 | さびしい。 | 17 | 1 | 2 | 3 | 4 |
| 18 | なにかに集中できない。 | 18 | 1 | 2 | 3 | 4 |
| 19 | 気もちがしずんでいる。 | 19 | 1 | 2 | 3 | 4 |
| 20 | なにもやる気がしない。 | 20 | 1 | 2 | 3 | 4 |
| | | | ぜんぜんあてはまらない | あまりあてはまらない | すこしあてはまる | よくあてはまる |

本尺度の改訂版の「PSI パブリックヘルスリサーチセンター版ストレスインベントリー小学生版」(坂野・岡安・嶋田, 2007)が下記より発行・発売されている。本尺度の使用に当たっては, 必ず下記へ問い合わせ願いたい。
発行元：実務教育出版　教材編集二課
〒163-8671　東京都新宿区大京町 25
TEL 03-3355-0921

②

◁ 資　料

資料 2-2　中学生のストレスマネジメント(1)

# 中学生版 PHSQ

ここのちゅういをよく読んで、
次からの質問にこたえましょう。

- この調査は、あなたが、学校でいつもいろいろなことに、どんなふうに感じているかを答えてもらうものです。
- 成績とは、何の関係もありません。ですから、あなたがいつも思っていることを、正直に答えてください。
- 友だちと相談したり、まねをしたりしないで、あなたの考えで答えてください。
- 先生の説明をよく聞いてから、答えてください。

この下の空らんに記入しましょう。

　　　　　　　　　　　　　　　　　　　　　　　中学校
　　　　　　　　学年　　　　組　　　　番

　ふりがな
　氏　名

　男・女　　生年月日　　　年　　月　　日

発行　㈶パブリック ヘルス リサーチ センター
著者　坂野雄二、岡安孝弘、嶋田洋徳
この検査用紙を一部分でも無断で複製・複写し、使用すると法律により罰せられます。

©2001 Printed in Japan

## 2章 ストレスマネジメントの方法論と効果測定

### 資料2-2 中学生のストレスマネジメント(2)

**1** あなたは、このごろ、次に書いてある、いろいろな気持ちや体の調子に、どのくらいあてはまりますか。一番よくあてはまるところに、1つだけ○をつけてください。

| | | ぜんぜんあてはまらない | あまりあてはまらない | すこしあてはまる | よくあてはまる |
|---|---|---|---|---|---|
| 1 | 気持ちがむしゃくしゃしている。 | 1 | 2 | 3 | 4 |
| 2 | みじめな気持ちだ。 | 1 | 2 | 3 | 4 |
| 3 | 頭の回転がにぶく、考えがまとまらない。 | 1 | 2 | 3 | 4 |
| 4 | お腹が痛い。 | 1 | 2 | 3 | 4 |
| 5 | 誰かに、いかりをぶつけたい。 | 1 | 2 | 3 | 4 |
| 6 | 不安を感じる。 | 1 | 2 | 3 | 4 |
| 7 | 何事にも自信がない。 | 1 | 2 | 3 | 4 |
| 8 | よく眠れない。 | 1 | 2 | 3 | 4 |
| 9 | いかりを感じる。 | 1 | 2 | 3 | 4 |
| 10 | さみしい気持ちだ。 | 1 | 2 | 3 | 4 |
| 11 | ひとつのことに集中することができない。 | 1 | 2 | 3 | 4 |
| 12 | 頭が痛い。 | 1 | 2 | 3 | 4 |
| 13 | ふゆかいな気分だ。 | 1 | 2 | 3 | 4 |
| 14 | 泣きたい気分だ。 | 1 | 2 | 3 | 4 |
| 15 | むずかしいことを考えることができない。 | 1 | 2 | 3 | 4 |
| 16 | 食欲がない。 | 1 | 2 | 3 | 4 |
| 17 | 腹立たしい気分だ。 | 1 | 2 | 3 | 4 |
| 18 | 悲しい。 | 1 | 2 | 3 | 4 |
| 19 | 根気がない。 | 1 | 2 | 3 | 4 |
| 20 | 体がだるい。 | 1 | 2 | 3 | 4 |
| 21 | いらいらする。 | 1 | 2 | 3 | 4 |
| 22 | 心が暗い。 | 1 | 2 | 3 | 4 |
| 23 | 勉強が手につかない。 | 1 | 2 | 3 | 4 |
| 24 | つかれやすい。 | 1 | 2 | 3 | 4 |
| | | ぜんぜんあてはまらない | あまりあてはまらない | すこしあてはまる | よくあてはまる |

本尺度の改訂版の「PSI パブリックヘルスリサーチセンター版ストレスインベントリー中学生版」(坂野・岡安・嶋田, 2007)が下記より発行・発売されている。本尺度の使用に当たっては、必ず下記へ問い合わせ願いたい。
発行元：実務教育出版　教材編集二課
〒163-8671　東京都新宿区大京町25
TEL 03-3355-0921

②

資料2-3　高校生以上および成人のストレスマネジメント(1)

# Stress Response Scale−18(SRS−18)
# （心理的ストレス反応測定尺度）(鈴木ら，1997)

　SRS−18は，高校生，大学生，成人約3000名を対象に，幅広くデータの収集を行い作成された，妥当性，信頼性の高い尺度です。SRS−18は，普段の生活の中で経験するストレス場面における「心理的ストレス反応」を多面的に測定することができます。

　SRS−18は，健常群と臨床群との比較，ストレス高群と低群との比較などにおいて高い弁別力を持つことが確認されています。また，生理的反応との対応関係が確認されており，調査研究だけではなく，実験研究におけるストレス評価尺度としても使用することが可能です。この尺度の特徴は以下の通りです。

① 普段の生活の中で経験する心理的変化や，心理的ストレス過程で引き起こされる心理的ストレス反応の測定が可能です。
② 高校生，大学生，一般成人，臨床的な問題を抱えた方々のいずれにも適用することでき，対象を越えた得点の比較が可能です。
③ 項目数が少なく，測定対象者への負担が少ないことから，尺度を繰り返し用いることが可能です。
④ 心理学研究における実験的状況に用いたり，臨床的治療場面における心理的症状の変化や治療効果の確認に用いることが可能です。

## SRS−18の採点方法

SRS−18は，3つの下位尺度（抑うつ・不安，不機嫌・怒り，無気力）とそれらの合計得点によって，心理的ストレス反応の程度を評価することができます。

　以下に示す方法にしたがって，各下位尺度および合計得点を求めて下さい。なお，各評定値はそれぞれ以下の得点を与えて下さい。

　　　　　　　　A=0点　　B=1点　　C=2点　　D=3点

　　『抑うつ・不安』尺度：　項目番号　2,3,5,9,12,15の得点を加算します。
　　『不機嫌・怒り』尺度：　項目番号　1,4,6,7,8,10の得点を加算します。
　　『無気力』尺度　　　：　項目番号　11,13,14,16,17,18の得点を加算します。

資料 2-3 高校生以上のストレスマネジメント(2)
# Stress Response Scale－18(SRS－18)

以下にあげるそれぞれの質問は，あなたのここ 2,3 日の気持ちや行動の状態にどのくらい当てはまりますか。例にならって，最も当てはまる数字を 1 つだけ○でかこんでください。

|   |   | 全くちがう A | いくらかそうだ B | まあそうだ C | その通りだ D |
|---|---|---|---|---|---|
| 例 | 疲れている |   | ○ |   |   |
| 1 | 怒りっぽくなる |   |   |   |   |
| 2 | 悲しい気分だ |   |   |   |   |
| 3 | 何となく心配だ |   |   |   |   |
| 4 | 怒りを感じる |   |   |   |   |
| 5 | 泣きたい気持ちだ |   |   |   |   |
| 6 | 感情を抑えられない |   |   |   |   |
| 7 | くやしい思いがする |   |   |   |   |
| 8 | 不愉快だ |   |   |   |   |
| 9 | 気持ちが沈んでいる |   |   |   |   |
| 10 | いらいらする |   |   |   |   |
| 11 | いろいろなことに自信がない |   |   |   |   |
| 12 | 何もかもいやだと思う |   |   |   |   |
| 13 | よくないことを考える |   |   |   |   |
| 14 | 話や行動がまとまらない |   |   |   |   |
| 15 | なぐさめて欲しい |   |   |   |   |
| 16 | 根気がない |   |   |   |   |
| 17 | ひとりでいたい気分だ |   |   |   |   |
| 18 | 何かに集中できない |   |   |   |   |

# 3章 集団介入の利点，欠点，工夫点

　メンタルヘルスや心理社会的介入などの領域では，集団介入（group based intervention）を積極的に取り入れたプログラムが多く開発されている。ストレスマネジメント・プログラムもこの中に含まれる。集団介入は，対人的なかかわりや集団がもつ良好な特性を心理的な問題あるいは適応上の問題の改善に積極的に生かしていこうとする介入法である。カズディン（Kazdin, 2000）によれば，集団介入と個別介入との違いは，介入に1人を参加させるか，それとも複数の人を参加させるかの違いではなく，集団介入そのものがもつユニークさや利点をもっているところにあると指摘している。たとえば，介入期間中には参加者どうしでいろいろな意見の交換がなされるので，それによって行動スタイルや考え方をよい方向に修正するための，さまざまなフィードバックを受けることができる。また同じ問題や悩みを抱えるメンバーの行動を観察すること（モデリング）によって，他者のよい影響を受けたり，いっしょにくり返し参加するメンバーどうしには同盟や良好な関係が形成されたりする。これらは集団介入の大きな利点といえるだろう。

　集団介入で構成される集団には，通常3〜10名程度の小集団から，学級，学校あるいは地域を1つの単位とした大規模な集団まである。したがって，集団介入と一口にいっても，実際に構成される集団はかなり多様であるので，どの程度のメンバーから構成された集団なのかを確認しておく必要がある。また集団介入においては，その治療あるいは介入目的に応じて，あるいは成人か子どもかによってメンバーの構成も当然異なってくる。

　こうしたさまざまな目的で行なわれる集団介入の形式は，大きく分けて3つに分類することができる。まず第1の集団介入では，介入対象者が1人決定されていて，この対象者への介入効果を高める目的で，複数の人たち（通常は健常な人）に介入への参加を求める手続きを用いる。第2の集団介入は，類似のメンタルヘルスや心理社会的な問題（たとえば，対人的ストレス，養育ストレス，行動上の問題，不安やうつなど）を抱える人たちをメンバーとして介入集団を構成する方法をとる。この集団介入は，通常の心理的な予防や治療をめざした介入プログラムで最も頻繁に採用されている。第3の集団介入は，学級，学校，地域，職場の全体を1つの単位として介入を試みる。この介入は，予防的，発達的な介入を目的として行なわれることが多い。ストレスマネジメント・プログラムを例にとるならば，まだストレス症状がそう高くない児童生徒に対して，ストレスに関する理解やそのマネジメントのしかたを教えること

によって予防的にストレス対処の方法を教えようとするプログラム（ユニバーサル介入とよばれる）や，ストレス症状がやや高い程度の人たちに対して，それ以上にストレス症状を悪化させないように学校や地域で予防的措置を講じるためのプログラム（選択的介入とよばれる）などがこの中に含まれる。

以下の節では，これら3つの集団介入形式の介入目標，実施上の利点や問題点について考えていくことにする。なお本章では，集団介入の形式に焦点を当てるので，介入内容については，ストレスマネジメントそのものに限定しないで，ストレスとの関連が深いと思われる心理適応上の問題に介入を試みた実践事例を取り上げることにしたい。

## 1節　小集団を活用した個別介入対象者への援助法

心理的ストレスの軽減をめざしたストレスマネジメント・プログラムでは，不快な緊張や不安を軽減させるために，リラクセーション法の習得をおもな課題にあげているものが多い。しかし，心理的ストレスの原因が対人関係にかかわるものである場合，そのプログラムに対人関係の改善をもたらすような介入技法を取り入れることで，その改善効果は大きくなるであろう。たとえば，嶋田と坂野（1995）は，児童生徒の心理的ストレスを軽減するために有用な変数として，セルフ・エフィカシーの向上，知覚されたソーシャル・サポートの充実とともに，社会的スキルの獲得をあげている。また嶋田ら（1996）は，社会的スキルの獲得による児童の心理的ストレス反応の軽減効果について検討し，引っ込み思案行動の変容や攻撃行動の変容など，いわゆる対人関係の改善が心理的ストレスの軽減に有効であることを見いだしている。

このように対人関係に起因するストレス反応を抱える介入対象者には，ストレスマネジメントの一環として，社会的スキルの獲得や維持を介入目標としたプログラムが効果を発揮するだろう。その際に，介入対象者の対人関係の改善を維持させるために，介入場面に仲間や友人数名を参加させる試みが行なわれている。

モーリス（Morris, 2004）によれば，子どもの仲間関係は，社会性，情緒，対人関係などの発達に欠くことができない関係であって，特に仲間との間に対人的な困難を抱える子どもたちにとっては，仲間関係の悪化が将来の社会的な適応にマイナスに作用することになると指摘している。したがって，こうした子どもには，介入期間を通じて，仲間との活発な相互作用が可能になるようなはたらきかけを行なうことが大切である。介入場面に介入対象者といっしょに仲間を参加させる介入手続きは，仲間ペア法とよばれている。

### 1　仲間ペア法

仲間ペア法は，介入対象者に意図的に社会的スキルのすぐれた仲間とペアを組んでもらい，いっしょに活動に参加しながら，その中で介入対象者の社会的スキル学習を促進しようとする方法である。この方法は，仲間に特別なトレーニングを実施することなく，いっしょに遊びや学習活動に参加するように求めるだけなので，コストや時間はそれほどかからないのが利点である。

ベイデルら（Beidel et al., 2000）は，対人不安の強い小学生（8〜12歳）に仲間ペア法を適用した。彼らは，親への教育，社会的スキル訓練，仲間への般化指導（仲間といっしょに活動に参加する），累進的な現実エクスポージャー（不安度の低い対人場面から高い対人場面へと徐々にさらされる）などを用いて対人不安の高い小学生に介入を行なった。社会的スキル訓練は，4〜6名の集団で1回60分の時間をかけて実施され，友だちとの会話をスムーズに進めるために必要な会話スキルや，友だちとのよい関係をつくるのに役立つ

**表 3-1　介入に仲間を参加させる利点**

- 仲間を参加させることで，日常に近い場面設定ができる。
- 有能な仲間は，適切な行動のモデルを示してくれる。
- 介入期間中に学習した内容を日常の生活場面に定着させるのに役立つ。
- 介入中に起こった対象者の好ましい行動変容を仲間が身近で知覚することは，介入対象者に対する仲間の認知を好ましい方向に変えることができる。

友情形成スキルが教示された。またイクスポージャーは，個別に1回60分ずつ行なった。このプログラムでユニークなのは，さまざまな仲間への関係の広がりをもたせる試みとして行なわれた仲間相互作用経験（年齢にあわせた集団でのレクレーション活動，たとえば，ピザパーティ，ボーリング，インラインスケートなど）であった。介入対象者の数と同じ数の仲間がボランティアとして参加した。この活動を通して，この介入に参加した不安のない仲間が，介入対象者に積極的に相互作用をはたらきかけたり維持したりすることで，介入対象者が介入場面以外のさまざまな場面でも社会的スキルをうまく使えるように援助した。こうした介入によって，ストレスを感じる日数，社会的不安，一般的不安の減少，日常場面での適応機能の改善，社会的スキルの改善が認められた。

この介入事例は，小集団を活用した個別介入対象者への援助法を単独で採用したものではないので，介入対象者の変容が社会的スキル訓練や仲間ペア法によって生じたものと断定できないが，仲間相互作用経験を積極的に介入プログラムに取り入れて，介入対象者に生じた変容を，日常の場面にまで広げようとした点は高く評価できるであろう。

### 2　介入に仲間を参加させることの利点と留意点

先に紹介した仲間ペア法は，集団介入の1つの方法として，介入場面に対象者と仲間をいっしょに参加させる介入法であった。仲間を介入に参加させることの利点は表3-1のようにまとめることができる。

このような利点を生かして，対人関係にかかわるスキルやストレスを改善するための介入では，介入対象者といっしょに仲間を参加させることが一般的となっている。ただし，仲間を介入に参加させるにあたって，仲間やその保護者，教師の同意を得ること，介入中の仲間の負担を大きくしないこと，安全な介入場面を設定することなどに十分配慮する必要がある。

## 2節　集団介入による介入効果の促進法

介入対象となっている行動や症状，あるいは問題を共通に示す人たち数名を1つのグループとして介入する方法は，ストレスマネジメントをはじめとして，メンタルヘルスの増進や心理社会的介入を目的として開発されたプログラムにおいては，最も頻繁に採用されている。このような介入に参加する人数は，幼児や小学生では3～6名程度，青年や成人であれば7,8～10名程度が一般的であるが，介入目標に応じて参加者人数の調整が行なわれるので，メンバーの数は多様である。これらの参加者数に対して，通常2,3名程度のリーダーで対応する。

このような小集団を用いた集団介入は，先にカズディン（2000）が指摘したように，介入中に他の構成メンバーからさまざまなフィードバックを受けること，同じ問題を抱えるメンバーの行動のモデリングを通して他者の影響を受けること，メンバーどうしの同盟や良好な関係が形成されるといった，集団のもつメリットを介入効果に最大限に生かそうとする発想が基本にあるが，そればか

りではなく，それぞれの介入目標の違いによって独自の利点が指摘される場合もある。

　たとえば，行動レベルでの介入が多く含まれている子どもの社会的スキル訓練は，数名の子どもからなる集団で実施されるのが効果的であるといわれている。先に紹介したベイデルら（2000）の事例にみられるように，そもそも対人関係を改善するためには，介入期間中に，学習したスキルをくり返し練習する行動リハーサルを重要な介入要素ととらえている。したがって，こうした介入要素をスムーズに進めるためには，集団介入場面を設定することがすでに前提となっている。また少人数の集団介入では，参加者個人のニーズやスキルレベルあるいは進歩の状況などを介入者が的確に把握することができるので，きめの細かい介入が可能となる点も利点としてあげられる。

## 1　成人を対象者とした小集団介入

　さて子どもの養育スキルの獲得と介入対象者自身（通常は母親）の育児ストレスや育児不安のマネジメントを目的として行なわれる親トレーニング（parent training）では，いくぶん異なった集団介入の利点があげられている。クロニスら（Chronis et al., 2004）によって指摘されている利点をまとめると次の通りである。

①個別の親トレーニングと比較して，コストがかからない。
②同じ境遇の人たちの集団なので，お互いが支えあうソーシャル・サポートを受ける機会が提供される。
③居住地の近くで開催される親トレーニング・プログラムは，身近な人の集まりなので，さほどスティグマを感じないで参加できる。
④個別の親トレーニングと効果に違いがみられない。

　親トレーニングに参加する人たちは，子どもの問題行動に悩みを抱え，そのうえ参加者自身もさまざまな悩み（たとえば，うつ病，親自身の注意欠陥多動性障害，夫婦間の問題，仕事上の問題など）をもっている場合が多い。こうした参加者を集団で介入することは，子どもの養育スキルの獲得ばかりでなく，親のメンタルヘルスの向上やストレスマネジメントに寄与するところが大きい。

　たとえば，行動上の問題をもつ子どもの親に対する親トレーニングとして最も評価の高いウェブスター＝ストラットン（Webster - Stratton, C.）の介入プログラムでは，10名を超える親たちにビデオモデリング（親子の重要なやりとり場面をビデオで提示する），親たちによる話し合い，親子のやりとり場面を実際に親どうしで演じてみるロールプレイなどを中心に，養育スキルの指導を行ないながら，一方では親自身の悩みや不安を解決する方法をいっしょに考える時間も設定されている（Webster - Stratton & Reid, 2003）。ビデオモデリングを使用すると，複雑な養育スキルを視覚的にわかりやすく提示できるので，教育水準の低い親やむずかしいことばのやりとりが十分にできない親にも養育スキルの獲得が容易となっている。また親どうしの話し合いを設定したことで，親自身が一人で悩んでいた子どもの養育の問題を他の親たちも同じように悩んでいたことを知るようになり，安心感をもてるようになることと，あわせていっしょに子どもの行動上の問題を解決していこうとするモチベーションを高めるはたらきをもたせることが可能となっている。こうした集団介入の工夫や利点を通して，この訓練プログラムに参加した親は育児ストレスの低減が認められ，また子どもには問題行動の減少，社会的スキルの増進などの良好な訓練効果が見いだされている。

　最後に，コスト面についてふれておきたい。親トレーニング・プログラムでは，個別介入と集団介入との効果比較がいくつか行なわれている。同じ効果が期待できるのであれば，コスト面を考えて集団介入を第1選択肢にするほうが効率的であ

る。しかし，クロニスら（2004）が指摘しているように，かなり集中的な個別化された介入が必要な家族，家での養育スキルの練習がなかなかできない家族，集団場面ではうまく対応できないような親，極端に不適応的な対応をしている家族などには個別の親トレーニングが必要となるだろう。

### 2　子どもを対象とした実践例

バレットとショート（Barret & Shortt, 2003）によるフレンズ・プログラム（friends program）は，子どもの不安低減をめざした集団介入プログラムである。彼らは，集団形式で実施されるこのプログラムの利点を次のようにまとめている。

①集団介入では治療者の時間を効率的に使えるので，コスト効果がよい。
②引っ込み思案や無口は不安と結びついていることが多いので，集団場面は社会的な相互作用を提供したり，社会的スキルを学習する場となるので重要である。
③集団形式は適切な行動をモデリングする機会にもなり，また悩みや恐怖を改善する機会ともなる。

フレンズ・プログラムの青年版では，自尊心の開発，コミュニケーションスタイル，考えていることと感じていることの関係についての理解，友情形成スキル，リラクセーション，否定的自己対話と肯定的自己対話（自分に語りかけていることばが行動や感情に影響していることを理解し，肯定的な語りかけと否定的な語りかけを区別できるようにする），ソーシャル・サポートと葛藤解決，問題解決スキル（対人的な問題を解決するときに有効な6つのステップ，つまり，問題の定義，可能な解決策のリスト作成，それぞれの解決策を実行した場合に起こるできごとのリスト作成，最良な解決策の選択，解決策を実行するときの計画作成とその評価を教える），エクスポージャーなどが扱われている。このようなプログラムにあっては，対人的相互作用を多く含むことから，社会的スキル訓練と同様に，集団介入の利点が最大限に生かされる工夫が必要となるのであろう。

### 3　小集団介入の工夫と留意点

小集団の集団介入は，集団がもつダイナミックスを活用し，介入効果を高めるのに貢献してきた。しかし，介入を通して学習された社会的スキル，認知的スキル，あるいはコーピング（対処）スキルが，特定の介入場面以外の場面でも使用されるかどうか，あるいは長時間にわたって介入効果が維持されているかどうかといった点から検討された場合，必ずしも確信をもってイエスといえないのが実情である。介入効果の定着化という視点から小集団介入の手続きを検討してみると，いくつか改善・工夫が必要であることがわかる。

小集団介入では，通常，行動や症状，あるいは問題を共通に示す人たち数名を1つのグループとして介入する手続きがとられている。そのために介入が終了すると，介入対象者はそれぞれの家庭，学校，学級，地域へともどっていく。もどった先の両親，教師，地域の人たちは，少なくともこれまでの小集団介入にほとんど関与していない。そのために，小集団介入の定着化をうながす試みが十分にとられていないことが，介入効果を制限してしまう一因になっていることが考えられる。

これまでに紹介した2つの介入プログラムは，こうした小集団介入の限界を越える工夫として，介入対象者への訓練・治療とともに，親や教師の関与度を高めるための介入を取り入れている。つまり，小集団介入で対象者が学習した社会的スキル，認知的スキル，コーピングスキルを，家庭でも学校でも持続的に使用できるようにサポートする環境を準備することが介入効果の定着化にとって重要となる。

最後に小集団介入に参加するメンバーを構成する際に配慮しなければならない点をまとめてみたい。スタークら（Stark et al., 1998）は，うつ病の

**表 3-2　小集団介入にあたっての配慮事項**（Stark et al., 1998）

1. 介入場所の安全である。小学校中学年から10代の青年は，介入グループに入ること，入っていることをクラスメートに知られることにとても敏感である。介入場所が他の生徒や教師が簡単に入ることができるような場所であってはいけないし，メンバーのプライバシーも守られなければならない。
2. 介入メンバーが誠実で，援助的であること。この点が保証されると，メンバーどうしの信頼感や関与度が高まる。
3. グループメンバーが自発的に参加したのか，命令されてきたのかを確認しておくこと。もし命令されて参加したのであれば，介入のリーダーは，特に介入のはじめには参加者からの否定的な対応に対処する準備をしておかなければならない。
4. リーダーは基本的なルールやガイドラインをメンバーに示すこと。またメンバーの発達レベルを考慮すること。年少の子どもで構成される集団に介入する場合には，リーダーが責任と積極的な役割をとる必要がある。
5. 介入のはじめに，メンバーが互いに知りあいになれるように，そしてグループ凝集性を高めるためにエクササイズなどを取り入れること。

　青年を対象とした小集団介入を実施するにあたって，考慮しなければならない重要なポイントを表3-2のようにまとめている。彼らの指摘は，特に学校で行なわれる介入と関連しており，ここで述べられている指摘は，介入対象者を学級から抽出する手続きを用いるすべての介入にあてはまる配慮事項であると考えられる。

　こうした介入参加者に関する一般的な配慮事項とともに，介入参加者に特殊な配慮事項も指摘されている。たとえば，ディションとアンドリュース（Dishion & Andrews, 1995）が最初に指摘した逸脱訓練（deviancy training）がそれである。つまり，攻撃性や妨害といった行動上の問題を抱える子どもから構成される同質集団では，メンバーがお互いに逸脱した信念を強化しあうことによって，本来の介入目的とは逆行した逸脱した集団過程が発展してしまうことがあるということである。ロックマンら（Lochman et al., 2003）は，逸脱訓練が進展しないようにするためには，事前に以下のような配慮をしておくことを提案している。

① 4〜6名の比較的少人数の集団を構成して，2名のリーダーで介入を進める。これによって，介入参加者の行動に目が届きやすくする。

② 介入の目標と，ネガティブな行動が起こった場合の結果について，始めにはっきりとメンバーに伝えておく。

③ 集団メンバーで協調的行動が促進されるように，グループ全体で報酬を得ることができるシステムを導入する。

④ 集団メンバーに意見の食い違いや対立が起こった場合，気分の鎮め方，他者の視点に立った話の聞き方，仲間の立場の理解，ことばによる主張性スキルや交渉スキルなどをリーダーがコーチとなって学習する機会を設ける。

⑤ メンバー間に慢性的な逸脱が進行しているならば，集団をもっと小さく分割するか，個別の対応に切り替える。

## 3節　大規模な集団への予防的介入法

　学級，学校あるいは地域を1つの単位として実施される比較的大規模な集団介入は，これまでに述べてきた小集団の集団介入とは異なった介入目的をもって行なわれることが多い。小集団介入は，特定の対象者（すでに何らかの問題を抱えているか，あるいはそのリスクがある子どもや成人）を抽出して，専門の治療者が主体となって行なう臨床的，治療的介入である。これに対して，学級単位，学校単位，あるいは，地域単位で行なわれる集団介入は，そこに所属する人たち全員を対象として行なう予防的，発達的介入である。したがって，たとえば，学級での集団介入の場合には，特定の問題行動や症状を抱える子どもが学級

## 3節 大規模な集団への予防的介入法

**表3-3 学級集団介入の利点**

- 自然な環境の中で，学習したスキルを強化する機会が多く，スキルの日常場面への定着化が期待できる。
- 社会的地位の異なる子どもがいっしょに学ぶ場である学級は，仲間内の地位が低い子どもと高い子どもとが相互作用する場を多く設定できる。相互作用を通して，仲間どうしの受容の高まりが期待できる。
- 学級担任教師が介入の主体となる学級集団介入は，介入期間のあらゆる機会を通して，獲得したスキルの実行をうながすことができるので，定着化を促進することができる。
- 学級集団介入では，小集団介入のように，ある特定の子どもを抽出して学級の仲間と切り離した介入を必要としないので，スティグマの問題を回避できる。
- 学級集団介入は，学級全体の子どもを対象とするのでコスト効果が高い。学級集団介入によって，学級全員の子どものメンタルヘルスが向上すれば，後の社会適応上の問題や行動上の問題の発生を予防することができる。

内に在籍していたとしても，その子どもに集中的な介入を試みることはしないで，むしろ他の子どもと同様の立場で介入に参加させるのが一般的である。そしてもし，これらの子どもへの個別的対応が必要な場合には，個別介入か先に述べた小集団での介入を並行して実施する方法が選択される。本節では学級を1つの単位とした集団介入法の実践例をあげながら，大規模な集団介入の進め方について検討したい。

学級（または学校）単位の集団介入がメンタルヘルスの予防的実践の場として選択されるのは，学級（または学校）が子どもの介入に最も適した場所だからである。学級は子どもが一日の大半を過ごす場であり，またそれだけに学級の中での適応状態は，家庭でのそれと並んで，子どものメンタルヘルスを大きく左右する。また義務教育期間である小・中学校にはほとんどの子どもが通学しているために，集団介入を実施するのにこれ以上適した場所はない。このような場所での組織的なメンタルヘルス向上の取り組みは，子どもにとっても，教職員にとっても，また家族にとっても，メンタルヘルスの向上に大きな影響をもたらすはずである。

上記の集団介入の場としての学級（または学校）は，ストレスマネジメントをはじめとして，ストレス軽減に寄与することが明らかにされている社会的スキルの獲得，セルフ・エフィカシーの向上，ソーシャル・サポートの充実，攻撃行動の低減，不安・うつ反応の軽減など，いわゆる心理教育的なさまざまなはたらきかけを進めるうえでも，最適な場所の1つである。

たとえば，佐藤ら（2000）やメレルとギンペル（Merrell & Gimpel, 1998）は，社会的スキル獲得をおもな目的とした学級集団介入の利点を表3-3のようにまとめている。

このような学級がもつ利点を生かして，これまでに多くの学級集団介入の試みがなされてきた。学級集団介入には2つの様式がある。1つは，学級全体を単位として一斉指導の形式（通常は授業時間を使用する）で介入する一斉指導型である。もう1つは事前に集団介入を行なう教師を集めて，教室マネジメントや社会的スキルのやり方を教えて，そのあとで学級のあらゆる場面で介入に入る教師トレーニング型である。

### 1 一斉指導型

一斉指導型の集団介入は，わが国で最近盛んに行なわれるようになった心理教育的アプローチ（たとえば，社会的スキル訓練，ストレスマネジメント教育，アサーショントレーニング，構成的グループエンカウンターなど）の実践例の中でよく見かける。たとえば，三浦と上里（2003）は，中学1年生〜3年生を対象として，1回50分で2回の担任教師による授業と自宅練習からなるストレスマネジメント・プログラムを実践した。心理的ストレスのメカニズムの理解とリラクセーション技法の習得をねらいとしたこのプログラムに参

表3-4 ファーストトラックプログラムで標的とされた認知行動的スキル

| スキルの名称 | スキルの教示内容 |
|---|---|
| 1. 情緒の理解とコミュニケーションスキル | さまざまな情緒を区別して，その情緒にふさわしい名前を言えるようにする。 |
| 2. 社会的スキル | 参加のしかた，協調的行動，フェアな遊び，交渉など |
| 3. 自己コントロールスキル | 行動を抑制したり，気持ちの高まりを調整する |
| 4. 問題解決スキル | 問題の確認，解決策の案出，解決策の予想と評価など |

加した中学生において，高いストレス反応の低減，コントロール感の高まり，コーピングをあまり使わなかった生徒のコーピング使用頻度の増加など，良好な結果が確認された。

また心理的ストレス軽減に効果をもつとされる社会的スキルの獲得をめざした社会的スキル訓練も学級単位で一斉指導の形で実施されている。一斉指導型で行なわれる集団社会的スキル訓練は，担任教師が主トレーナーとなって，授業時間，休み時間，朝の会や帰りの会の時間などを利用して実施される。通常は，主トレーナーによる社会的スキルの教示とモデリングが導入されたあとに，副トレーナーがリードして，班別に分かれたり，2人組，3人組になってのスキル練習，そして最後に主トレーナーのふり返りやまとめで1回の訓練が終了する。指導対象となる社会的スキルは，話の聞き方，仲間へのはたらきかけや誘い方のスキル，質問のしかた，じょうずな頼み方や断り方，問題解決スキルなど多様である。これらの社会的スキルをいくつ教えるかによって訓練全体の回数が決まるのが一般的である。このような手続きを用いて，後藤ら（2000）や金山ら（2000）は小学生を対象にして，また江村と岡安（2003）は中学生を対象として，児童生徒の社会的スキルを高めることやストレスを低減することに成功している。

上記のわが国の研究よりももっと長期にわたった一斉指導型の大規模集団介入の例をファーストトラック・プログラムとよばれる行為障害予防プログラムにみることができる。行為問題予防研究グループ（Conduct Problems Prevention Research Group, 2002 a）の報告によれば，小学校1年生から小学校3年生までの間，週に2,3回1回20～30分で57回のレッスンが担任教師によって一斉指導型で実施されている。児童に教えるスキルは，表3-4の通りであった。この一斉指導を行なう教師は，2日半のワークショップに参加し，専門スタッフの週ごとのコンサルテーションと観察を受ける。毎週行なわれるコンサルテーションでは，実践の質をあげるためのチェックを受ける。また別の専門スタッフ（経験豊かな教師）が，週に1時間から1時間半の時間をかけて教室を巡回しながら，教室マネジメントのしかたについて教師にアドバイスを続ける。このような手続きによって一斉指導型の集団介入が進められた。その結果，教師や親の報告による学校や家庭での行動上の問題が減少したこと，小学校1年生のときの介入効果が小学校3年生まで持続していることなどが報告されている（Conduct Problems Prevention Research Group, 2002 b）。なおこのプログラムでは，一斉指導型の集団介入とは別に，行動上の問題を抱える子どもを対象とした小集団の社会的スキル訓練および学習指導，その子どもの親を対象とした親トレーニングも並行して実施されている。

## 2 教師トレーニング型

教師トレーニング型の集団介入は，わが国ではあまり報告がないが，アメリカを中心としてさまざまな予防プログラムの中で用いられている。たとえば，ウェブスター＝ストラットンら（Webster - Stratton et al., 2004）は，行動上の問題を早期に予防することをめざして，早期に行動上の問題が

出現している幼児児童に対する小集団の集団介入，その親を対象とした親トレーニングと併用して，教室での集団介入を実施するための教師トレーニング法を開発し，それぞれの相対的訓練効果について検討している。教師トレーニングに参加する教師は，4日間32時間をかけて，専門のセラピストによるワークショップを受講した。このワークショップを通して，教師は効果的な教室マネジメント法（たとえば，誤った行動への対処法，むずかしい子どもとの良好な関係の築き方，社会的スキルの伸ばし方などを学校のあらゆる場面で指導する方法）を学習した。またこのワークショップには，賞賛と励まし，問題行動の出現を未然に防ぐための環境操作，子どものやる気を起こさせる誘因の用い方，妨害行動の減らし方，親との共同作業の進め方なども盛り込まれていた。

さらに攻撃的な子どもに適切な問題解決のしかたを教える方法，攻撃性に対する対応のしかたを仲間に教える方法，子どもの個人差や発達差の理解とその対応のしかた（たとえば，肯定的，受容的，一貫性を保った指導法）などもワークショップで扱われた。集団介入が始まると，教師は専門の治療者の助言を受けながら，親との共同的で，良好なコミュニケーションをとりつつ，教室マネジメントの実践を積み上げた。この実践を円滑に進めるために，介入マニュアルが準備され，教師によって訓練手続きが変わらないことを確認するために教師の指導はすべてビデオに収録された。また，推奨できるビデオでのやりとりを皆に視聴してもらうようにした。教師トレーニング型の集団介入は，学級全体を対象にした介入であるけれども，効果の分析は特定の子どもを中心にして行なわれている。この介入の結果，子どもたちに良好な改善がみられることがわかった。こうした集団介入が学級全体に及ぼす影響を調べた研究によれば，学級全体が協調的になり，学習面への取り組みも改善されたと報告されている。

以上，2つのタイプの学級集団介入についてみてきたが，最後に，学級集団介入の留意点をまとめておきたい。まず第1に，学級集団介入を実施するのは学級をあずかる教師である。いずれのタイプの介入を行なう場合でも，教示内容のしっかりとした理解と必要技術を習得するための研修が事前に教師に対して実施されなければならない。そのためには，第2にどの教師が実践しても大きな指導内容の変更がないように，介入マニュアルが事前に準備されている必要がある。そして第3に，介入状況についての把握と指導内容の継続的な確認を行なうために，専門スタッフによる教師の介入行動のチェックとフィードバックを忘れてはならない。これによって教師は自分の実践に自信をもつことができるし，また修正すべきところを軌道修正したりすることができる。

## 3　学級集団介入の課題

これまでに述べてきた2の学級集団介入には，限界もある。第1に，大きな集団を介入対象とするので，参加者1人ひとりの介入ニーズを十分に把握できない点が課題であろう。たとえば，わが国で行なわれたストレスマネジメントや社会的スキル訓練を例にとるならば，それぞれの実践において計画された指導計画は，学級内の児童生徒のニーズに基づいて作成されたものではない。そのために，ストレスマネジメントや社会的スキル訓練が必要となる児童生徒がいることは事実であっても，それを必要としない児童生徒もいるはずである。したがって，学級全体で集団介入を行なう場合には，できるだけ多くの児童生徒に必要とされる指導計画の内容にすべきである。また，あわせて児童生徒のニーズを把握する調査なども実施しておくとよいだろう。

第2に介入効果のアセスメントに限界がある。学級のような大きな集団では，指導内容を習得したかどうかの確認をとるためのアセスメントの査定がむずかしい場合が多い。また介入効果を直接

観察によってとらえようとしても，時間とコストの大きな壁がある。このことはわが国のように学級サイズが大きい場合に困難を極めることが多い。こうした課題を克服するための工夫が待たれるところである。

　第3に，学級集団介入を担う教師が円滑に実践できるようになるためには，単に教師自身が介入の目的を理解し，その必要性を感じるだけでは限界がある。こうした介入をサポートする学校職員，とりわけ学校の責任者である校長の理解と後押しがぜひ必要である。校長の積極的なサポートがあれば，教師のみならず保護者や他の教職員のバックアップも得やすくなるであろう。まさに学校をあげての共同作業としての学級集団介入がなされてこそ真の介入，効果的な介入となるであろう。

　第4に学級集団のメリットを最大限に利用しても，個々の子どもの治療ニーズに応えることができないことがある。特に個別対応が必要な子どもたちの場合，集団介入の効果がみえないようであれば，速やかに個別介入を導入すべきである。学級集団介入は予防的，発達的な介入を基本としている点を忘れないようにしたい。

第 **2** 部

★★★★★★★★★ 事例・実践編

# 4章 学校場面におけるストレスマネジメント（1）
―― ストレスコントロールを中心に ――

## 1節　学校ストレスマネジメントの必要性

　ストレスは私たち誰もが経験することであり，児童生徒もその例外ではない。最近の不登校やいじめ，暴力や非行などといった児童生徒の問題行動は社会的にも大きな関心を集めており，その原因の1つとして，学校や家庭で経験するストレスが取り上げられている。

　これまでの多くの研究結果から，児童生徒は日常の学校生活において，さまざまなストレスを経験していることがわかっている。代表的なものとしては，学業，友人関係，教師との関係，部活動などがあげられる（三浦ら，1995；嶋田，1998など）。また，三浦ら（1997）は，中学生のストレスレベルは時期によって変化すること，あるいは学年や性別によって異なることを明らかにしている。

　一方，不登校のきっかけとなったできごとを分析したところ，ほとんどは学校で経験するストレス（学業不振，友人関係，生徒会・委員会活動，部活動など）であったという報告がある（野添・古賀，1990）。また，登校している児童生徒であっても，ストレスレベルが高い場合には「学校がいやだ」という感情が高く，不登校状態に陥る予備軍である可能性も指摘されている（野添・古賀，1990）。さらに，イライラしているために誰かをいじめる，教師に対して反抗的な態度をとる，ストレスが身体症状となって現われる（心身症など）など，過剰なストレスは子どもの心身・行動面に大きな悪影響を及ぼすといわれている（野添・古賀，1990）。

　つまり，①児童生徒は，対人関係や学業といった日常のできごとや，テスト・文化祭などの行事など，学校生活においてさまざまなストレスを経験しており，②過剰なストレスは児童生徒の心・身体・行動に悪影響を及ぼし，何らかの問題が引き起こされる可能性が高い，ということができる。

　また，ロマーノ（Romano, 1992）は，学校教育場面は児童生徒に対してある程度のストレスを経験させる場所でもあるため，同時にストレスを効果的にコントロールしたり，心身の健康を高めるための方法を子どもに教える必要があると述べている。学校生活の中からも今後の人生の中からも，ストレスをいっさい排除することは不可能である。また，さまざまなストレス場面を乗り越えることによって，子どもが成長していくことも事実である。したがって，子ども自身の「ストレス耐性」を高めるという視点が重要であろう（三浦・上里，2003）。学校におけるストレスマネジメントは，このような観点から実施されており，子ど

もたちが経験している（あるいは今後経験するであろう）「ストレス」を自分で軽減するスキル，すなわち「生きる力」を身につけること，またストレスによって生じるさまざまな問題を予防することが期待できる。

## 2節　プログラムの構成

プログラムは，①心理的ストレスのメカニズムを理解すること（心理教育），②ストレスを軽減するためのリラクセーション法を習得すること，の大きく2つの柱からなっている（表4-1）。

さらに，上記①は，1）ストレスを引き起こすできごと（ストレッサー）の存在，2）ストレスを感じているときの反応（ストレス反応），3）ストレスを強める考え方（認知的評価），4）ストレスへの対処法（コーピング），といった内容から構成されている。これらの内容は，従来のストレス研究の成果に基づいている（竹中，1997）。つまり，プログラムで取り上げるテーマ・内容・方向性といったものは，多くの先行研究の結果から重要であると判断されたものであり，実証的な根拠に基づいたものである。

また，上記②ではリラクセーション法の中の1つである漸進的筋弛緩法が取り上げられている。これは低年齢であっても比較的容易に習得可能であるとされており，実際に中学生集団を対象とした場合のリラクセーション効果も確認されている（三浦・上里，1999）。

### 1　心理的ストレスのメカニズムの理解

**（1）ストレッサー（ストレスの原因）の存在**

何もないのにストレスを感じることはない。ス

**表4-1　プログラムの構成と内容**

| | 小タイトル | ねらいと内容 | おもな変数 |
|---|---|---|---|
| 導入 | どうしてストレスの話をするの？ | 「ストレス」について学ぶことへの興味を高める。<br>ストレスについて知ることで，ストレスに負けずに問題を乗り越え，楽しく毎日を過ごせるようになることを理解する。 | |
| 心理的ストレスの理解 | ストレスってなあに？ | ストレスを感じたときに，さまざまなストレス反応が表出されることを理解する。<br>最近のストレス反応の程度を考えることで，自分のストレス状態への気づきを高める。 | ストレス反応 |
| | どんなときにストレスを感じるの？ | ストレッサーの存在と種類について知る。<br>問題に対して過剰に「重要だ」，「どうにかしなきゃ」と思うとストレスが高まってしまうことを理解し，考え方を変える必要性を認識する。<br>解決の見通しや自信がある場合にはストレスをそれほど感じないことを理解し，じょうずに解決する方法を探して見通しをもつことの重要性を認識する。 | ストレッサー<br>認知的評価 |
| | ストレスに強いってどんなこと？ | コーピングの存在といろいろな種類があることを理解する。<br>どのコーピングにも，よい面と悪い面があることを理解させ，レパートリーの豊富さの重要性を認識する。<br>いつも同じコーピングではなく，状況に応じて柔軟に使い分けることの必要性に気づく。 | コーピング |
| リラクセーション法の習得 | リラクセーション法のしくみ，効果，実施方法 | 心と身体の関連性を知り，リラクセーション法は，心と身体をリラックスさせ，ストレスを軽減する方法であることを理解する。<br>ストレス反応の低減や集中力の増加といった効果について知る。<br>漸進的筋弛緩法の具体的な方法を習得する。 | ストレス反応，コーピング |

トレスを感じる原因としての「いやなできごと（ストレッサー）」の存在がある。児童生徒が学校生活の中で経験する代表的なストレッサーには，以下のようなものがあるといわれている。
　①学業：一生懸命勉強しているのに成績がのびなかった，試験や通知票の成績が悪かった，など。
　②友人関係：顔やスタイルのことで友だちにいやなことを言われた，クラスの友だちから仲間はずれにされた，など。
　③教師との関係：先生から無視された，先生のやり方やものの言い方が気に入らなかった，など。
　④部活動：部活動の練習がきびしかった，部活動の上下関係がきびしすぎると思った，など。
　プログラムでは，「自分はどのようなできごとによってストレスを感じるか」「感じているストレスの原因となっているできごとは何か」について考える。また，他の児童生徒のストレッサーを聞くことによって，他者も自分と同じようなできごとでストレスを感じること，あるいは人によってストレスを感じるできごとが異なることなどを理解する。

### （2）ストレス反応（ストレスを感じているときに心や身体に現われてくる反応）

　ストレッサーを経験すると，心や身体にさまざまな反応が現われる（ストレス反応）。おもに，次の4つがあるといわれている。
　①不機嫌・怒り：イライラする，怒りを感じる，など。
　②抑うつ・不安：心が暗い，不安を感じる，など。
　③無気力：1つのことに集中できない，など。
　④身体的反応：頭が痛い，身体がだるい，など。
　プログラムでは，ストレスを感じると上記のようなさまざまな反応が心や身体に現われることを理解する。また，自分自身のストレス反応の程度について評定したり考えることによって，自己のストレス状態について認識することをうながす。

### （3）認知的評価（ストレスを強める考え方）

　同じストレッサーを経験しても，そのできごとのとらえ方（認知的評価）は人によって異なる。そして，とらえ方によってストレス反応の程度，つまりストレスを感じる程度は異なる。たとえば，テストに対して「90点以上とらなくてはならない」と考える場合と，「50点とれればよいだろう」と考える場合では，感じるストレスの程度は異なるだろう。つまり，ストレッサーのとらえ方とストレスの程度は非常に密接に関連している。特に，以下の2つが重要であるといわれている。
　①影響性の評価：そのできごとが自分にとってどの程度重要か，影響力があるか，など。
　②コントロール可能性の評価：そのできごとの原因や解決方法をどの程度わかっているか，どの程度解決できる自信があるか，など。
　プログラムでは，同じできごとを経験しても人によってストレスを感じる程度が異なることに気づかせ，できごとのとらえ方によってストレスを自分で大きくしたり小さくしていることを理解させる。そして，ストレッサーに対して「重要だ」「影響力が強い」「絶対にどうにかしなくてはならない」などと強く思うほどストレスの程度が強くなるため，自分がこのように思い込み過ぎていないか確認させる。また，解決の見通しと自信をもつことがストレスを小さくすることであると理解し，じょうずに解決している他者を参考にしたり，解決方法として自分にできそうな小さな目標を考えることが重要であると認識させる。

### （4）コーピング（ストレスへの対処法）

　ストレス反応を軽減するために，私たちはさまざまな対処（コーピング）を行なう。たとえば，以下のような種類がある。

①問題解決的対処：問題の原因を取り除くよう努力する，どうしたらよいか考える，など。
②サポート希求：自分のおかれた状況を人に聞いてもらう，人に問題の解決に協力してくれるようたのむ，など。
③逃避・回避的対処：どうしようもないのであきらめる，現在の状況についてあまり考えないことにする，など。
④肯定的な考え：今の経験から何かしら得るところがあると考える，試練の機会だと考える，など。
⑤気分転換：音楽を聴く，リラックスする，など。

いずれのコーピングも万能ではなく，一長一短がある点に留意する必要がある。たとえば，気分転換はストレスを小さくするのに非常に効果的であるが，この対処ばかりではストレッサー自体はなくならないため，結局は同じストレッサーにさらされ続け，ストレス反応はいつまでも軽減しないだろう。逆に，問題解決的な対処は非常に重要なコーピングであるが，ストレッサーに直面する対処であるため，一時的にストレス反応を高めるともいわれている（その後，大きく軽減する）。つまり，さまざまな種類のコーピングを柔軟に使い分けることが大切であるといえる。

また，自分が行なっている対処法が効果的であるかどうかを考えることも重要である。たとえば，イライラして妹弟に八つ当たりをすることは，一時的にはイライラの発散になるかもしれないが，母親に注意されてかえってイライラが強くなるということもあるだろう。また，テスト前にテレビをみて気分転換しても，それだけしか行なわない場合には，「結局勉強できなかった。どうしよう。」と結果的には本人のストレス反応は高まってしまう。このような視点も含めたうえで，プログラムは構成されている。

具体的には，1)対処法には多様な種類があることを知る，2)それぞれの対処法の特徴を理解する，3)自分はどのような対処を多く（少なく）行なっているかを認識する，4)自分の対処法はどの程度効果的なのかを検討する，といった枠組みで行なわれる。

## 2 ストレスを軽減するためのリラクセーション法の習得

人間の心と身体は密接に関連しており，身体がリラックスした状態（筋肉の弛緩，ゆったり深い呼吸など）であれば，精神的にもリラックスした状態である。本プログラムで指導している漸進的筋弛緩法は，リラックスした身体状態の1つの特徴である筋肉の弛緩に注目している。身体に力を入れて筋肉を緊張させたあとに一気に脱力して弛緩し，心身をリラックス状態に導く。具体的には，腕，足，顔などに思いきり力を入れてから（7～10秒程度：筋緊張），一気に力を抜く（10秒程度：筋弛緩）。これを，最初は腕だけ，足だけというように部位ごとに行ない，最後に全身に力を入れて一気に抜く。ストレスマネジメントだけでなく，緊張や不安の強い個人に対するカウンセリング場面においても用いられている。

## 3節　実際に学校現場で授業を行なう

次に，実際に中学校で実施したストレスマネジメントの具体例を紹介しながら，プログラムの内容と流れをみてみる。

### 1　総合的な学習の時間を用いた試み（中学校）
(1) 対象者

公立中学校2年生1クラスを対象とした。時間数は合計9時間（50分授業×9回），総合的な学習の時間の一部として実施した。

(2) 授業実施者

心理的ストレスを専門研究領域とする大学教員1名がすべての授業を行なった。また，担任教師がTTとして全授業に参加した。

表4-2 授業概要（全9回）

| 回 | テーマ | ねらい |
|---|---|---|
| 1 | 導入 | ストレスについて学ぶことの目的を理解させ，生徒の関心と学習意欲を高める。 |
| 2 | リラクセーション法（漸進的筋弛緩法）の習得 | 心と身体の関係を理解し，積極的にリラックスする方法を習得する。 |
| 3 | ストレス状態の理解：ストレス反応 | ストレスを感じたときの状態を知ることで，自分のストレス状態に気づく。 |
| 4 | ストレス源（ストレスを感じるできごと）の理解：ストレッサー | どのようなできごとがストレスの源となるのかを理解する。 |
| 5 | ストレスを感じさせる考え方の理解：認知的評価 | ストレスの程度は自分の考え方に左右されることを認識し，ストレスを強める考え方を知る。 |
| 6 | ストレスへの対処法の理解(1)：対処法の存在と種類 | ストレスを感じたら何らかの対処を行なうこと，いろいろな対処方法があることを知る。 |
| 7 | ストレスへの対処法の理解(2)：対処法の効果・選択① | 学業ストレス場面について，対処した結果・効果に目を向ける。 |
| 8 | ストレスへの対処法の理解(2)：対処法の効果・選択② | 友人関係ストレス場面について，対処した結果・効果に目を向ける。 |
| 9 | ストレスマネジメントの実践 | これまでの授業内容を自分のストレス状況に当てはめて考えてみる。 |

### (3) 授業内容

9回の授業内容は，本章2節のプログラム構成で述べた2つの柱からなっている。各回ごとの授業内容をまとめたものが表4-2である。具体的な学校でのストレス場面について考える回では，代表的な学校ストレッサーであるテストと友人関係を取り上げている。なお，各回の授業は，事前に作成された指導案とワークシート，リラクセーションに関する教示テープなどを用いて行なわれた。その一部が章末資料4-1～4-9である（資料4-1～4-4は実際の指導例である）。

たとえば，資料4-5はリラクセーション法の指導の際に用いたワークシートである。最初に，下部の「体操をする前」の欄に現在の「心のストレス」と「体のストレス」について採点させる。次に，筋弛緩法の具体的な方法を説明・実施し，「体操をした後」の欄に再度現在の「心のストレス」と「体のストレス」について記入させる。多くの生徒には得点の低下がみられるため，筋弛緩法を行なうことで自分のストレスレベルが下がることを認識できる。

資料4-6(1)～4-6(3)は，認知的評価の授業で使用したワークシートの一部である。学業ストレス場面に関する会話文を生徒に読ませてから，A子とB男の考え方やストレスレベルについて班でまとめさせる。ストレス反応の高いA子と低いB男の考え方を対比させることによって，ストレスを強める（弱める）考え方を理解させる。

ストレスへの対処の授業でも，A子とB男の会話文を用いている。資料4-7(1)～4-7(4)は，7回目の授業で使用したワークシートの一部である。6回目にストレス対処法の種類について学んでおり，この回はストレス対処の効果がテーマとなっている。学業ストレスに対するA子とB男の対処法について班でまとめさせる。対照的な2人の対処法を比較することで，「その効果について考えたうえで選択する」という視点をもたせる。

最終回は資料4-8(1)～4-8(2)などを用いて行なわれた。これまでの授業の復習を行ないながら，現在の自分自身のストレスについて理解す

ることを目標としている。現在のストレスレベルを把握することから始まり，ストレッサーは何か，ストレスを強める考え方をしていないかを考える。また，自分の行なっている対処法を見直し，それ以外の対処法がないかどうかを検討する。このような作業を行なうことで，生徒自身が自分のストレス状況を分析し，より適切な対処を行なえるように指導する。

(4) その他

この例では，心理的ストレスに熟知した者が授業を行なったため，実施者に対する事前の研修などは行なわれていない。

## 2 保健体育の時間を用いた試み（中学校）

(1) 対象者

公立中学校2校の生徒を対象とした。

①A校：3年生計68名に対して，保健体育の時間に実施した（50分授業×2回）。

②B校：1,2年生計71名に対して，部活動（サッカー，陸上）の時間に実施した（50分×2回）。

(2) 授業実施者

事前に，心理的ストレスを専門研究領域とする研究者1名が授業を担当する教師（保健体育担当，各部活動顧問）に対して，ストレスマネジメントに関する研修を行なった（1時間半～2時間程度）。そして，研修後に教師が生徒に対する授業を行なった。

(3) 授業内容

2回分の授業内容は，本章2節のプログラム構成で述べた2つの柱からなっている。章末資料4-9(1)～4-9(6)は授業で用いたテキストの一部である。空欄には教師が黒板にまとめたことなどを書き込むようになっている。心理的ストレスのメカニズムの理解を1時間目に，リラクセーション法の習得を2時間目に行なった。

(4) その他

教師を対象とした事前研修は，授業で用いるテキスト，教示テープを用いて行なわれた。

## 4節　授業を行なうに際しての工夫

本章3節に紹介したプログラムを行なう際には，以下の2つの視点から工夫がなされた。

### 1 生徒の興味・理解をうながすために

(1) 授業の展開

最初に，ストレスマネジメント授業の導入を十分に行ない，生徒がストレスという新しいテーマに対して関心をもったり，1人ひとりが自分自身のこととしてとらえることができるように指導している。また，この授業を受ける際の「約束ごと」（恥ずかしがらない，人の意見を笑わない，悪口や文句を言わない）を提示することによって，どのような意見であってもクラスで受け入れられるという安心感を保証している。これは，生徒が恥ずかしがったり遠慮したりせずに意見を言うことをうながす役割をはたしており，生徒が積極的にストレスマネジメント授業に取り組む基盤となっている。

本章3節1の実践例では授業は各回1テーマで構成されており，生徒がゆとりをもって理解できる分量であるといえる。また，授業全体は，ストレッサーやストレス反応の理解といった基本的事項の理解から，対処法について考えるというスキルの習得へと展開している。そのため，生徒は自分のストレス状態を把握するだけでなく，実際に問題への対応のしかたについても考えるというステップまで学習できる。

(2) 授業形態

授業全体を通して，生徒自身が「ストレス」について考えることを主としている。そのため，50分の授業の中に，ワークシートへの記入やグループディスカッションなどの活動を積極的に取り入れ，生徒が退屈せずに，能動的にかかわるように考えられている。また，グループでのディスカッションや発表などを設定することによって，自分

とは異なる考え方やさまざまな方略があることに気づきやすくなっている。

また、扱うことばが難解であると、それだけで子どもは「むずかしい」「おもしろくない」などの印象をもちやすい。そのため、ストレッサーをストレスの素、ストレス反応をストレスのサイン、ストレス対処をストレス解決法など、生徒にわかりやすく親しみやすいことばが用いられている。

**(3) 補助教材**

いずれの実践例でも、生徒の理解を助けたり興味・関心をもたせるために、テキスト、ワークシート、教示テープなどが使われている。

## 2 授業を行なう教師を助けるために

**(1) 授業指導例**

本章3節1の例では、総合的な学習の時間計9時間を用いてストレスマネジメント授業を行なった。この際の授業指導案の一部が資料4-1～4-4である。各回の授業について、ねらいや活動内容、指導のポイント、時間配分などが記されており、50分の授業を具体的にどのように展開していくのかがわかるようになっている。

**(2) 補助教材**

大部分の教師は、ストレスマネジメント授業を行なうことがはじめてであり、ストレスについての理解も十分であるとはいえない。このような教師が安心して授業を行なえるように、なるべく多くの補助教材が準備されている。たとえば、リラクセーション法を指導する際に教示テープを活用すれば、教師が教示文やタイミングなどをマスターしていなくても実施可能である。本章3節で紹介した実践例では、この教示テープ（約8分半または3分）をかけ、その教示に従ってリラクセーションを行なっている。

また、テキストやワークシートがあるため、これらを活用することによって、生徒にとって理解しやすく楽しい授業を行なうことができる。たとえば、養護教諭などふだんは板書を行なう機会が少ない教師であっても、図4-1のように黒板に提示する貼り紙を用意したことで、板書を気にせずスムーズに授業を展開することができる。

さらに、これらの教材と各回ごとの授業指導案をあわせてみることによって、授業の具体的なイメージをもったり、シミュレーションを行なうことも可能となり、授業のポイントや方向性を理解したうえでの授業を実施できる。

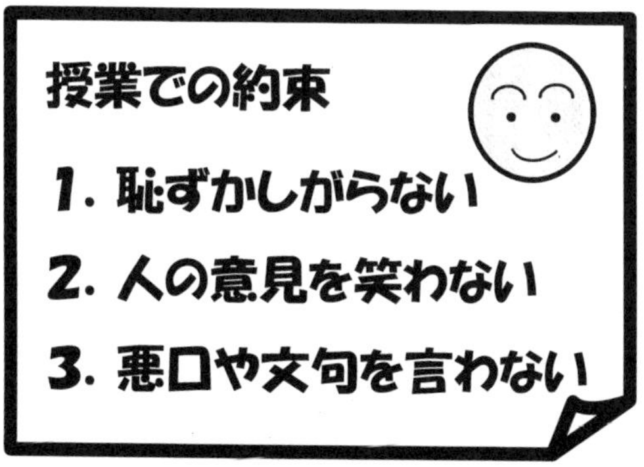

**(3) 事前研修**

本章3節2の例で授業を実施した教師はストレスマネジメントをはじめて行なったため、事前に簡単な研修を行なった（1時間半～2時間程度）。これは、ストレスマネジメント授業に関する一般的な研修ではなく、授業で扱う内容、すなわち心理的ストレスのメカニズムについての知識習得を目的としたものである。3節で紹介した以外の実践例であるが、時間の都合で事前研修を受けずに指導案を参考にしただけで授業を実施した教師からは、指導が困難であったという意見が聞かれることも多い。授業の流れを理解するだけでなく、教師自身が教える内容（ストレス）に関する知識をきちんと習得することが重要であると思われる。

これに加えて、ストレスマネジメント授業のようすをビデオ録画し、具体的な授業イメージをよ

**図4-1 授業で用いた貼り紙**

授業での約束
1. 恥ずかしがらない
2. 人の意見を笑わない
3. 悪口や文句を言わない

り深めてもらうための研修教材として用いている（ここで紹介した事例以外）。実際の授業風景であるため，その回の指導案やワークシートを参考にしながらみることによって，自分がこれから行なう授業のイメージをしっかりもつことができる。

## 5節　授業の効果を評価する

### 1　どのような方法で評価するか

　授業が生徒のどのような部分に，どの程度有効であったかを評価することは大切である。特に，「クラスの雰囲気がよくなった」「何となくおちついた」といった教師の主観だけでなく，効果を客観的なデータで示すことは，生徒や他の教師がストレスマネジメントの有効性を理解したり，取り組みに対する動機づけを高めることにつながる。

　具体的には，アンケート→ストレスマネジメント授業→アンケートといった流れで，授業を行なう前後に最低2回のアンケート調査を行なう。この際，2回とも同一のアンケート調査項目を用いて，その得点の変化を評価する。たとえば，図4-2，4-3は本章3節で紹介した例のデータの一部である（この場合は，授業1週間前に1回目のアンケート，終了後約1か月後に2回目のアンケートを実施）。最初にアンケートをした時点でイライラ得点が高かった生徒（高群）では，授業前の得点と比べて授業後の得点が低下している。また，友人関係ストレスへのコントロール感が低かった生徒（低群）は，授業後にコントロール感の上昇がみられた。つまり，ストレスマネジメント授業によって，イライラ度の高い生徒のイライラが減少したり，ストレス場面をどうにか乗りきれるという自信や見通しが高まる可能性が考えられよう。児童生徒のストレスに関するアンケート調査の項目は日本でもいくつかつくられており，

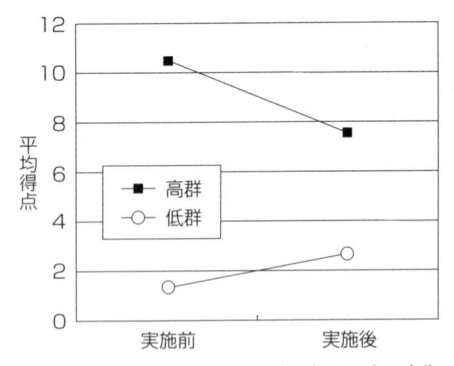

図4-2　授業前後における不機嫌・怒り反応の変化

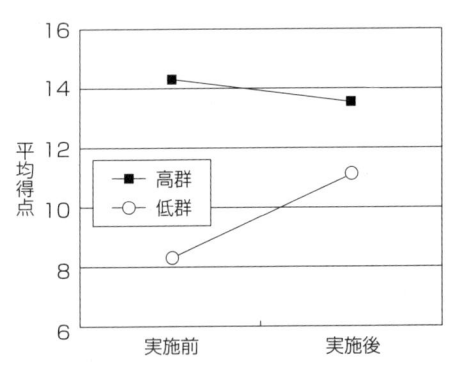

図4-3　授業前後における友人関係ストレスへのコントロール感の変化

それらを組みあわせて実施すればよい（パブリックヘルスリサーチセンター，2004）。そのため，アンケート調査の実施や得点処理は現場の教師にとってもそれほどむずかしくなく，また効果が数量化され客観的に評価できる点が長所である。

　ただし，一度に多くの質問に回答させると，子どもたちは飽きたり疲れてしまうため，いい加減に答えたり，記入ミスや記入漏れが多くなる。正確に測定できなければせっかく時間と労力をかけても意味がないため，アンケート内容を欲張らないことや，複数回に分けて実施することが重要である。また，より長期間の持続効果を確認したい場合には，ストレスマネジメント授業終了直後，1か月後，半年後などと一定期間をあけて複数回

のアンケートを行なうことも望ましい。

## 2 何を指標とするか

　学校場面でストレスマネジメントを行なう場合の効果の指標，すなわち，児童生徒にストレスマネジメントを行なうとどのような効果が得られるかという点については，いろいろな考え方があるだろう。しかし，本来ストレスマネジメントとは各人のストレスレベルを軽減したり，ストレス耐性を高めることを目的としている。このような観点から考えると，児童生徒の心理的ストレスに関する指標やストレスと密接な関連があるといわれている学校適応に関する指標を取り上げることが妥当であると考えられる。以下は，本章3節1の実践例で用いた尺度である。

**(1) ストレス反応**（岡安・高山，1999）

　さまざまな種類のストレス反応のレベルを測定する。得点が高いほど反応の程度が高く，高ストレス状態にあるといえる。

**(2) 学校ストレッサー**（岡安・高山，1999）

　日常の学校生活の中で，ストレッサー（ストレスの素となるいやなできごと）をどの程度経験しているかを測定する。ストレッサーの内容は，学業，友人関係，教師との関係の3つとなっており，得点が高いほど，学校生活の中でストレスを感じるできごとを多く経験しているといえる。

**(3) ソーシャル・サポート**（岡安・高山，1999）

　自分は，周囲の人からどの程度サポートされている（支えられている）と感じているかを測定する。本章3節1で紹介した例では，サポートする人として，家の人，教師，友人が設定されており，それぞれ得点が高いほど，「この人は自分をサポートしてくれるだろう」と考えていることになる。測定する際に，サポートする相手をどのように設定するかは測定者の自由であり，たとえば，「家の人」を父親，母親，祖父母，きょうだい姉妹などと，設定することが可能である。

**(4) 認知的評価**（資料4-10：三浦，2002）

　ストレッサーをどのようにとらえているかを測定する。影響性の評価に関する得点では，得点が高いほどストレスを感じるできごとに対して「自分にとって重要だ」「影響力がある」「脅威的なできごとだ」ととらえているといえる。また，コントロール可能性の評価に関する得点では，得点が高いほどストレッサーに対して「原因がわかっており，きっとどうにかできるだろう」と考えているといえる。

**(5) コーピング**（資料4-11：三浦，2002）

　ストレスを感じるできごとに対して，どのような対処をどの程度行なっているかを測定する。本尺度には，積極的対処，サポート希求，逃避・回避的対処の3種類が設定されており，それぞれ得点が高いほど，その対処を多く行なっているといえる。

　上記以外に，学校ストレスと密接な関連にあるといわれている学校不適応感情，不登校感情，スクールモラールなどを測定することもストレスマネジメント授業の効果を評価する指標として用いることが可能である。

**資料 4-1　心と身体の関連性の理解：リラクセーション法（漸進的筋弛緩法）の習得（指導例）**

●ねらい：心と身体の関係を理解し，積極的にリラックスする方法を習得する。

学習指導過程　　　　　　　　　　　　　　　　　　　　　　　　　　　　　　　　　　　　　（50分×1）

| 時間 | 活動内容 | おもな発問と指示 | 指導上の留意点 | 準備 |
|---|---|---|---|---|
| 2分 | 1. 約束ごとについて確認する。 | 「この前の授業で，授業をするときの約束をしたと思います。覚えていますか？」 | ・ストレスマネジメント学習をする際の約束ごとについて再確認する。 | 約束カード |
| 10分 | 2. 心と身体の関係について知る。 | 「今日は，私たちの心と身体の関係について考えてみましょう」<br><br>○ストレス場面とリラックス場面を提示し，そのときの気持ちと身体の状態を考えさせ，シート（あるいは短冊）に記入させる。<br>「こんなとき，皆だったらどんな気持ちになるかな？」<br>「身体がいつもと違うようになるかな？」<br><br>○ストレス場面（例）：答えがわからないときに，突然先生から指名された。<br><br>○リラックス場面（例）：夏，クーラーの効いた部屋で昼寝をする。 | ・今日の授業テーマを伝える。<br><br>・ストレス場面で，自分の感情や（びっくり，どうしようと不安，心配，緊張，おちこみ，がっかり等），身体の状態（ドキドキ，手に汗，頭が真っ白，喉がカラカラ，身体に力が入る等）が変化することに気づけるようにする。<br><br>・同様に，リラックスしているときの感情（ゆったり，おちついている，幸せ等）と身体の状態について気づけるようにする。身体の状態の変化（だるい感じ，心臓が静か，力が抜けた感じ等）に気づけない場合には，ストレス状況での身体反応と比較させることで，身体のようすを判断させる。 | シート・短冊など |
| 8分 | 3. 小まとめ | ○発表させる。<br>「どんなことがわかりましたか？」<br><br>「ストレスを感じるときと，リラックスしたときでは，心と身体の状態が違うみたいですね」<br>「ストレスを感じると，心で"いやだな"って思うだけでなく，身体も"いやだな"っていうサインを送るみたいですね」<br>「私たちの心と身体は別々なように見えて，じつはつながっているんですね」 | ・ストレスやリラックスは心で感じるだけでなく，身体でも感じていることを理解させ，心と身体の結びつきを認識できるようにする。 | |
| 8分 | 4. リラクセーション法のしくみと効果について知る。 | 「今度は，自分自身の心と身体をリラックスさせる方法について紹介します」<br>「これを練習することで，皆が"リラックスしたいなあ"と思ったときに，じょうずに自分でリラックスすることができるようになります」<br>「皆が"リラックスできたらいいな"と思うときはどんなときかな？」<br>「どんなときに"リラックスできたらいいな"と思いますか？」<br><br>○数名に発表させる。<br>「みんなそれぞれ"リラックスできたらいいのに"と思うときがあるようですね。今紙に書いたときに，自分でじょうずにリラックスできることを目標にしましょう」 | ・それぞれに，リラックスできたらよいと感じる場面を考えさせ，紙に書かせる。<br><br>・生徒にリラックスしたいときを具体的に思い浮かべさせることで，リラクセーション法が自分の身近に役立つものであると気づかせる。また，目標設定することで，動機づけを高めさせる。 | シート |

| | | | | |
|---|---|---|---|---|
| 20分 | 5. リラクセーション法を実際に行なってみる。 | 「では，実際にやってみましょう」<br><br>○最初に，評定シートに現在の"心のストレス（イライラ，緊張，心配な気持ち等）"と"身体のストレス（だるい，頭痛等）"について評定させる。<br><br>○次に，リラックスしやすい態勢をつくらせる（体育館など：好きな場所に仰向けで寝させる，お互いの姿が見えないように／教室：イスに座ったまま両手を脇に下ろすように）。<br>「軽く目を閉じましょう。まわりの人は見えませんね。自分の姿も誰からも見られていませんから，約束にあるように，恥ずかしがらずに，しっかり取り組みましょう」<br>・自分の身体のようすに意識を向けさせる。<br>・げんこつを強く握って，腕の状態を感じさせる。<br>・一気に力を抜いて，力が入っていた時の違いを感じさせる。<br>・腕，足，顔の順番で行なう。いずれも，口頭での教示か教示テープを使って行なう。 | ・心のストレスと身体のストレスの内容について口頭で説明する。<br><br>・ポーズを他人に見られることを気にしないように，人の見えない向きに位置を取らせる。教室の場合は，目を閉じさせ，人から見られていないこと，約束ごとの中に「恥ずかしがらない」があったことを再確認する。<br><br>・筋緊張をしっかりしたうえで一気に弛緩すれば，身体の状態の違いを感じやすい。筋緊張が強すぎないように，逆に弱すぎないように，各生徒のようすに注意する。個人差が大きいことを忘れず，個別のことばを心がける。また，リラックス感をすぐに得られるかどうかには個人差があること，しかし誰でも練習を続ければ必ずリラックスできるようになることを随時声かけする。<br>・顔の筋弛緩は他の部位に比べてむずかしい場合があるため，生徒のようすを見ながら，実施を中止するなどの対応を行なう。 | ポーズを書いた紙・教示テープ・評定シート |
| | | ○一通り終わったところで，評定シートに現在のストレス得点を記入させる。<br>「では，今の心と身体のストレス得点を書いてみましょう。さっき書いたストレス得点と同じかな？　違うかな？」 | ・評定シートの得点の変化を指摘することで，筋弛緩法の実施が心と身体のストレスを変化させることを認識させる。 | |
| 2分 | 6. 全体のまとめ | 「リラックス法はどうでしたか？　毎日練習をして，じょうずにリラックスできるようになりましょう」<br>「じょうずになったら，リラックスしたいと書いた場面で使ってみましょう」 | | |

## 資料 4-2　ストレスを感じさせる考え方の理解：認知的評価（指導例）

●ねらい：ストレスの程度は自分の考え方に左右されることを認識し、ストレスを強める（弱める）考え方を知る。

学習指導過程　　　　　　　　　　　　　　　　　　　　　　　　　　　　　　　　　　　　　　　　（50分×1）

| 時間 | 活動内容 | おもな発問と指示 | 指導上の留意点 | 準備 |
|---|---|---|---|---|
| 1分 | 1. 約束ごとについて確認する。 | 「授業をするときの約束を確認しましょう」 | | 約束カード |
| 3分 | 2. リラクセーション | 「まず、皆でリラックスしましょう」 | | テープ |
| 10分 | 3. 同じできごとを経験しても、人によって、ストレスの感じ方が違うことを知る。 | ○ストレッサー項目に対する"ストレス度"を10点満点などで評定させる。<br>「皆に、ストレスを感じるできごとたくさんあげてもらいましたので、それをまとめてみました。こういうことがあったときに、どのくらいストレスを感じるか、ちょっとチェックしてください」<br><br>○チェックが終わったら、「班の人どうしで"ストレス度"を見せあってみましょう。自分と他の人の点数は、どれも同じかな？　それとも違うかな？」<br><br>「他の人の点数と全く同じだった人はいますか？」<br>「人と自分の点数が違った人はいますか？」<br>「同じことがあっても、人によってすごくストレスを感じたり、あまり感じなかったりするようですね。どうしてでしょうね？」 | ・生徒どうしの間で、相談・意見交換をしないように注意する。また、人の答えをのぞいたりしないようにさせる（個人で評定させたあとで、班の人どうしで見せあい、人によってストレス度が異なることを確認させるため）。<br><br>・人によって、ストレスと感じる程度は異なることに気づかせる（得点が違う項目のほうがずっと多い）。 | シート |
| 9分 | | ○男女2名のイラストと会話文（ストレスを感じているAとあまり感じていないB）を黒板に提示する。<br>「2人の会話について、シートにそってまとめてみましょう」<br>⇒①ストレスを感じているかどうか、②できごとを自分にとって重要だと思っているか、③どうにかできるという見通しや自信があるか（班活動） | | 2名のイラスト、ストレス会話文、まとめシート |
| 10分 | 4. 小まとめ | ○いくつかの班に発表させる。ストレスをあまり感じていないBと、感じているAの異なる点について黒板にまとめる。<br>「いやなできごとへの考え方によって、ストレス度が決まってくるようですね」<br><br>「できごとを自分にとってとても重要だと考えたり、解決する自信がないと、ストレスを感じます。具体的には、こんなことばが、ストレスを強めてしまいます（具体的なことばを板書）」 | ・大切だと思うことにはストレスを感じること、自信がないとストレスを感じること、を理解できるように工夫する。<br><br>・ストレスを強めてしまう"具体的な考え（ことば）"をわかってもらう。 | |
| 9分 | | 「では、ストレスを感じてしまっているAに、みんなでアドバイスを考えてみましょう。Aは、ストレスを強める考え方（ことば）をしていますね。これを、どんなふうに変えたらいいのかな。どんなことばにしたら、いいのかな？アイデアは班ごとにカードにまとめてください」 | ・時間が足りないようなら、カードにはまとめさせず、班に1枚シートを配ってまとめさせる。黒板にカードを貼らずに、班長にまとめた意見を発表させる。 | カード（短冊）あるいはシート |

| 9分 | 5. 全体のまとめ | ○カードを黒板に貼り，ストレスを弱める考え方をまとめる。<br>「こんなふうに考えられたら，ストレスを弱めることができそうですね」<br><br>「今日の授業でわかったことを確認します」<br>「○や×の考え（ことば）は，ストレスを強めることになりましたね。逆に，△はストレスを弱めることができます」<br>「自分が○や×になっているぞ，と気づいたら，なるべく△のことばを自分に言ってあげることが大切なんですね」<br><br>「今日の授業のはじめに，ストレス度の点数を書いてもらいました。点数が高いものには，○や×の考えをしているのかもしれません。もしそうだったら，早速，△のことばを言ってみましょうね」 | | ストレスに強い・弱いことばを書いた貼り紙 |

## 資料 4-3 ストレスへの対処方法の理解：対処法の効果・選択（指導例）

●ねらい：学業ストレス場面について，対処した結果・効果に目を向ける。

学習指導過程 (50分×1)

| 時間 | 活動内容 | おもな発問と指示 | 指導上の留意点 |
|---|---|---|---|
| 2分 | 1. 約束ごとについて確認する。 | 「授業をするときの約束を確認しましょう」 | ・対処の授業では，ウケねらいのふざけたものや，自分とは異なる意見が出るため，各意見がきちんと尊重されるように，最初に確認する。感じ方は人それぞれであること，自分の考えや他人の考えを大切にすることなど。 |
| 3分 | 2. リラクセーション | 「まず，皆でリラックスしましょう」 | |
| 7分 | 3. 前の時間の復習と，この時間のテーマを知る。 | 「前の時間では，ストレスへの対処方法にはいろいろなものがあることを知りました。○×や△×といった種類がありましたね？ この時間は，これらのいろいろな対処をどのように使うと，ストレスをやっつけられるのかについて，いっしょに考えてみましょう」 | ・前の時間の復習を簡単に行なう。 |
| 15分 | 4. 対処の結果について考える。 | ○会話①（A子とB男の学業会話）を提示する。「このお話についてシートにまとめてみましょう」⇒個人でまとめさせ，班で意見交換をさせる。①具体的な対処，②対処の種類，③結果，④結局ストレスは小さくなったか。 | ・対処の種類については，黒板上の対処名カードや前回のプリントを参考とするようにうながす。 |
| 17分 | 5. 対処の効果について知る。 | ○終わったら，指名して発表させる。「まず，どのような対処をしていましたか？ 具体的な対処法と種類を言ってください」<br><br>「ではA子ちゃんとB男くんが，それぞれの対処を行なった結果，どのようになりましたか？ また，結局，その対処をしてみて，2人のストレスは小さくなりましたか？」 | ・うまくいかない対処もあることに気づかせる。また，気分転換や逃避・回避対処ばかりではストレス源がなくならないため，結局ストレス反応は低く，なくならないこと，問題を解決するための対処は，一時的にはストレスを高めるが，ストレス源をなくすことができるため，最終的にはストレス反応を低減することを理解させる。 |
| 3分 | 6. まとめ | ○班ごとに発表させる。「一時的にはストレス度が減っても，結局はストレスが大きくなってしまう対処もあるんですね。皆がストレスに対処するときには，その対処法がその場限りではなく，ちゃんとストレス度を減らせるものかどうかを考えてみることが大切なんですね」 | ・ただ対処するのではなく，その結果を見通して行なうことの重要性に気づかせる。また，その場では効果があるように思える対処法でも，結局は役立たないものがあることを理解させる。 |

## 資料4-4 ストレスマネジメントの実践（指導例）

●ねらい：これまでの授業内容を自分のストレス状況に当てはめて考えてみる。

学習指導過程

（50分×1）

| 時間 | 活動内容 | おもな発問と指示 | 指導上の留意点 | 準備 |
|---|---|---|---|---|
| 2分 | 1. 約束ごとについて確認する。 | 「ストレスの授業も最後になりました。まず，授業をするときの約束をもう一度確認しましょう」 | ・授業後半で，各自のストレス状況について発表してもらうことを念頭に，誰もが生活の中でさまざまなストレッサーを経験しストレスを感じること，そのことは恥ずかしいことでも何でもなく，冷やかしたりすることでもないことを，きちんと再確認させる。 | 約束カード |
| 3分 | 2. リラクセーション | 「それでは，最初に皆でリラックスしてから，今日の授業に入りましょう」 | | テープ |
| 1分 | 3. この時間のテーマを知る。 | 「今日の授業では，これまでの授業のまとめをして，みんなに自分自身のストレスについて総合的に考えてもらいます」 | ・今日の授業テーマを伝える。 | |
| 15分 | 4. これまでの全体的な復習と作業の説明。 | 「これまでの授業では，①どのようなときにストレスを感じるか，②ストレスを感じると心や身体からどのようなサインが出るか，③ストレスを強める考え方，④ストレス対処法について勉強しました。授業で習ったことを思い出して，配られたワークシートに各自で書き込んでもらいます」 | | ワークシート |
| | | ○ストレス反応の授業の配布プリントを見るように指示する。黒板上で採点してみせる。「ワークシートを見てください。最初に，最近の自分はどの程度ストレスを感じているかを思い出してみます。ストレスを感じている場合のサインは5種類ありましたね？ それぞれについて，10点満点で採点してみましょう。たとえば，先生の場合は，こうなります」 | ・全く感じていない＝0点〜すごく感じている＝10点 | |
| | | 「次に，ストレスを感じる原因について考えてみて，"ああこんなことがあったなあ"と書き込みます」 | ・ストレッサーは複数回答可能。思いつくことをみんな書かせる。 | |
| | | 「そして，その中でポイントになりそうなできごとを1つ選んで○印をつけ，そのできごとについてどんなふうに考えているかを書きます。ストレスの大きさを決める考え方のポイントは，2つありましたね」 | ・今回ターゲットとするストレッサーを1つ決めて，それに対する影響性評価，コントロール可能性評価を書かせる。2種類の認知的評価の特徴について，簡単に復習する。 | |
| | | ○評価の授業のときに用いたプリントを出すように指示する。「ストレスに弱い考え方をしている部分があるので，こんなふうに考えを変えたらよさそうです。前のプリントに，ストレスに強い考え方が書いてありますね」 | | |
| | | 「また，そのできごとに対して，今までどんな対処法をしているかな，と考えてみると，先生の場合はこうなります。対処法には，いくつかの種類がありましたね。前のプリントを出して確認して思い出しましょう」「どうやら，○×や△×の対処ばかりしているようですね」 | | |
| | | 「どうにかして，この問題を解決するために，ほかにどんな対処法があるかを考えてみます。前のプリントを見てみると，ほかに○○や×× | ・対処の種類について簡単に復習する。また，なるべくいろいろな対処を使えるようになること，多くの選択肢を考えることが重要なポ | |

| | | | | | |
|---|---|---|---|---|---|
| | | | などがありますね。なるべくいろいろな種類の方法で対処できると、ストレスに強くなれると勉強しましたよね。そうすると、▽▽な方法や□□な方法が考えられそうです」 | イントであることも再確認する。 | |
| | | | 「最後に、考え出した方法について、それぞれ今の自分にどのくらいできそうか、問題がうまく解決しそうかを考えて、実際にやってみる対処法を決めましょう」 | | |
| | | | 「先生の場合は、これはできそうだけど、解決はむずかしそうで、こっちはまあまあできそうで問題も解決しそうです」 | | |
| 20分 | 5. 自分のストレス状況について考えて、シートに記入する。 | | 「わからないところはありますか？ なければ、各自で記入してください。先生が見てまわりますので、わからないところは聞いてください。他の人と相談したりせずに、自分の思ったことを書いてください」 | ・①できそう、②問題解決に結びつきそうは、それぞれ◎、○、△、×程度で評価させる。 | |
| 16分 | 6. まとめ | | 「それでは、誰か発表してくれる人はいませんか？」 | ・発表者がいない場合は、他の教師に発表してもらう。発表者の例にそって、ストレスマネジメントの実践を学ぶ。時間がある場合には、複数に発表をしてもらったり、発表者の対処選択肢に追加するアイデアがあるかどうかなど、意見を出してもらってまとめる。 | |
| | | | 「自分のことについて考えるのはむずかしいかもしれませんが、こうしてシートを使って何度も考えていると、自分の弱い部分がわかってきたり、ストレスにもっと強くなるためにはどうしたらいいのかもわかってきます」 | | |
| | | | 「最初に話したように、ストレスはこれからも毎日の生活の中で経験するものです。この授業で学んだことをしっかり身につけて、学校や家での生活がもっと楽しいものとなるように、ストレスに負けないようにしてくださいね」 | | |

◁資　料

資料4-5　リラックス体操の指導例

年　　組 名前：

## リラックス体操をしてみましょう

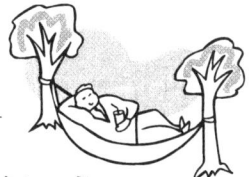

1. 手のひらをギュッとにぎって、げんこつをつくりましょう
2. うでを胸の前で交差して、胸に力いっぱいおしつけます
3. 肩をすくめます
4. つま先を上にむけて、力を入れます
5. 両方の足を力いっぱいくっつけます

← 入った力を一気に抜きます

**効果**
1. イライラ，緊張，不安がなくなります．
2. ぐっすり眠れます．
3. ストレスが小さくなります．
4. 集中できるようになります．

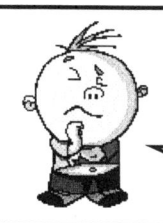

体操の前と後で、ストレスは変わるかな？
"ぜんぜんないよ＝0点"から"すっごくストレス＝10点"の間で、点数をつけてみましょう。

| 体操をする前 | | 体操をした後 | | 感　想 |
|---|---|---|---|---|
| 心のストレス | 体のストレス | 心のストレス | 体のストレス | |
| 点 | 点 | 点 | 点 | |
| 点 | 点 | 点 | 点 | |
| 点 | 点 | 点 | 点 | |

### 資料 4-6　テスト結果に対しての指導例(1)

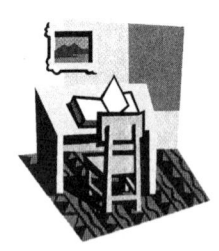

> 今週は、テストが返ってきました。A子ちゃんもB男くんも、今回のテストは自分なりに頑張ったつもりでした。でも、点数はあまり良くなかったようです。自分が望んでいたほどの点数は取れませんでした。

●A子：B男くん、テストの結果はどうだった？　私、今回のテストでは絶対に良い点を取ろうと思って、それなりに勉強したつもりだったのにダメだったわ。来年は3年生だし、成績が上がらないと高校受験のときに困るよね？　だから、絶対に良い点を取らなきゃって思っていたのに！　イライラするし、気分は落ち込むし、最悪！

○B男：僕もあんまり良い点数じゃなかったよ。でも、そんなに成績のことは気にしていないよ。そりゃ良い点は取りたいけど、今回のテストの成績が悪かったからって、そんなに大したことないよ。次で頑張ればいいじゃない？

●A子：でも、私にとって希望の高校に行くことはとても重要なことだし、成績が悪くて高校に行けないなんてことになったら、私の人生って終わりだと思わない？　そのためには、絶対にテストで良い点を取らなきゃいけないのに！

○B男：それなら、次のテストでは良い点を取ればいいよ。

●A子：私、今回は頑張ったのよ。それでもこの程度の点数だったなんて、もう、どうしたらテストで良い点が取れるのか分からないわ。成績を上げる自信もぜんぜんなくなっちゃった。

○B男：僕は、勉強し始めるのが遅くて、テスト範囲をきちんと勉強できなかったんだ。次は早めに始めるよ。それに、僕は勉強が苦手だから、イライラして一度に何時間もできないから、毎日ちょっとづつやることにするよ。そうすれば、今回よりも良い点数が取れる自信あるよ。

資料 ▷

資料 4-6　テスト結果に対しての指導例(2)

年　　　組　　　名前：

下の点について、まとめてみましょう．

|  | A子ちゃん | B男くん |
|---|---|---|
| どのくらい、ストレスを感じていますか？ | | |
| できごとをどのくらい、重要だと思っていますか？ | | |
| どうにかできるという見通しや自信は、どのくらいありますか？ | | |

資料 4-6　テスト結果に対しての指導例(3)

年　　　組　　　名前：

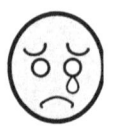

### ストレスを強める考え・言葉

1. ぜったいに、○○○だ。
2. いつも、○○○でなくちゃ。
3. 私（僕）には無理だ。どうにもできない。

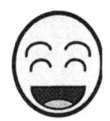

### ストレスを楽にする考え・言葉

1. もしかしたら、思い込みかもしれない。
2. たまには、○○○じゃなくてもいいじゃない。
3. 大丈夫。きっと、どうにかできるはずだ。

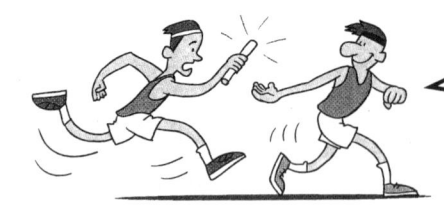

ストレスを楽にする考えや言葉に、バトンタッチ！

### 資料4-7　テスト前の指導例(1)

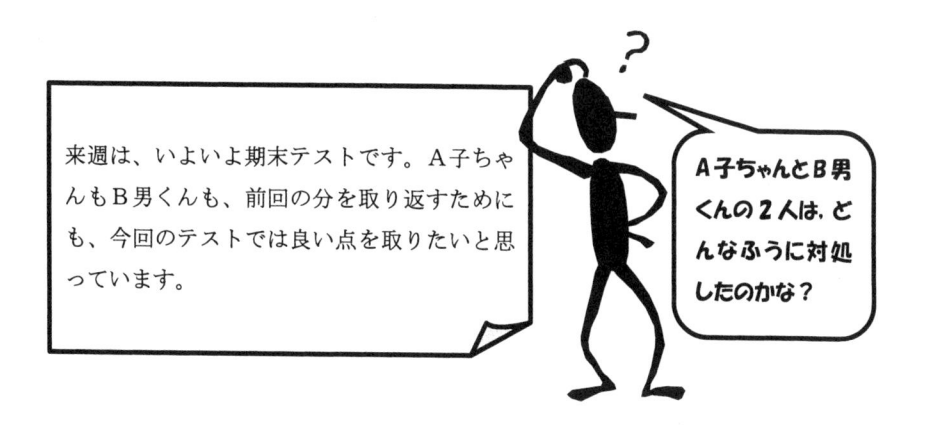

> 来週は、いよいよ期末テストです。A子ちゃんもB男くんも、前回の分を取り返すためにも、今回のテストでは良い点を取りたいと思っています。

> A子ちゃんとB男くんの2人は、どんなふうに対処したのかな？

○B男：A子ちゃん、おはよう。どうしたの？　何だか元気ないように見えるけど。

●A子：テストのために勉強しようと思ったんだけれど、分からないところが多いとイライラするじゃない？　だから、ストレスを発散しようと思ってゲームをやったの。そうしたら、すごく気分がスッキリしてストレスは解消できたんだけれど、勉強する時間がなくなっちゃって…。

○B男：他には、どんな対処をしたの？

●A子：弟にやつ当たりしたり、好きなテレビをみて気分転換したりしたわ。でも、「弟に意地悪だ」ってお母さんに怒られて逆にストレスたまったし、テレビを見ているときは楽しくて良かったけれど、夜遅くなっちゃって、結局お風呂に入って寝たの。「何やってるんだろう！」って、イライラは大きくなるし、自己嫌悪で落ち込むし…。

○B男：何だか、かえってストレスが大きくなっているみたいだね？　僕も分からないところが多かったから、友だちや塾の先生に教えてもらったよ。自分で考えても全然分からないところが、「ああそうか」って分かるようになって、嬉しかったよ。

●A子：他にはどんな対処をしたの？

**資料4-7　テスト前の指導例(2)**

○B男：ぼくは1日に何時間も勉強できないから、毎日1時間半って決めて、毎日何をどれだけやるか計画をたてたよ。自分でこれ位ならできそうだなっていう量に決めたら、「これならどうにかなりそうだな」って、楽な気持ちになったし、やる気もでたんだよね。

●A子：ふうん。でも、勉強しているとイライラしてきて、「やらなきゃ」って分かっていても集中できなくなったりしない？

○B男：うん、あるある！　そういうときは僕も気分転換するよ。でも、テレビとかゲームってやりだすと夢中になっちゃうじゃない？　だから、テレビは先に「今日はこれを見る」って1つだけ決めて見たりとか、ゲームも1時間だけって決めてお母さんに声をかけてもらったよ。そうしたら、適度な気分転換になって、「よし、もうちょっとだけ頑張るかな」って…。

●A子：B男くんは、エライよね。私なんか、ついつい「もうちょっとだけ」ってやめられなくなっちゃう…。

○B男：もちろん僕だって、「もっと！」って気持ちになるけど、そんなときは「続きは明日の楽しみにとっておこう」って考えるようにしているんだ。それに、勉強するとイライラすることはするんだけれど、ちょっとでも進むと、「よし、頑張ったぞ！」とか「僕だってやればできるじゃん！」って嬉しいような安心したような気持ちになるんだ。

●A子：そうなんだ…。私も頑張らなくちゃ！

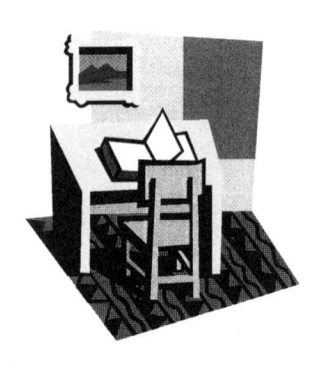

▷ 資　料

**資料 4-7　テスト前の指導例(3)**

年　　組　　名前：

下の点について、まとめてみましょう．

| 場面1 | A子ちゃん | | B男くん | |
|---|---|---|---|---|
| | 具体的な対処方法 | 種　類 | 具体的な対処方法 | 種　類 |
| どのような対処をしていますか？ | | | | |
| うまく対処できていますか？ | | | | |
| うまくできている点、そうではない点はどこですか？ | | | | |

メモ _____
_____
_____
_____

▶4章　学校場面におけるストレスマネジメント（1）

資料 4-7　テスト前の指導例(4)

年　　組　　　名前：

ストレス対処法（解決法）には，色々な種類があります．

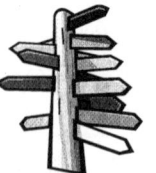

"チャレンジ"
●どうしたら良いか考える
●計画をたてる
●がんばる
●情報を集める
●問題を整理する…など

"気分てんかん"
●ゲーム・テレビ・CD
●カラオケ
●リラックス体操…など

"逃げる"
●考えないようにする
●問題をさける
●あきらめる
●人のせいにする…など

"Help"
●相談する
●教えてもらう
●アドバイスしてもらう
●グチを聞いてもらう
●悩みを話す
●手伝ってもらう…など

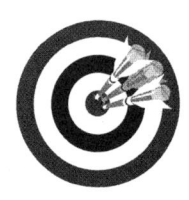

"いいとこさがし"
●自分のためになると考える
●やりがいだと考える
●それほどのことではないと考える
●どうにかなると考える…など

◁資　料

資料 4-8　ストレスを認知するために(1)

## 自分のストレスについて考えてみましょう

●あなたは，最近どのくらいストレスを感じていますか？

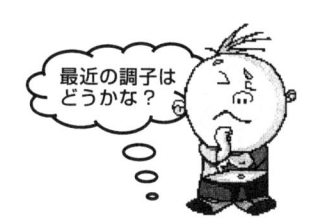

最近の調子はどうかな？

| ストレスのサイン | イライラ | 点 |
| --- | --- | --- |
| | 落ち込み | 点 |
| | 不安・心配 | 点 |
| | 無気力 | 点 |
| | 身体の反応 | 点 |

●ストレスを感じる出来事がありますか？

●その出来事について，どのように考えていますか？

・どのくらい重要？影響がある？

・解決の見通しや自信は？

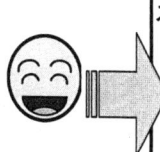

ストレスに強くなる考え方は？

▶4章　学校場面におけるストレスマネジメント（1）

資料4-8　ストレスを認知するために(2)

●どのような対処法をしていますか？

| ・具体的な方法 | 種　類 |
|---|---|
|  |  |
|  |  |
|  |  |
|  |  |
|  |  |

| ・他にどのような方法が考えられますか？ | 種　類 | できそう | 解決できそう |
|---|---|---|---|
|  |  |  |  |
|  |  |  |  |
|  |  |  |  |
|  |  |  |  |
|  |  |  |  |

いろいろな対処法を考えてみよう

資料4-9　ストレスコントロールのための説明教材(1)

# ストレスなんてやっつけろ！

## ～ストレスを上手にコントロールするために～

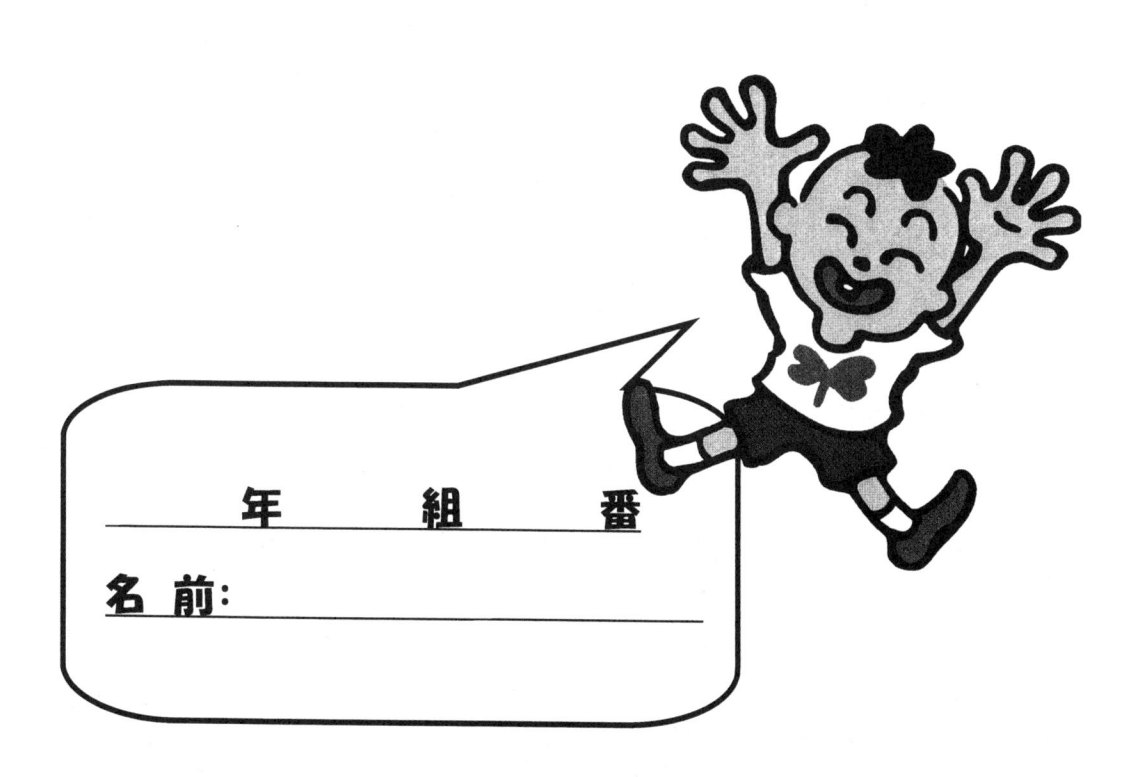

　　　　年　　　　組　　　　番

名前：

▶4章 学校場面におけるストレスマネジメント (1)

資料 4-9　ストレスコントロールのための説明教材(2)

## ストレスって知ってる？？？

「ストレス」って言葉、聞いたことありますか？　最近、テレビや雑誌でもよく使われている言葉ですよね。みんなも「これってストレスだよなあ」なんて、友だちと話したりしますよね。でも、「何となく知ってるけど、説明してって言われたらうまくいえないなあ・・・」なんて人も結構多いのでは？　今日は、そんな「使っているけど、くわしく知らないストレス」についてのお話です。

## どうしてストレスの話なんかするの？？？

「ストレスのこと、確かによく知らないけど、そんなに困っていないよ」なんて言う人いませんか？　自分のストレスについてきちんと知ることは、ストレスのことで悩んでいる人はもちろんのこと、「今は別に困っていないよ」という人にも大切です。どうしてかというと、ぜんぜんストレスを感じない人なんていないし、自分のストレスを知ることで、今よりももっと気持ちよく毎日をすごすことができるからです。ストレスに強い自分になって、悩みなんてふっとばせ！！

　そこで、今回は下のような順番で少しずつストレスの正体をさぐって、撃退法を考えてみます。「ストレス」というモンスターを退治するために、まずは「知識」のレベルアップをしてから、最後に直接ストレスをやっつけるためのテクニックを身に付けましょう。

> 1. ストレスがたまっているとき、心や身体で何が起こっているの？
> 2. ストレスって、どんなときに感じるんだろう？
> 3. ストレスをやっつけるためには、どうすればいいの？
> 4. ストレス退治のテクニックをおぼえよう！

資料4-9 ストレスコントロールのための説明教材(3)

## ストレス退治の Third Step ～ストレスに強いってどんなこと？～

さあ、ストレスを感じる原因など「ストレスの正体・特徴」がわかったところで、いよいよ今度は、ストレスをやっつける方法について考えてみることにしましょう。ストレスを「さけよう、逃げよう」とするのではなく、ストレスに上手に対応して、ストレスを乗り越えることが大切です。あなたはイヤなことがあったときに、どうやってストレスをなくそうとするかな？？？

> みんなで考えてみよう！ Part 2
> Q. あなただったら、こんなときにどうしますか？
> ① テスト前「成績あげたい！」とイライラ、心配…
> ② テスト勉強中、気力が出なかったり集中できない…
> ③ 友だちからイヤなことを言われてショック…
> ④ 部活動の練習が最近キツくてイヤになっちゃう…

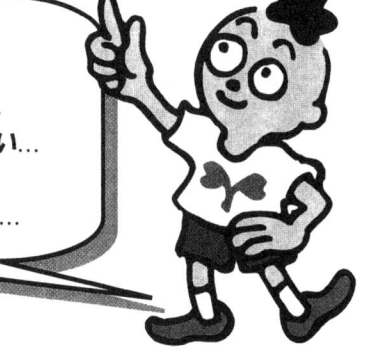

イヤなことがあってストレスを感じたときに、みんないろいろな方法で「ストレスを乗り越えよう」「やっつけよう」としているようですね？ ちょっと整理してみましょう。

### ストレスを感じるイヤなことがあったときの「ストレス撃退法」には…

| | |
|---|---|
| 1. | :(例) |
| 2. | :(例) |
| 3. | :(例) |
| 4. | :(例) |
| 5. | :(例) |

資料 4-9　ストレスコントロールのための説明教材(4)

ところで、あなたはイヤなことがあると、いつも同じような「撃退法」ばかり使っていませんか？「撃退法」はいろいろあります。今度は「撃退法」の使い方について考えてみましょう。

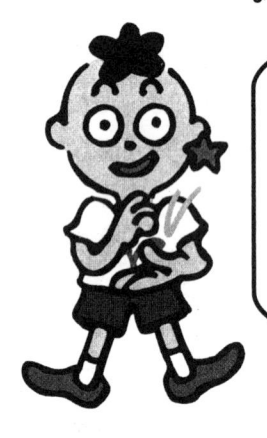

> みんなで考えてみよう！　Part 3
> Q.「撃退法」はどれもカンペキなものではありません。
> 　あなただったら、こんなとき、どうする？
> ① 友だちから「キライ！」ととつぜん言われた。「えっ何で？わかんないよ？！」
> ② 最初の方法ではうまくいかなかった。今度はどうする？

さあ、良い方法が見つかったかな？「撃退法」の種類が5つあることや、上手な使い方が分かったところで、勉強のことと友だち関係のことで悩んでいるPさんに登場してもらいましょう。上手な「ストレス撃退法1～5」について、みんなからアドバイスしてあげてください。ちょっとしたカウンセラー気分かな？

> みんなで考えてみよう！　Part 4
> Q. 悩んでいるPさんにアドバイスしてみよう！
> 　あなただったら、こんなとき、どうする？
> ① 勉強が分からない。成績も上がらない。どうしよう…
> ② ちょっとしたことで友だちときまずくなった。仲直りしたい。
> 　　□ ヒント1⇒どんな方法があるかな？　撃退法1～5を当てはめてみよう。
> 　　□ ヒント2⇒どんなふうに使えばいいかな？△がダメなら□を使ってみよう。

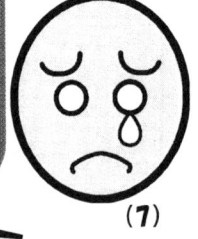

(7)

資料 4-9　ストレスコントロールのための説明教材(5)

# リラクセーション法の効果

　さて、自分の身体と心をリラックスさせると、どんな効果があるのでしょう？　もちろん、リラクセーションをマスターすることによってストレスに強い自分になれるわけですが、もう少し具体的に言うと、下のようになります。

---

### 1. イヤな気持ちがなくなる

⇒イライラ、不安、気分の落ち込みなど、ストレスを感じているときの「イヤな気持ち」をなくしてくれます。つまり、ストレスの攻撃から身を守り、逆に撃退するわけです。

### 2. 頭がうまく働くようになる

⇒心と身体をリラックスさせると、頭がスッキリ、ハッキリします。勉強中やテスト前などは、自分で気がつかなくても、心や身体に力が入って緊張しています。その結果、落ちついて、集中して頭を活動させることがむずかしくなってしまいます。リラクセーション法をすることによって、「頭がボーっとしてうまく考えられない」「集中できない」なんてことがなくなります。

### 3. 身体がうまく働くようになる

⇒なかなか眠れない、いつも頭が痛い、緊張するとすぐにトイレに行きたくなる....こんなことありませんか？　身体や心に力が入りすぎていると、このように身体がうまく働かなくなります。入りすぎた力を抜いてリラックスすると、このような問題が解決できます。

資料4-9　ストレスコントロールのための説明教材(6)

# リラクセーション法

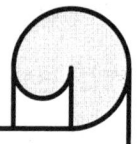

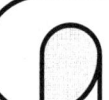

**1. うでのリラクセーション**

① 両手のげんこつを力いっぱいにぎりしめます(7秒)

② 入れた力を一気に抜いて、手の感触を感じます(10秒)

③ 両手のげんこつをにぎって、両うでを胸の上で交差して身体の力いっぱい押しつけます。ついでに肩を思い切りすくめましょう(7秒)

④ 入れた力を一気に抜いて、手・うで・肩の感触を感じます(10秒)

**2. 足のリラクセーション**

① つま先に力を入れて、両足を力いっぱいくっつけます(7秒)

② 入れた力を一気に抜いて、足の感触を感じます(10秒)

**3. 顔のリラクセーション**

① 両目を力いっぱいつむります(7秒)

② 入れた力を一気に抜いて、目の周りの感触を感じます(10秒)

③ 歯をかみしめて、口を力いっぱい閉じます(7秒)

④ 入れた力を一気に抜いて、口の周りの感触を感じます(10秒)

**4. 全身のリラクセーション**

① 1～3を全部(げんこつ、うで、肩、つま先、足、目、歯、口)いっぺんにやります(7秒)

② 入れた力を一気に抜いて、全身の感触を感じます(10秒)

資料 4-10　ストレスの認知と対処(1)

最近，あなたが学校の中で，最も"イヤだ"と思うことはどんなことですか？　下の4つの中から，当てはまるものを1つだけ，○でかこんでください．

☆勉　強　　☆友だちのこと　　☆部活動　　☆その他

★上で○をしたような"イヤなこと"があったときに，あなたは，どんなふうに考えましたか？　下のしつもんについて，いちばん良くあてはまる数字に，1つだけ○をつけてください．

| | ぜんぜんそう思わなかった | あまりそう思わなかった | すこしそう思った | とてもそう思った |
|---|---|---|---|---|
| 1　困ったことだと思う。 | 0 | 1 | 2 | 3 |
| 2　原因を、なくすことができると思う。 | 0 | 1 | 2 | 3 |
| 3　大変なことだと思う。 | 0 | 1 | 2 | 3 |
| 4　何とかできると思う。 | 0 | 1 | 2 | 3 |
| 5　学校の生活をおびやかすと思う。 | 0 | 1 | 2 | 3 |
| 6　すぐに、落ちついた気持ちにもどると思う。 | 0 | 1 | 2 | 3 |
| 7　なければよいものだと思う。 | 0 | 1 | 2 | 3 |
| 8　原因をなくすために、どうすればよいかわかっていると思う。 | 0 | 1 | 2 | 3 |
| 9　自分をきずつけることだと思う。 | 0 | 1 | 2 | 3 |
| 10　解決するための方法がわかっていると思う。 | 0 | 1 | 2 | 3 |
| 11　心の大切なものを、なくすと思う。 | 0 | 1 | 2 | 3 |
| 12　何が原因なのか、わかっていると思う。 | 0 | 1 | 2 | 3 |
| 13　影響があると思う。 | 0 | 1 | 2 | 3 |
| 14　どうすればよいか、わかっていると思う。 | 0 | 1 | 2 | 3 |

## 資料4-10　ストレスの認知と対処(2)

質問のはじめで○をしたような"イヤなこと"があった時に，あなたは下のようなことをどのくらいしたり，かんがえたりしましたか？　いちばん良くあてはまる数字に，1つだけ○をつけてください．

| | | ぜんぜんしなかった | あまりしなかった | すこしした | よくした |
|---|---|---|---|---|---|
| 1 | 現在の状況を変えるよう努力する． | 0 | 1 | 2 | 3 |
| 2 | 問題の原因を取りのぞくよう努力する． | 0 | 1 | 2 | 3 |
| 3 | 問題を整理する． | 0 | 1 | 2 | 3 |
| 4 | こんなこともあると思ってあきらめる． | 0 | 1 | 2 | 3 |
| 5 | やるべきことを考える． | 0 | 1 | 2 | 3 |
| 6 | ささいなことだと考えることにする． | 0 | 1 | 2 | 3 |
| 7 | 自分自身の何かを変えるよう努力する． | 0 | 1 | 2 | 3 |
| 8 | なるようになれと思う． | 0 | 1 | 2 | 3 |
| 9 | 自分の立場を人に理解してもらう． | 0 | 1 | 2 | 3 |
| 10 | 問題を解決するために，人にえんじょしてくれるようたのむ． | 0 | 1 | 2 | 3 |
| 11 | どうにでもなれと思う． | 0 | 1 | 2 | 3 |
| 12 | 状況についてもう1度検討し直す． | 0 | 1 | 2 | 3 |
| 13 | どうしようもないのであきらめる． | 0 | 1 | 2 | 3 |
| 14 | 人から，その問題に関連した情報をえる． | 0 | 1 | 2 | 3 |
| 15 | どうしたらよいか考える． | 0 | 1 | 2 | 3 |
| 16 | 過ぎ去ったことをくよくよ考えないことにする． | 0 | 1 | 2 | 3 |
| 17 | たいさくを立てる． | 0 | 1 | 2 | 3 |
| 18 | 現在の状況についてあまり考えないことにする． | 0 | 1 | 2 | 3 |
| 19 | 自分の気持ちを人にわかってもらう． | 0 | 1 | 2 | 3 |
| 20 | 時のすぎるのにまかせる． | 0 | 1 | 2 | 3 |
| 21 | 情報を集める． | 0 | 1 | 2 | 3 |
| 22 | 問題を起こした人をひなんする． | 0 | 1 | 2 | 3 |
| 23 | 自分のおかれた状況を人に聞いてもらう． | 0 | 1 | 2 | 3 |
| 24 | 問題を起こした人をせめる． | 0 | 1 | 2 | 3 |
| 25 | 人に問題の解決に役立つじょげんをもとめる． | 0 | 1 | 2 | 3 |
| 26 | ひらきなおる． | 0 | 1 | 2 | 3 |
| 27 | 状況を思いかえし，それを，はあくしようとする． | 0 | 1 | 2 | 3 |
| 28 | これでもかまわないとなっとくする． | 0 | 1 | 2 | 3 |
| 29 | 人に，問題の解決にきょうりょくしてくれるようたのむ． | 0 | 1 | 2 | 3 |
| 30 | 今の経験からえられるものをさがす． | 0 | 1 | 2 | 3 |

# 5章 学校場面における ストレスマネジメント（2）
―― ソーシャルスキルを中心に ――

## 1節　児童生徒のストレスとソーシャルスキル

　前章でも述べられている通り，児童生徒が日常生活において直面するさまざまなストレスは，それを適切にマネジメントすることができなければ，不登校や問題行動，心身疾患を引き起こすリスクを高める可能性がある。特に，児童生徒をとりまく人間関係上のトラブルは，抑うつや不安などのストレス反応を高める主要なストレッサーである（岡安ら，1992）。一方，家族や友人，教師など児童生徒とふれあう機会が多い身近な人々との良好な人間関係は，ストレスを緩和する効果があることが報告されている（岡安，1993）。このように，周囲の人々と良好な人間関係を形成し，そのような関係を維持していくことは，人間関係のストレッサーに直面する頻度を低減させたり，もしストレッサーに直面したとしても，それに適切に対処する行動を促進させたりすることになるのである。

　人間関係を形成し，それを円滑に維持していくために必要とされる技能は，ソーシャルスキル（社会的スキル：social skills）とよばれている。相川ら（1993）はソーシャルスキルを「個人と個人の，あるいは集団と個人の相互作用や関係に関連した，適切性と効果性のある技能」と定義しており，そこには他者とのコミュニケーションを開始しそれを維持する技能や，他者から受容される技能などが含まれる。簡単にいうならば，「人とじょうずに接していくためのちょっとしたコツ」のようなものである。たとえば，「あいさつをすること」や「人前で自己紹介をすること」「仲間を誘うこと」などもソーシャルスキルの一部といえる。したがって，適切なソーシャルスキルを身につけることは，主として人間関係のストレスを低減することにつながるのである。

　実際に，嶋田ら（1996）は，ソーシャルスキルは児童の学校ストレスの緩衝効果があることを報告している。また，戸ヶ崎ら（1997）は，中学生のソーシャルスキルは「関係参加行動」「関係向上行動」「関係維持行動」から構成されており，関係参加行動がいちじるしく低い生徒は，学校における友人関係や学業に関して強いストレスを感じていることや，ソーシャルスキルのバランスがとれている生徒はストレス反応の表出が低いことを報告している。さらに，江村と岡安（2003b）も，中学生の不登校感情が規律性スキル，社会的はたらきかけスキル，主張性スキルを教えることによって改善できる可能性が高いことや，不登校傾向行動の抑制には葛藤解決スキルを教えていく必要性のあることを示している。このように，学

校不適応状態にある児童生徒や，攻撃行動や引っ込み思案行動などの問題行動を示す児童生徒は，ソーシャルスキルの欠如が原因となっている場合が少なくない。

以上のように，適切なソーシャルスキルを身につけることは児童生徒のストレスを低減することにつながることから，ストレスマネジメントの一部であると考えることができる。

## 2節 ソーシャルスキル教育の実践的研究

児童生徒にソーシャルスキルを習得させる指導は，ソーシャルスキル訓練（Social Skills Training：SST）として，これまで軽度発達障害児，不登校児，引っ込み思案児，攻撃的な子どもなどの対人的相互作用に必要な技能を高めることを目的として行なわれてきた（佐藤ら，2000）。SSTは現在でももちろんそのような目的で行なわれることが多いが，人間関係のストレスから不適応状態に陥る児童生徒がめだつようになってきたことから，最近になって学校不適応を予防することを目的として，小集団やクラス単位でのソーシャルスキル教育（集団を対象として行なわれるSSTは，最近では「ソーシャルスキル教育」または「ソーシャルスキル学習」とよばれることが多い）が実践されるようになってきた（國分ら，1999）。集団ソーシャルスキル教育は一度に多くの子どもを対象にでき，子ども全般のソーシャルスキルを促進することができるという利点をもつ。アメリカでは，1980年代から実施され，子どもの不適応の予防や向社会的行動の促進に効果をあげていることが報告されている（Mitchem et al., 2001；Hundert et al., 1999；Maag, 1994など）。

わが国においては，伊佐と勝倉（2000）は，小学校4年生を対象に学校ストレスを低減することを目的として，集団ソーシャルスキル教育を行なった。その結果，訓練群のほうが，統制群に比べてソーシャルスキルが上昇し，ストレス反応が低減したことを明らかにしている。

また，後藤ら（2000）は，小学校2年生の児童に対して3セッションのクラス単位のソーシャルスキル教育を行なった。目標スキルは「積極的な聞き方」と「好意的なはたらきかけ（あたたかいことばかけ，感情の分かちあい）」であった。その指導の結果，児童のソーシャルスキルに対する教師評定の上昇，他者への妨害行動の減少，児童の自己評定による向社会的スキルの増加と引っ込み思案行動の減少など，児童の社会性の育成に有効であることが示唆されている。

さらに，藤枝と相川（2001）も小学校4年生のソーシャルスキルの低い児童10名を対象として，「仲間への入り方・誘い方」「やさしいことばかけ」「相手を思いやる」「じょうずな頼み方」「じょうずな断り方」を目標スキルとし，クラス活動の時間を利用して計10回の授業を行なった結果，必ずしも満足できる成果は得られなかったが，一部の目標スキルにおいて，ソーシャルスキルの教師評定値が上昇したことを報告している。

金山ら（2000）も，小学校3年生を対象にして，「規律性スキル」「葛藤解決スキル」「社会的はたらきかけスキル」を目標とし，8セッションのクラス単位のソーシャルスキル教育を行なった。その結果，このソーシャルスキル教育を受けたクラスの児童は，そうでないクラスの児童に比べて孤独感が低減し，しかもその効果が6か月後でも維持されたことが示されている。

中学生を対象としたものとしては，山城と小泉（2001）が，中学校新入生を対象に，入学直後の自然教室でSSTを行ない，学校適応感やストレス反応への影響を検討している。その結果，ソーシャルスキルの向上した生徒たちは，ストレス反応が低減し，適応感が高くなったことを示している。しかし，2か月後のフォローアップ時には，維持されていなかった。

以上のように，小集団またはクラス規模の集団を対象としたソーシャルスキル教育の実践的研究は，まだその緒についたばかりであるが，いずれも社会性を高める効果は期待できる。しかしながら，ストレスやメンタルヘルスへの有効性を実証した研究は，まだほとんど報告されていない。

## 3節　ソーシャルスキル教育の構成

ソーシャルスキル教育は，基本的に以下のような流れで構成されている。この流れは，どのような目標スキルであっても基本的に同じである。

**インストラクション（言語的教示）**：目標とするソーシャルスキルをことばによって教えることである。対人的行動の基本的な心がまえ（友だちと仲よくしよう，など），対人場面での具体的行動，対人関係における重要な社会的ルールを教える。ここでは，そのスキルがなぜ必要なのか，そのスキルを使うとどんなメリットがあるのか，使わないとどんなデメリットがあるのかを十分に理解させることが，最初のステップとして重要である。

**モデリング（観察・模倣）**：教えようとするスキルを教師や親，スキルレベルの高い子どもが実際に手本としてやってみせたり，映画やドラマの一場面を見せたりして，そのスキルのどこが適切なのかについて意見を交換する。ここでも，そのスキルを実行した結果，そのような状態になったのかを確認させ，その重要性を理解させることが必要である。

**リハーサル（練習）**：インストラクションやモデリングで示した適切なスキルを，日常の具体的な場面を想定させて，子どもの頭の中（言語的リハーサル）や実際の行動（行動リハーサル）によって，くり返し反復させ練習させることである。ロールプレイングを用いることが多い。

**フィードバック（賞賛・修正）**：リハーサルで示した行動に対し，それが適切であれば誉め，不適切であれば修正する。不適切であっても否定的なフィードバック（「それではだめだよ」など）は避け，必ず肯定的なフィードバック（「こうすればもっとよくなるよ」など）を心がける。それによって，学んだスキルを実際の場面で実行してみようという動機づけを高めることができる。

**定着化**：教えたスキルが日常の場面で実践されるようにうながすことである。たとえば，教えたスキルを機会あるごとに思い出させたり，少しでも日常場面で使えたら，すかさず賞賛を与えたりする。

## 4節　ソーシャルスキル教育における目標スキル

人間関係を形成し維持するために必要とされるスキルは無数にあるといってもよく，したがってソーシャルスキル教育における目標スキルも多種多様である。実際に，これまで行なわれてきた実践報告では，実践するクラスの問題や児童生徒，教師，保護者などのニーズに応じて目標スキルが選択されている。

たとえば，表5-1は，高岡中学校と宮崎大学教育文化学部（2001）の共同研究として，中学1年生を対象として実践したソーシャルスキル教育で取り上げた題材とその目標である。前半では仲間関係を形成するために必要なスキルが，後半では葛藤解決に必要なスキルが取り上げられている。なお，「みんなで協力しよう」という題材は，運動会の前の時期にあたり，その準備のためにみんなで協力するのに必要なスキルを身につけさせたいという教師からの要請にこたえたものである。

また，國分ら（1999）は，①あいさつ，②自己紹介，③じょうずな聴き方，④質問する，⑤仲間の誘い方，⑥仲間の入り方，⑦あたたかいことばかけ，⑧気持ちをわかってはたらきかける，⑨やさしい頼み方，⑩じょうずな断り方，⑪自分を大

表 5-1 ソーシャルスキル教育の題材と目標

| 回 | 題材 | 目標 |
|---|---|---|
| 1 | オリエンテーション | これから学ぶソーシャルスキル学習の内容と目的である「心の健康」について理解を深め，今後のソーシャルスキル学習への意欲を高める。 |
| 2 | 仲間の誘い方 | 仲間を誘うことのむずかしさや仲間に誘われて入れたときのうれしさを体験し，日常生活での友人関係の形成および拡大をうながす。 |
| 3 | あたたかいことばかけ | 自分の発することばが相手にどのような影響を与えるかということに気づかせ，あたたかいことばかけとは何かを知り，状況に応じたことばかけができるようにする。 |
| 4 | みんなで協力しよう | みんなで協力することの大切さや楽しさを知り，適切な方法で協力を求めることができるようにする。 |
| 5 | じょうずな断り方 | 相手と対等な関係を形成するために，相手の要求に応じたくないことを適切な方法で断る方法やその正当性について学ぶ。 |
| 6 | 気持ちのコントロール | 自分のイライラ感に気づいて気持ちを鎮め，適切な解決策を考えることによって感情をコントロールする方法を学ぶ。 |
| 7 | ソーシャルスキル学習のまとめ | これまでのソーシャルスキル学習をふり返り，これからなりたい「私」について考える。 |

切にする，⑫トラブルの解決策を考える，という12の基本的なソーシャルスキルを，小学生において，どの発達段階や学期進行に教えると有効であるかという1つの規範を示しており，初めて実践を試みる場合の参考になろう。

## 5節　中学校におけるソーシャルスキル教育の実践例

　以下では，私たちが実際に中学校の総合的な学習の時間を利用して行なったソーシャルスキル教育の実践例を紹介する。この実践の主たる目的は，生徒のソーシャルスキルを向上させることによって，仲間とのポジティブな相互作用を増加させ，対人葛藤場面における適切な対処方略を習得させることによって，生徒の学校における適応状態の改善を図ることである。すなわち，人間関係におけるストレスの低減を図ることを目的としたストレスマネジメントの一環と考えることができる。

### 1　対象者

　公立中学校1年生，5クラス165名（男子82名，女子83名）の生徒を対象とした。

### 2　目標スキルの選択

　目標スキルの選択は，前述の先行研究を参考に，中学校の教師7名と大学院生1名，心理学を専門とする大学教官1名で協議した。その結果，生徒の発達段階，学校生活を送るうえでの必要性，最近の生徒にみられる学校不適応や問題行動の実態を考慮して，表5-1に示したように，①仲間の誘い方，②あたたかいことばかけ，③協力を求める，④じょうずな断り方，⑤気持ちのコントロール，の5つを本研究での目標スキルとした。なお，最初の時間は，この学習の意義について説明し，生徒のモチベーションを高めることを目的とした。また，最後の時間は学習全体の総復習にあてた。

### 3　ソーシャルスキル教育の実施準備

　各クラスの担任教師が授業者となった。いずれの教師もこのような心理教育プログラムを実践した経験はなかった。そのため，教師に対して，ソーシャルスキル教育についての研修（①ソーシャルスキルを用いることの意義について，②モデリング，③行動リハーサル，④フィードバックおよび社会的強化の具体的な実施方法について，⑤ソーシャルスキルの使用をうながすゲームのやり方について，⑥日常生活でのソーシャルスキルの使用をうながす具体的な方法について）が実施前と実施中各1回，心理学を専門とする大学教官によって行なわれた。毎授業前後に大学院生と教師によ

る話しあいも行なわれた。また，授業内容がクラス間で一定に保たれるように，すべてのクラスが，共通の指導案を使用した。なお，その指導案は，関係教師と大学教官，大学院生が共同して作成したものであり，授業の実践方法について十分な共通理解が得られるまでディスカッションを重ねた。

## 4　ソーシャルスキル教育の実施方法

本ソーシャルスキル教育はクラス単位で実施された。期間はX年5月より7月の約3か月間であり，総合的学習の時間を利用して行なわれた。1回の授業は50分の授業を2コマ連続（合計100分，間に10分の休憩をはさむ）して行なわれた。

各授業は，①適切なソーシャルスキルを用いることの重要性についての説明，②問題となる場面の提示，③適切なソーシャルスキルのモデリング，④仲間との役割を交代しながら実施する行動リハーサルとフィードバックおよび社会的強化，⑤ソーシャルスキルの使用をうながす活動，⑥日常生活でのソーシャルスキル使用の奨励の6つの要素から構成されていた。なお，本実践では授業に対する生徒の関心やモチベーションを高めるために，ソーシャルスキルの重要性や必要性などのインストラクションに時間をかけたり，ソーシャルスキル教育の効果とその維持をうながすために，ソーシャルスキルの使用を促進する活動を組み込んだゲーム活動を取り入れたりするなどの工夫をした。

## 5　各授業の内容と構成

各授業の内容は，章末資料5-1〜5-7の指導案に詳しく示してある。授業の構成は，オリエンテーションとまとめを除くと，下記のようにほぼ同じ要素で構成されている。ここでは，第2回目の「仲間の誘い方」を例に取り上げて説明する。

第2回目では，適切に仲間を誘えるようになることを目的として行なわれた。最初に前回の復習と今回学習する仲間の誘い方スキルのウォーミングアップをかねた活動を行なった。ウォーミングアップでは，より多くの人に話しかける必要があり，日常生活では，ほとんど会話をしない人にも声をかけ，自分のことを話す機会を多く含むゲームを行なった。また，自発的なはたらきかけができずに1人になっている生徒には，授業者が適宜指示を与えたりして援助し，活動に参加できるように配慮した。

次に生徒は「休み時間に集団で遊んでいるときに，遅れてきた人がいたらどうするか」という場面について考えるよう求められた（前述の要素①）。その後，生徒どうしによるロールプレイで問題場面の提示が行なわれ，次いで，授業者の指示のもとにモデリングが行なわれた（要素②）。その後，生徒は5〜6名の小グループに分かれ，同じ場面での行動リハーサルをするよう求められた（要素③）。スキルが適切に使用されている班や生徒には，そのつど，正のフィードバックや社会的強化が与えられた（要素④）。さらに，仲間を誘うスキルを使う練習をするために「テーマを当てよう」というゲーム的な要素を含む活動を取り入れた（要素⑤）。この活動は，1人1枚のカードを持ち，5人そろうと何かのテーマが連想できるようになっており，テーマを予想しながら仲間を探していくという活動である。ここでも，特定の仲間関係にこだわらず，クラス内のさまざまな人に声をかけ仲間を誘っていくことで活動が成立するようになっている。最後にまとめとして，生徒は日常生活において積極的に仲間の誘い方のスキルを使用するように教師から言語的な奨励をされた（要素⑥）。

以上のように，各授業は，ソーシャルスキル教育の基本的な要素を含みながらも，目標スキルを使用しなければならないようなゲーム活動なども取り入れて，生徒が楽しく学習できるように工夫されている。

## 6 ソーシャルスキル教育の効果

本実践の効果を評価することの意義や評価の方法は，基本的には前章で説明されている通りである。本実践では，ソーシャルスキル，ストレス反応，学校ストレッサー，ソーシャル・サポート，孤独感，不登校傾向といった多様な側面を効果判定の指標とした。

その結果，授業の前後でソーシャルスキルを高いレベルで維持していた生徒およびソーシャルスキルが向上した生徒の合計は全体の83％であり，多くの生徒に一定水準のソーシャルスキルを獲得させる効果があったといえよう。また，本実践によってソーシャルスキルが向上した生徒は，ストレス反応，孤独感，不登校傾向が低くなり，ソーシャル・サポートが上昇するなど，主観的な適応感が高まっていた。一方，一定水準のソーシャルスキルを獲得できなかった生徒は，そのような主観的適応感の改善は認められなかった。このように，ソーシャルスキルが向上することによって主観的適応感，すなわち精神的健康状態が改善される効果が期待できることから，ソーシャルスキル教育はストレスマネジメント教育の一環に位置づけることができると考えられる。

## 6節 実践上の留意点と今後の課題

ソーシャルスキル教育をより効果的に実践していくうえで，またその効果を適切に検証していくうえで，次のようなことに留意しておくことが必要である。

### 1 実践上の留意点

國分ら（1999）は，ソーシャルスキル教育を実践するうえで，以下の4つの点に留意しておくことが必要であると指摘している。

①楽しい雰囲気の中で行なうこと
②学級内の人間関係が乱れている場合には個別対応から行なうこと
③教師と児童生徒の関係が良好であること
④児童生徒の多くが不安や怒りなどの感情の問題をかかえていないこと

ソーシャルスキル教育は良好な人間関係の形成と維持に必要なスキルを教えることが目的である。したがって，まず「人とうまくつきあっていけると楽しい」という認識を児童生徒に与える必要がある。教師からの叱責のことばの多い授業では，「人間関係はきびしいものだ」という印象を与えかねない。また，いじめなどクラス内の人間関係が良好でない場合や，多くの児童生徒が教師に不信感をいだいている場合もソーシャルスキル教育を行なうことはむずかしい。ソーシャルスキル教育は人間関係上の問題の解決ではなく，予防を目的とした教育だからである。そのような場合には，まずは個別対応などによってその問題を解決しておく必要がある。

さらに，どのような教育でも同様であるが，ソーシャルスキル教育も，児童生徒がソーシャルスキルを学びたいというモチベーションを高めることが重要である。そのためには，授業の最初の段階で，ソーシャルスキルを身につけるとどのようなメリットがあるのか，身につけていないとどのようなデメリットがあるのかということを，児童生徒に十分理解させるための工夫が必要である。

### 2 般化と維持に関する問題

教えたスキルが授業の中だけでしか行なわれないのであれば意味はない。授業で教えたスキルが日常生活場面で使用され（般化），しかも長期間維持されて，児童生徒の行動レパートリーの中に定着することによって，初めて教育の効果があったといえるのである。そのためには，児童生徒が教えたスキルを日常生活場面で実行したときに，周囲の人がそれに気づき，ほめたり感謝したりするなど，適切なフィードバックがなされる環境を整えていくことが重要である。

## 3 教育効果の評価に関する問題

　ソーシャルスキル教育に限らず，学校で実践される心理教育プログラムに共通して，そのプログラムの真の効果をどのように判定するのかという問題がある。
　その1つは，効果判定にかかわる方法論的な問題である。効果判定を行なううえでの理想的な方法として，その教育プログラムを実践したクラスと実践しなかったクラスとを比較する，いわゆる対照試験をとることが考えられる。しかもそれぞれ1クラスではなく最低2～3クラス程度の複数クラスを割り当てることが望ましいと思われる。しかしながら，そのようなデザインをとろうとすれば，1学年4～6クラス程度ある大規模校でなければ実践は不可能ということになる。
　また，実際の学校教育現場では，ある教育プログラムを実践しようとする場合には，クラス間での公平性の観点から，ある学年の全クラスで実践することが多く，その場合には統制群を設定することが困難である。そのような制約の中で，妥当性の高い効果判定の方法を開発していくことが，今後の大きな課題である。
　そのような課題を解決するための方法として，対照試験に頼らずに，たとえば江村と岡安（2003a）のように，クラスター分析などの統計的手法を用いて，特定の変数の変化パターンに基づいて被験者をいくつかのグループに分類し，一定の効果が認められたグループと認められなかったグループとの個人的特性の差異を調べることも1つの方法である。たとえば，教科学習において同じ授業を受けても，その内容をすぐに習得できる生徒もいればなかなか習得することのできない生徒もいる。それは，心理教育プログラムにおいても同様である。その差異を説明する要因として，学習前の知識やスキル，性格特性，意欲度などの個人的特性が考えられるであろう。そのうちどのような特性が生徒の習熟度を最もよく説明しているのかを明らかにすることができれば，その特性が欠けている生徒を指導するための新たな方法の開発につながる可能性がある。それによって，このような特性をもつ生徒にはこのような指導法が有効であるという知見が蓄積されていけば，教育実践を行なううえでは，対照試験と同等の，あるいはそれ以上にきめ細かい有用な情報を提供してくれることになるかもしれない。なぜなら，ある特定の指導法がどのような生徒にも万遍なく一定の効果をもたらすというよりも，その効果には大きな個人差が生じる場合が少なくないと考えられるからである。
　効果判定に関するもう1つの問題は，ここで提案したような教育プログラムは，必ずしも即効性のあるものとは限らないということである。現在，学校のカリキュラムに組み込まれているさまざまな科目は，週に数時間の授業を何年にもわたって実践しており，そのような多くの時間をかけることによってその成果が期待されているのである。特に，ここで提案したソーシャルスキル教育は単なる知識を伝授するものではなく，練習を通してさまざまなスキルを習得していく内容が多く含まれているため，本来は長い年月をかけて実践していくことによって大きな成果が期待できる性質のものである。教育期間が短すぎたり，即効的な効果を期待されたりすれば，その教育プログラムの真の効果は見失われてしまうことになりかねない，ということを念頭においておく必要があろう。

## ▶5章 学校場面におけるストレスマネジメント(2)

### 資料5-1 オリエンテーション

●ねらい：これから学ぶソーシャルスキル学習の内容と目的である「心の健康」について理解を深める。そして，今後のソーシャルスキル学習への意欲を高める。

学習指導過程　　　　　　　　　　　　　　　　　　　　　　　　　　　　　　　　　　　　(50分×2)

| 時間 | 活動内容 | おもな発問と指示 | 指導上の留意点 | 準備 |
|---|---|---|---|---|
| 移動 | ○学年集会の隊形で体育館に並ぶ。 | | ・生徒みずから，整然と入場し待機できるよう集会指導等を行なっておく。 | |
| 気づき・考える30分 | 1．これから学ぶソーシャルスキル学習について説明を受ける。<br>①学年主任の話 | ○ソーシャルスキル学習の概要を説明する。<br><br>仲間の誘い方<br>あたたかいことばかけ<br>みんなで協力しよう<br>じょうずな断り方<br>気持ちのコントロール | ・ソーシャルスキル学習への意欲が高まるようにする。<br>＊養護教諭と話し合いを行ない「②養護教諭の話」と内容が重ならないようにする。 | カード |
| | ②養護教諭の話 | | ・保健室の来室状況からソーシャルスキル学習の目的である「心の健康」について説明する。<br>＊スクールカウンセラーまたは心の教室相談員の方の協力の得られれば，参加していただく。 | 資料<br>保健室資料 |
| | 教室へ移動(5分) | | | |
| 班をつくる15分 | 2．班をつくる。 | ○ソーシャルスキル学習での班をつくり，班長を決める。 | ・各班でロールプレイ等を行なうので教師の適切な支援が必要となる。 | |
| 　　　　　　　　　　　休　憩 |||||
| 学習のめあてを考える20分 | 3．これから行なうソーシャルスキル学習についてのめあてを考える。 | ○これから学ぶソーシャルスキルについて，「今の自分」と「なりたい自分」について考え，まとめる。 | ・それぞれのスキルの内容に対して，今の自分をふり返り，次は，なりたい自分を考えさせる。 | ワークシート |
| 学校生活調査を行なう20分 | 4．学校生活調査をする。 | | ・真剣に考えて記入させるようにする。<br>・1回目の調査なので各設問を説明しながら答えさせる。 | 生活調査用紙 |
| 3つの約束ごとを知る5分 | 5．3つの約束ごとについて知る。 | ○ソーシャルスキル学習の3つの約束ごとについて確認する。<br><br>笑わない<br>恥ずかしがらない<br>文句や悪口を言わない | ・これからのソーシャルスキル学習を行なううえで最も大切なことであることを認識させる。 | 約束カード |
| まとめ5分 | 6．まとめ | | ・教師の説話の中に，スキルを身につけることの大切さを入れ，今後のソーシャルスキル学習を有意義なものにしていけるように呼びかける。 | |

◁ 資　料

**資料 5-2　仲間の誘い方**

●ねらい：仲間に入ったり，誘うことのむずかしさや，仲間に誘われたり，入れたときのうれしさを体験し，日常生活での友人関係の形成・拡張をうながす。

学習指導過程　　　　　　　　　　　　　　　　　　　　　　　　　　　　　　　　　　　　　　　　　　（50分×2）

| 時間 | 活動内容 | おもな発問と指示 | 教師の支援 | 準備 |
|---|---|---|---|---|
| 前時をふり返る10分 | 1．前時の確認をする。<br><br>2．約束ごとの確認 | ○心の健康とこれからの授業との関連を話しあう。<br><br>○この授業の時間は3つの約束ごとがあることの確認をする。<br><br>　　笑わない<br>　　恥ずかしがらない<br>　　文句や悪口を言わない |  | 体操服<br><br>約束カード |
| ウォーミングアップ15分 | 3．ウォーミングアップ活動 | 〈"ごちゃまぜビンゴ"というゲームをする〉<br>○班をつくる。<br>○ルールを説明する。<br>「このゲームは名前でビンゴをしようというゲームです。まず最初は，2人のペアをつくって，お互いに質問しあってください。それで当てはまるものがあったら，相手に名前を書いてもらってください。<br>　そして，次にほかの人を探してください。原則として，1人に1つずつ書いてもらってください。当てはまるものがなくてもかまいません。1人の人が質問し終わったら，必ず相手の人の質問も聞いてください」<br><br>○時間がきたら，終了の合図をして，感想を聞く。 | ・ビンゴになることより，多くの人と話すことが大切なことを強調する。<br><br>・ひとりでいる子どもをサポートする。<br><br>・ビンゴになった子どもにはみんなで拍手をする。<br><br>・楽しく行なえたこと，ふだん話さない人とも話していたことなど，よい点を見つけてフィードバックする。 | ビンゴ用紙 |
| インストラクション5分 | 4．仲間の誘い方について考える。 | 〈生徒が遊んでいる場面を尋ねる〉<br>○みんなは昼休み何してる？<br>　・運動場で遊んでいる<br>　・教室で遊んでいる<br>○運動場で遊んでいるときに遅れて入ってきた人がいました。そのとき，みんなはどうしますか？<br>　・いっしょにやろうって言う<br>　・無視する<br>　・入りたいって言ったら入れる<br>○ここで何も言われなかったら，遅れてきた人はどんな気持ちになるだろう？<br>　・さびしい<br>　・つまらない<br>○みんなも誘われてうれしかったこととか，誘われなくてさびしい思いをしたことがありますか？<br>　・ある<br>　・ない<br><br>　　今日はじょうずな仲間の誘い方<br>　　について考えてみよう | ・何人かの生徒に指名または挙手で意見を聞く。 |  |

▶5章　学校場面におけるストレスマネジメント（2）

| | 5. 場面を設定してロールプレイをする。 | 体育館でバレーをしていたときに遅れて1人やってきました | | 紙風船またはボール |
|---|---|---|---|---|
| | 【じょうずな仲間の誘い方のポイントを押さえられるように，各クラスで展開のしかたを工夫する】 | | | |
| モデリング20分 | 〈例1〉<br>悪い例<br>①遠くから小さい声で「いっしょに遊ぼう／バレーはいらん？」<br>②相手のほうを見ないで「いっしょに遊ぼう／バレーはいらん？」<br><br>よい例<br>③すべてのポイントを押さえて，<br>・相手の近くで<br>・相手を見て<br>・聞こえる声で<br>・笑顔で | 〈生徒代表がロールプレイをする〉<br>○代表が悪い例／よい例を示す。<br>「○○さん／くん，私たち，今バレーボールしているんだけど，いっしょに遊ばない？」<br><br>○①～③までをする。<br>・①のあと，今のはどうだった？<br>　☺遠くて誘ってるかわからない<br>　☺声が小さい<br>・じゃあどうしたらいい？<br>　☺もっと近くで言う<br>　☺相手に聞こえる声で言う<br>・今みたいに誘われたらどんな気持ちがするだろう？<br>・②のあと，①のときと同様。<br>・③のあと，今のはどうだった？<br>　☺よかった<br>・よかった点は？<br><br>○誘ったほう，誘われたほうの気持ちを確認する。 | ・代表者が前に出てロールプレイをする。<br><br><br><br><br><br><br><br><br><br><br><br>・じょうずな仲間の誘い方のポイントを掲示する。<br><br>相手の近くで<br>相手を見て<br>聞こえる声で<br>笑顔で<br><br>・じょうずな仲間の誘い方のポイントを押さえる→誰でも練習すれば（何度もやれば）できることを強調する。 | 誘い方のポイント |
| | 休　憩 | | | |
| リハーサル①20分 | 6. 班で練習する。<br>（場面：昼休みにバレーボールをしている） | ○今確認したじょうずな仲間の誘い方を押さえて班で練習してみよう。<br><br>○プレートを役割ごとにつけさせる。<br><br>○よかった点を言いあわせる。 | ・なかなか動き出さない班から援助する。<br>・誘うほうも誘われるほうも，1回ずつはできるようにする。<br>・よかった点を強調してほめる。<br>・班長，副班長が司会役になって進めさせる。 | 紙風船ボールなど<br><br>プレート |
| リハーサル②15分 | 7. スキルを使ったゲームをする。 | 〈"テーマをあてよう"というゲームをする〉<br>・1人1枚キーワードの書かれたカードを配る。4人1組か5人1組で1つのテーマ（芸能人の名前やアニメなど）が連想されるようになっている。<br>・「私／僕のカードは♥♥なんだけど，○○さん／くんのは何？」「一緒のグループになろう」「ちがうかなー」などと言いながら，仲間を集めていく。<br>・最後にそのキーワードから連想されるテーマをあてる。 | | 「テーマをあてよう」カード |
| フィードバック15分 | 8. まとめ | ○仲間を誘ってみてどうだった？<br>○誘われる体験をしてみてどうだった？<br>○ふり返りシートに今日の授業の感想を書いてみよう。 | ・全体のよかったところを見つけて生徒にフィードバックする。 | ふり返りシート |

## 資料5-3　あたたかいことばかけ

●ねらい：自分の発することばが，相手にどのような影響を与えるかに気づき，あたたかいことばかけとは何かを知り，状況に応じたことばかけができるようにする。

学習指導過程　　　　　　　　　　　　　　　　　　　　　　　　　　　　　　　　　　　　　　　　　　　　　　　　　（50分×2）

| 時間 | 活動内容 | おもな発問と指示 | 指導上の留意点 | 準備 |
|---|---|---|---|---|
| 前時をふり返る 10分 | 1. 前時をふり返る。 | ○仲間の誘い方を学んで気軽に仲間が誘えるようになったことを確認する。<br>○仲間の誘い方のポイントの復習<br><br>　相手の近くで<br>　相手を見て<br>　聞こえる声で<br>　笑顔で<br><br>○上のポイントはさまざまな場面に共通する「心を伝える話し方」であることを伝える。<br>○練習すれば，誰でもじょうずに仲間が誘えるようになることを強調する。 | ・「やってみよう！」に記入させる。<br>・「仲間の誘い方のポイント」と掲示して，これは，心を伝える話し方でもあることも付け加えて板書する。 | 「やってみよう！」<br>仲間の誘い方のポイント |
| | 2. 約束ごとの確認 | ○約束ごとの確認<br><br>　笑わない<br>　恥ずかしがらない<br>　文句や悪口を言わない | ・カードを黒板に掲示する。 | 約束カード |
| ウォーミングアップ 10分 | 3. ウォーミングアップ活動 | 〈"まめうつし"というゲームをする〉<br>　・班をつくって，全員教室の後ろにいく。<br>　・紙皿から紙皿へお箸でまめを移すゲーム。くじで次の人を誘い，早く終わったグループの勝ち(1人何粒と決めておく)。 | ・教師の説明のあと，代表者がやってみせる。<br>・声かけを奨励する。<br>・次の人を誘うとき前時で学習したポイントを押さえて言えることを強調する。 | 豆<br>はし<br>紙皿<br>くじ |
| 気づき・考える 15分 | 4. あたたかいことばかけと，冷たいことばかけがあることを知る。 | ○ことばかけには2種類（あたたかいことばかけ／冷たいことばかけ）があることを知らせる。<br>○生徒の経験を何人か発表させる。<br>　・どんなふうに言われて，どう感じたかを発表する。 | ・「ふり返ってみよう！」を事前に生徒にやらせて，その結果を教師が把握しておく。 | 「ふり返ってみよう！」 |
| | 5. ことばかけがどんな影響を与えるかを認識させる。 | ○あたたかいことばをかけられると，うれしくなったり，がんばろうと思ったりするが，逆に冷たいことばかけをされると，悲しくなったり，怒りがわいてきたりすることを確認する。<br><br>○あたたかいことばかけにどんなものがあるかを確認する。<br>　・お礼<br>　・心配<br>　・励まし<br>　・ほめる<br>○冷たいことばかけにはどんなものがあるかを確認する。<br>　・けなす<br>　・悪口<br>　・欠点を指摘する<br>○あたたかいことばかけのはたらきを尋ねる。<br>　・相手の気持ちをよくする<br>　　（うれしくする）<br>　・自分の気持ちを伝えることができる | ・ことばかけによって，気持ち（感情），考え方（思考），行ない（行動）に変化がでたことを認識させる。<br><br>・ワークシート1の結果を使って，ことばをあげグループ化する。<br><br><br><br><br><br>・何人かの生徒に指名または挙手で意見を聞く。 | |

▶5章　学校場面におけるストレスマネジメント（2）

| | | | |
|---|---|---|---|
| | | 〈あたたかいことばかけの機能〉 | ・あたたかいことばかけのはたらきとして板書する。 |
| | | ・相手の気持ちをよくする。<br>・肯定的な気持ち（注目している，配慮している，好意を感じている）を伝えることになる。<br>・思っていることを言うので，自分の気持ちもよくなる。<br>・人間関係がよくなる。 | |
| | 6．あたたかいことばのかけ方について考える。 | ★あたたかいことばをかけるのに大切なことは，まず相手をよく知ることだと伝える。<br>・相手を知る<br>↓<br>・相手のようすをよくみる<br>・相手のよいところ，得意なものをみつける | |
| | | 今日は友だちともっとなかよくなるために，あたたかいことばかけについて考えよう | ・「あたたかいことばかけ」と板書する。 |
| モデリング15分 | 7．場面を設定してロールプレイを行なう。<br><br>宿題がわからない<br>①冷たいことばかけ | 〈生徒代表がロールプレイをする〉<br>○AさんがBさんに聞く場面。<br>Aさん：ここ，ちょっとわからないんだけど，Bさんわかる？<br>Bさん：こんなのもわからないの，ばかだなー。<br><br>・今のはどうだった？<br>　☺ひどい<br>　☺冷たい<br>・自分が言われたらどんな気持ちがする？<br>・どうすればいい？ | ・代表者が前に出てロールプレイをする。<br><br><br><br><br><br>・生徒から出なければ学生の気持ちを確認する。 |
| | ②あたたかいことばかけ | Bさん：いっしょに考えよう。<br>Aさん：うん，ありがとう。<br><br>・①のときと同様に聞き，よかった点を言わせる。 | ・生徒から発言が出ないときは，教師が助言する。 |
| | 友だちがおちこんでいる（心配）<br>①冷たいことばかけ | ○Aさんが元気がなさそうにしている場面。<br>Bさん：どうしたの？<br>Aさん：友だちに悪口を言われたんだ。<br>Bさん：ふーん。<br><br>・今のはどうだった？<br>　☺ひどい<br>　☺冷たい<br>・自分が言われたらどんな気持ちがする？<br>・どうすればいい？ | ・生徒から出なければ学生の気持ちを確認する。 |
| | ②あたたかいことばかけ | Bさん：気にしないほうがいいよ。<br>Aさん：ありがとう。<br><br>・①のときと同様に聞き，よかった点を言わせる。<br>○あたたかいことばをかけるときに大切なことは何だろう？<br>　・下記のポイントが出るように，ひとつひとつ聞いていく。<br><br>〈ことばかけのポイント〉 | ・生徒から発言が出ないときは，教師が助言する。 |

| | | | | ことばかけのポイント |
|---|---|---|---|---|
| | | 相手の近くで<br>相手を見て<br>聞こえる声で<br>状況に応じた表情で | ・仲間の誘い方のときを思いだしてみようと援助する。 | |
| | | 休　憩 | | |
| リハーサル25分 | 8. 班に分かれて練習する。<br>　　　　（10分） | ○班で練習する。<br>○6つの場面を設定し、「あたたかいことば」を各自考える。<br>　1)部活の試合で負けたとき<br>　2)テストで悪い点をとった友人に<br>　3)風邪をひいて学校を休んだ友人に<br>　4)県大会で優勝した友人に<br>　5)クラス対抗リレーでバトンを落として最下位になったとき<br>　6)自転車のカギをなくして困っている友人に | ・各班を回りながら援助する。 | 6種類のワークシート |
| | （15分） | ○班ごとに、1人がおちこみ役、残りがあたたかいことばをかける役になって、1)〜6)の場面をワークシートを見ずにできるようにロールプレイの練習をする。 | | クジ |
| | 9. ロールプレイを発表する。 | ○班長がクジをひき、みんなの前で各班ロールプレイをする。<br>　・よかった点、改善点 | | |
| 活動する20分 | 10. スキルを使った活動をする。<br>　　　　（15分） | 〈友だちにあたたかいことばをプレゼントしよう〉<br>○班の人のよいところをお互いにワークシートに書いてまわす。<br>　・〜さんへ「いいところ」＋自分の気持ちをワークシートに書いていく。<br>　・書いたものはその人にプレゼントする。 | ・例を示す。<br>・ほめことばをもらう人は、気持ちよくそれを受け取ることを伝える。 | あたたかいことばかけのプレゼント |
| | （5分） | | | |
| 5分 フィードバック | 11. まとめ | ○あたたかいことばをかけられて／かけてみて、どんな気持ちがしたかを尋ねる。<br>○ことばかけだけでなくさまざまな思いやりについてふれる。<br>○ふり返りシートに記入させる。<br>○生活の中でも実践しようとする意欲をもたせる。 | | ふり返りシート |

▶5章　学校場面におけるストレスマネジメント（2）

## 資料5-4　みんなで協力しよう

●ねらい：みんなで協力する大切さ，楽しさを知り，また，適切に協力を求めることができるようにする。

学習指導過程　　　　　　　　　　　　　　　　　　　　　　　　　　　　　　　　　　　　　（50分×2）

| 時間 | 活動内容 | おもな発問と指示 | 指導上の留意点 | 準備 |
|---|---|---|---|---|
| 前時をふり返る10分 | 1. 前時をふり返る。<br><br>2. 約束ごとの確認 | ○「やってみよう！」を書き込み，「あたたかいことばかけ」で学んだことを確認する。<br><br>○約束ごとの確認<br><br>　笑わない<br>　恥ずかしがらない<br>　文句や悪口を言わない | ・モデリングで詳しく確認するので，あまり時間をかけない。<br><br>・カードを黒板に掲示する。 | 「やってみよう！」<br><br>約束カード |
| ウォーミングアップ10分 | 3. ウォーミングアップ活動 | 〈"起きあがり"というゲームをする〉<br>・2人組をつくり背中合わせに座る。<br>・お互いに腕を組んで，足を伸ばす。<br>・先生の合図で，2人で力を合わせて立ち上がる。<br>・できたら，今度は3人組をつくり，同じようにしてやってみる。<br>・次は4人組，5人組，…とふやしてやってみる。 | ・仲間の誘い方のポイントを使って，○人組をつくるようにさせる。<br>・成功したときや失敗したときのことばかけに注意させる。<br>・グループをつくる際，うまく割り切れないときは，どうすればよいか考えさせる。<br>＊一人多いグループにする。<br>＊応援やかけ声をかける係をつくる。 | ジャージ |
| 気づき・考える15分 | 4. 協力について考える。<br><br>5. 協力を求める側の気持ちを考える。<br><br><br><br><br><br>6. 協力する側の気持ちを考える。 | ○協力には「協力を求める側」と「協力する側」に分かれること，そして，両方をみんな経験していることに気づかせる。<br><br>○友だちが協力してくれたときの気持ちを知る。<br>・うれしかった。<br>・やる気が出てきた。<br>○友だちが協力してくれなかったときの気持ちを知る。<br>・悲しかった。<br>・仲間はずれにされている気分になった。<br>・自分も協力したくない気になった。<br><br>○協力したときの気持ちを知る。<br>・満足した。<br>・友だちが喜んでくれてうれしかった。<br>○協力しなかったときの気持ちを知る。<br>・はずかしかった。<br>・友だちが困っているのを見てかわいそうだった。<br>・協力を求める友だちの言い方が気に入らなかった。<br><br>★今日は，いろいろなことにみんなで協力しあうにはどのようにすればよいのか，どのようなことばかけをすればよいのかを考えていこう。<br><br>　今日は友だちと協力しあうことについて考えよう | ・ワークシートを事前に生徒にやらせて，その結果を教師が把握しておく。<br><br><br><br><br><br><br><br><br><br><br><br><br><br><br><br><br><br>・ことばかけのしかたも大切であることに気づかせる。<br><br><br><br><br><br><br><br>・「みんなで協力しよう」と板書する。 | 「ふり返ってみよう」の結果 |
| | 7. 場面を設定してロールプレイを行なう。<br><br>　はやく並ばせる場面 | 〈生徒代表がロールプレイをする〉<br><br>○体育大会の練習のときにリーダーが協力を求める場面。 | ・代表者が前に出てロールプレイをする。 | |

▶ 資料

| | | | | |
|---|---|---|---|---|
| モデリング15分 | ①攻撃的な言い方 | リーダー：早く並んで。<br>生徒A：早く並べって。おまえ，だりー。<br>生徒B：なんがか。うっせー，ばか，おまえに言われたくねーとよ。<br>リーダー：お願いだから並んで。<br>生徒A：なんが，ばかか，おまえて言うな。<br>生徒B：だから，うるせっつよ。おまえだけ，しろよ。<br><br>・今のはどうだった？<br>　　☺ひどい<br>　　☺冷たい<br>・自分が言われたらどんな気持ちがする？<br>・どうすればいい？ | ・リーダーは離れたところから呼びかける。<br>・Aの言動を中心にとらえさせるように生徒に言う。Aの言動でBの言動も変わることを理解させる。<br><br>・生徒から出なければ学生の気持ちを確認する。 | |
| | ②非主張的な言い方 | リーダー：早く並んで。<br>生徒A：あのー。<br>生徒B：はあ？<br>リーダー：お願いだから並んで。<br>生徒A：えっと…。<br>生徒B：なんや。<br>生徒A：並んだほうがいっちゃないかぁ…。<br>生徒B：うっせーが，あっちいけ。<br><br>・①のときと同様に聞く。 | ・生徒から発言が出ないときは，教師が助言する。 | |
| | ③主張的な言い方 | リーダー：早く並んで。<br>生徒A：ねぇ，早くほら並ぼうや。<br>生徒B：え－，だりー。みんな，並んじょらんわー。<br>リーダー：お願いだから，並んで。<br>生徒A：そんなこと言ってないで，みんな協力してやろうや。<br>生徒B：うーん。<br>生徒A：早くやれば，すぐすむわー。<br>生徒B：うん，わかったー。みんなも，やろうやー。<br><br>・①のときと同様に聞き，よかった点を言わせる。<br>○友だちともっと協力しあうには，どんなことに注意するとよいか，ポイントを確認する。<br>　　・下記のポイントが出るように聞いていく。<br>〈協力しあうためのポイント〉<br><br>　お互いに主張<br>　頼み方を工夫して<br>　目標を持って<br><br>〈ことばかけのポイント〉<br><br>　相手の近くで<br>　相手を見て<br>　聞こえる声で<br>　状況に応じた表情で<br><br>○上のポイントはさまざまな場面に共通する「心を伝える話し方」であることを伝える。<br>○練習すれば，誰でもじょうずに仲間が誘えるようになることを強調する。 | ・生徒から発言が出ないときは，教師が助言する。<br><br><br><br><br><br><br><br><br><br><br>・カードを黒板に掲示する。<br><br><br><br><br><br>・カードを黒板に掲示する。 | 協力しあうためのポイント<br><br><br><br><br><br>ことばかけのポイント |

休　憩

## 5章 学校場面におけるストレスマネジメント（2）

| | | | | |
|---|---|---|---|---|
| リハーサル25分 | 8. 班に分かれて練習する。<br>　　（10分） | ○班で練習する。<br>○6つの場面を設定し、「みんなで協力しよう」を各自考える。<br>　1)入場行進の場面<br>　2)ダンスの場面<br>　3)団技の場面<br>　4)クラス対抗リレーの場面<br>　5)クラス展示物の作品の場面<br>　6)合唱コンクールの場面 | ・各班を回りながら援助する。 | 6種類のワークシート |
| | （15分）<br><br>9. ロールプレイを発表する。 | ○班ごとに、協力を求める役と拒否する役になって、1)〜6)の場面をワークシートを見ずにできるようにロールプレイの練習をする。<br>○班長がクジをひき、みんなの前で各班ロールプレイをする。<br>　・よかった点、改善点 | | クジ |
| 活動する15分 | 10. スキルを使った活動をする。 | 〈"聖徳太子ゲーム"を行なう〉<br>○生徒代表がゲームを実際やりながら説明する。<br>　・班を半分に分けて、3人がことばを言い、残りの3人がその3つのことばを聞いて連想できることばを考える（いろいろなパターンで行なう）。 | ・例を示す。<br>・みんなで協力するとうまくいくことを強調する。 | 問題用紙 |
| フィードバック10分 | 11. まとめ | ○友だちともっと協力しあえるためのことばかけをしてみて、どんな気持ちがしたかを尋ねる。<br>○ことばかけだけでなく、さまざまな思いやりについてふれる。<br>○ふり返りシートに記入させる。<br>○生活の中でも実践しようとする意欲をもたせる。 | | ふり返りシート |

## 資料 5-5　じょうずな断り方

●ねらい：相手と対等な関係を形成するために相手の要求に応じられないこと，応じたくないことを適切に断る方法と正当性を学ぶ。

学習指導過程　　　　　　　　　　　　　　　　　　　　　　　　　　　　　　　　　　　　　　　　　(50分×2)

| 時間 | 活動内容 | 主な発問と指示 | 指導上の留意点 | 準備 |
|---|---|---|---|---|
| 前時をふり返る 10分 | 1. 前時をふり返る。<br>2. 約束ごとの確認 | ○「やってみよう！」を書き込み，「みんなで協力しよう」で学んだことを確認する。<br><br>○約束ごとの確認<br><br>　笑わない<br>　恥ずかしがらない<br>　文句や悪口を言わない | ・モデリングで詳しく確認するので，あまり時間をかけない。<br><br>・カードを黒板に掲示する。 | 「やってみよう！」<br>約束カード |
| ウォーミングアップ 15分 | 3. ウォーミングアップ活動 | 〈"電報ゲーム"をしよう〉<br>・グループに分かれて縦一列になる。<br>・一番後ろの人に先生が電報文を伝える。<br>・それぞれ前の人の背中にひじで伝えていく。<br>　「もうすぐなつやすみ」<br>　「てすとができた」<br>　「おりひめ」<br>　「きんぎんすなご」<br>　「おおきなこえで」<br>　「つゆあけまぢか」<br>　「まいにちあついね」 | ・答え以外は話し合ってよい。 | |
| 気づき 5分 | 4.「断ること」について考える。 | ○アンケートの結果から，断りにくかった状況をみんなが経験していることに気づかせる。<br><br>○断り方によって，人間関係を壊したり，不愉快な思いをしたりすることもあることに気づかせる。<br><br>★今日はいろいろな場面でじょうずに断るにはどのようにすればよいのかを考えていこう。<br><br>　今日はじょうずな断り方について考えよう | ・ワークシートを事前に生徒にやらせて，その結果を教師が把握しておく。<br><br><br><br><br>・「じょうずな断り方について」と板書する。 | 「ふり返ってみよう」の結果 |
| モデリング 20分 | 5. 場面を設定してロールプレイを行なう。<br><br>①攻撃的な言い方（いばった言い方/相手を傷つける言い方）<br><br><br><br><br><br><br><br><br><br><br><br><br>②非主張的な言い方（おどおどした言い方/自分を傷つけ | ○生徒代表がロールプレイをする。<br><br>　いっしょに遊ぼうと言われて断る場面<br><br>生徒A：（急いで帰ろうとしている）<br>生徒B：（向こうから近づいてきて）おーい。<br>生徒A：なんや。<br>生徒B：今日,学校から帰ったら,いっしょに遊ばん！<br>生徒A：あー，うるさいなー。今，忙しいっちゃが！見てわからんとや！（走っていく）<br>生徒B：（怒ったようすで）わかったが！もう，絶対，誘わんかいね！<br><br>・今のはどうだった？<br>　☺ひどい<br>　☺冷たい<br>・自分が言われたらどんな気持ちがする？<br>・どうすればいい？<br><br>生徒A：（急いで帰ろうとしている）<br>生徒B：（向こうから近づいてきて）おーい。<br>生徒A：なに？ | ・代表者が前に出てロールプレイをする。<br><br><br><br>・Aの言動を中心にとらえさせるように生徒に言う。Aの言動でBの言動も変わることを理解させる。<br><br><br><br><br><br><br><br>・生徒から出なければ学生の気持ちを確認する。 | |

## ▶5章 学校場面におけるストレスマネジメント（2）

| | | | | |
|---|---|---|---|---|
| | る言い方） | 生徒B：今日，学校から帰ったら，いっしょに遊ばん！<br>生徒A：う，うーん。でも…。<br>生徒B：何？<br>生徒A：あの〜…。<br>生徒B：だめやと？　はっきり言って！<br>生徒A：えっ，いいよ……。（がくっとうなだれる） | | |
| | | ・①のときと同様に聞く。 | ・生徒から発言が出ないときは，教師が助言する。 | |
| | ③主張的な言い方（さわやかな言い方／自分も相手も大切にした言い方） | 生徒A：（急いで帰ろうとしている）<br>生徒B：（向こうから近づいてきて）おーい。<br>生徒A：なんや？<br>生徒B：今日，学校から帰ったら，いっしょに遊ばん！<br>生徒A：ごめん，遊びたいっちゃけど，今から用事があって，遊べんちゃわー。また，今度遊ぼうよ。<br>生徒B：そっか，それじゃ，また，今度ね。ばいばい。<br>生徒A：ばいばい | | |
| | | ・①のときと同様に聞き，よかった点を言わせる。 | ・生徒から発言が出ないときは，教師が助言する。 | |
| | 6．自分のふだんの断り方を知る。 | ○①〜③のパターンの中で，自分はふだんどんな言い方をしているかを確認する。 | ・3つのコミュニケーションのパターンをワークシートを使って説明する。 | 3つのコミュニケーション |
| | 7．じょうずな断り方のポイントについて考える。 | ○③の波線の生徒の発言から，じょうずに断るにはどんなことに注意するとよいか，ポイントを確認する。<br>・下記のポイントが出るように聞いていく。<br>〈じょうずな断り方のポイント〉<br><br>①謝る　　ごめんね<br>②理由　　用事があるか<br>③断り　　遊べない<br>④代替案　また，今度<br><br>○上のポイントはさまざまな場面に応じて変えることができることを伝える。<br>〈ことばかけのポイント〉<br><br>相手の近くで<br>相手を見て<br>聞こえる声で<br>状況に応じた表情で<br><br>○上のポイントはさまざまな場面に共通する「心を伝える話し方」であることを伝える。<br>○練習すれば，誰でもじょうずに断れるようになることを強調する。 | ・カードを黒板に掲示する。<br><br><br><br><br><br><br><br><br>・カードを黒板に掲示する。<br><br><br><br><br><br>・ことばかけのしかたも大切であることに気づかせる。 | じょうずな断り方のポイント<br><br><br><br><br><br><br>ことばかけのポイント |

休憩

| | | | | |
|---|---|---|---|---|
| リハーサル25分 | 8. 班に分かれて練習する。<br>　　　(10分) | ○班で練習する。<br>○いくつかの場面を設定し、「じょうずな断り方」を各自考える。<br>　1)部活を休む場面<br>　2)川で泳ぐ場面<br>　3)家に帰る場面<br>　4)無視する場面 | ・各班を回りながら援助する。 | ワークシート① |
| | (15分) | ○班ごとに、誘う役と誘われる役になって、2人一組で1)～4)の場面をワークシートを見ずにできるようにロールプレイの練習をする。 | | クジ |
| | 9. ロールプレイを発表する。 | ○班長がクジをひき、みんなの前で各班ロールプレイをする。<br>　・よかった点、改善点 | | |
| 活動する15分 | 10. スキルを使った活動をする。 | ○絶対断らないといけない場面のシナリオをつくってロールプレイをする。<br>〈例〉<br>　　先輩からたばこを勧められる場面 | ・じょうずな断り方のポイントを使うが、状況に応じて4)等は使わなくてよいことを言う。<br>・じょうずな断り方は変形することができることを知らせる。<br>＊「自分を守るスキル」へとつながる。 | ワークシート② |
| フィードバック10分 | 11. まとめ<br><br>（次時のアンケートを行なう） | ○じょうずな断り方を学んでどんな気持ちがしたかを尋ねる。<br>○友だちがいやがることは誘わないことについてもふれる。<br>○ふり返りシートに記入させる。<br>○生活の中でも実践しようとする意欲をもたせる。 | | ふり返りシート |

▶5章 学校場面におけるストレスマネジメント（2）

**資料 5-6　気持ちのコントロール**

●ねらい：自分のイライラに気づき，気持ちを静め，解決策を考えることで，感情をコントロールする方法を身につけさせる。

学習指導過程　　　　　　　　　　　　　　　　　　　　　　　　　　　　　　　　　　　　　　　（50分×2）

| 時間 | 活動内容 | おもな発問と指示 | 指導上の留意点 | 準備 |
|---|---|---|---|---|
| 前時をふり返る 10分 | 1. 前時をふり返る。<br><br>2. 約束ごとの確認 | ○話し方の3パターンはみんながもっていて，多くの場面で主張的な言い方ができるようになろう。<br><br>○約束ごとの確認<br><br>　笑わない<br>　恥ずかしがらない<br>　文句や悪口を言わない | ・「やってみよう！」に記入させる。 | 「やってみよう！」<br><br>約束カード |
| ウォーミングアップ 10分 | 3. ウォーミングアップ活動 | 〈"あんたがたどこさ"ゲームをする〉<br>・2人組になり，対角線上に立つ。<br>・「あんたがたどこさ」の歌に合わせてサイドステップをする。<br>・「さ」の部分のときだけ前に出る。<br>・終わったら，他の人もできるようにする。 | ・2人組になるときに割り切れなかった場合はどうするかを考えさせる。<br><br>・2人の息が合わないとうまくいかないことに気づかせる。 | |
| 気づき 10分 | 4. 感情に気づく。<br><br>5. 本時のねらいを確認する。<br><br>6. 衝動的に行動を起こすことの怖さに気づく。 | ○感情には喜怒哀楽があることを知らせ，みんな経験していることを確認する。<br><br>　気持ちのコントロールの方法を学ぼう<br><br>○中学生がキレて行動を起こした最近の事件の紹介。<br>⇒キレて行動を起こすことがたいへんな結果を招くことを知る。 | ・ワークシートを事前に生徒にやらせて，その結果を教師が把握しておく。<br><br><br>・インターネット等を使って検索する。 | 「ふり返ってみよう」の結果 |
| モデリング① 20分 | 7. 場面を設定してロールプレイを行なう。<br><br>　身近な怒りの場面について考える<br><br>8. 気持ちのメカニズムについて考える。<br><br><br><br><br><br>9. 怒りのコントロールについて考える。 | ○生徒代表がロールプレイをする。<br><br>Aさん：（テレビを楽しそうに見ている）これ見たら宿題しようっと。<br>母：また，あんたは，テレビばっかり見て。はよ勉強せんね！！<br>Aさん：うるさいなー。わかっちょるがー。てげ，むかつく！！（机の上の本を思いっきりテレビにぶつけて，その場から立ち去る）<br>ナレーター：Aさんは，テレビも見れずに，勉強もしませんでした。<br><br>○気持ちのメカニズムについての説明をする。<br>⇒Aさんに当てはめる。<br><br>○お母さんに「勉強しなさい」と言われたAさんはどんな気持ちだろうか？<br>・イライラ<br>・むかつく<br>○机の上の本を思いっきりテレビにぶつけてしまったあと，Aさんはどんな気持ちだろうか？<br>・イライラ<br>・やる気をなくす<br>・机を壊して後悔している<br><br>○Aさんはほかにどういうふうなやりかたがありますか？<br>・お母さんに説明する<br>・無視する<br>・おちついて行動する<br>○出てきた意見を3つに分類できることを教える。 | ・代表者が前に出てロールプレイをする。<br><br><br><br><br><br><br><br><br><br>・気持ちのメカニズム表を使って説明する。<br><br>・何人かの生徒に指名または挙手で意見を聞く。 | 気持ちのコントロール |

資 料

|  |  |  |  |  |
|---|---|---|---|---|
|  |  | ・相手も自分もいやな気持ちにならない。<br>・相手がいやな気持になる（自分もいやな気持ちになる）。<br>・自分がいやな気持ちになる）。 |  |  |
|  |  | ○「ふり返ってみよう」にそって活動する。<br>・「ふり返ってみよう」の2であげた意見を3つに分類する。<br>・ほかの解決方法を考える。<br>・結果を予想する。 | ・「ふり返ってみよう」の後半部分を使う。 | 「ふり返ってみよう」 |
|  | 休　憩 |  |  |  |
| モデリング②25分 | 10. セルフトークを知る。 | ★イライラする気持ちに心を奪われてしまわないためにセルフトークをして心をおちつけることが大切です。<br><br>○セルフトークの3ステップを説明する。<br><br>ステップ1　ストップ（赤）<br>ステップ2　考えてみよう（黄）<br>ステップ3　やってみよう（青） | ・セルフトークはひとり言，心の中の声，おまじないというような補足説明をする。 | セルフトーク |
|  | 11. 場面を設定してロールプレイを行なう。<br><br>身近な怒りの場面について考える | ○Aさんの状況で，セルフトークを使っている場面。<br><br>Aさん：（テレビを楽しそうに見ている）これ見たら宿題しようっと。<br>母：また，あんたは，テレビばっかり見て。はよ勉強せんね！！<br>Aさんの分身(1)：むかつくー。今しようと思っちょったとに。でも，まて，まて，おちつけ，おちつけ。／このテレビは絶対に見たいし，どんげすればわかってくれるっちゃろうか，考えよう。／よし，今，これが終わってから，宿題しようと思っちょったということを説明してみよっかな。<br>Aさん：お母さん。うちは，今，これが終わってから宿題しようと思っちょるちゃわー。<br>母：また，あんたは，いつも，あとで，あとでって言って。<br>Aさの分身(2)：なにー！！　ほんとうにしようと思っちょったとにー！／いや，まて，まて，深呼吸。／このテレビいつも楽しみにしているちゃから，今度は，これが終わったらほんとにやるから，見せてよって頼んでみようかな。<br>Aさん：ちょっと，待ってお母さん。うちは，このテレビいつも楽しみにしちょるとよ。だから，これが終わったらほんとにやるから，見せてよ。<br>母：ほんとうに？　ちゃんとやりないよ。<br>Aさん：うん，わかった。<br>ナレーター：Aさんは，楽しくテレビも見れて，宿題もできました。 | ・代表者が前に出てロールプレイをする。 |  |
|  | 12. 気持ちのメカニズムについて考える。 | ○気持ちのメカニズムについての説明をする。<br><br>○Aさんの分身(1)<br>ステップ1：でも，まて，まて，おちつけ，おちつけ。<br>ステップ2：このテレビは絶対に見たいし，どんげすればわかってくれるっちゃろうか，考えよう。<br>ステップ3：よし，今，これが終わってから，宿題し | ・気持ちのメカニズム表を使って説明する。<br>・セルフトークの例を出しながら，生徒自身に考えさせる。 | 気持ちのコントロール |

| | | | | |
|---|---|---|---|---|
| | | ようと思っちょったということを説明してみよっかな。<br><br>○Aさんの分身(2)<br>ステップ1：いや，まて，まて，深呼吸。<br>ステップ2：このテレビいつも楽しみにしているちゃから，今度は，これが終わったらほんとにやるから，見せてよって頼んでみようかな。<br>ステップ3：ちょっと，待ってお母さん。うちは，このテレビいつも楽しみにしちょるとよ。だから，これが終わったらほんとうにやるから，見せてよ。 | | |
| 活動する15分 | 13. 班に分かれて練習する。<br>　　　　(7分) | ○班で練習をする。<br>○2つの場面を設定し，セルフトークの練習をする(自己会話の部分も口に出して言ってみる)。<br>　1)学校での場面<br>　2)家庭での場面 | ・各班を回りながら援助する。 | 2種類のワークシート |
| | (8分) | ○班ごとに役割を決めて，1)2)の場面をワークシートを見ずにできるようにロールプレイの練習をする。 | | |
| | 14. ロールプレイを発表する。 | ○班長がクジをひき，みんなの前で各班ロールプレイをする。<br>　・よかった点，改善点 | | クジ |
| まとめ10分 | 15. まとめ | ○気持ちのコントロールのポイントの確認をする。<br>○セルフトークをやってみた感想を聞く。<br>○ふり返りシートに記入させる。<br><br>○イライラする場面やストレスと感じる場面はたくさんあること，また，ほかの対処法もあることを説明する。<br>　・リラクセーション<br>　・ほかのことを考える | | ふり返りシート |

## 資料5-7 ソーシャルスキル学習のまとめ

●ねらい：これまでのソーシャルスキル学習をふり返り，これからなりたい「私」について考える。

学習指導過程　　　　　　　　　　　　　　　　　　　　　　　　　　　　　　　　　　　　　(50分×2)

| 時間 | 活動内容 | おもな発問と指示 | 指導上の留意点 | 準備 |
|---|---|---|---|---|
| 前時をふり返る 15分 | 1. 前時・前々時をふり返る。 | ○「気持ちのコントロール」についてふり返る。 | ・「やってみよう！」に記入させる。 | 「やってみよう！」 |
| ソーシャルスキル学習をふり返る 35分 | 2. これまで行なってきたソーシャルスキル学習をふり返る。 | ○第1回～第5回までのソーシャルスキル学習について，それぞれのポイントを押さえながらふり返る。<br><br>○第1回「仲間の誘い方」<br>〈じょうずな仲間の誘い方のポイント〉<br><br>　相手の近くで<br>　相手を見て<br>　聞こえる声で<br>　笑顔で<br><br>○第2回「あたたかいことばかけ」<br>〈ことばかけのポイント〉<br><br>　相手の近くで<br>　相手を見て<br>　聞こえる声で<br>　状況に応じた表情で<br><br>○第3回「みんなで協力しよう」<br>〈協力しあうためのポイント〉<br><br>　お互いに主張<br>　頼み方を工夫して<br>　目標を持って<br><br>○第4回「じょうずな断り方」<br>〈じょうずな断り方のポイント〉<br><br>　①謝る<br>　②理由<br>　③断り<br>　④代替案<br><br>○第5回「気持ちのコントロール」<br>〈セルフトークの3ステップ〉<br><br>　ステップ1　ストップ（赤）<br>　ステップ2　考えてみよう（黄）<br>　ステップ3　やってみよう（青） | ・生徒に答えさせるようにする。<br>・練習すれば，誰でもじょうずに断れるようになることを強調する。 | 誘い方のポイント<br><br><br><br>ことばかけのポイント<br><br><br><br>協力しあうためのポイント<br><br><br><br>じょうずな断り方のポイント<br><br><br><br>セルフトーク |
| | 3. ソーシャルスキル学習のまとめのプリントをする。 | | | 全体ふりかえり |

休憩

## ▶5章 学校場面におけるストレスマネジメント（2）

| | | | | |
|---|---|---|---|---|
| 学校生活調査を行なう15分 | 4. 学校生活調査をする。 | | ・真剣に考えて記入させるようにする。 | 生活調査用紙 |
| 望む私について考える25分 | 5. ソーシャルスキル学習をふり返って，これからなりたい「私」について考える。 | ○これまでの「私」と，ソーシャルスキル学習を学んでからの「私」をふり返って，「望む私」像を考える。<br>○「望む私」をカードに記入する。カードは2人で1枚を使用する。<br>〈カード例〉 | ・後日，カードを掲示する。<br>〈カード例〉 | カード |
| 10分 まとめ | 6. まとめ | ○教師自身がソーシャルスキル学習をふり返って学んだことを話し，これからも学校生活の中で，この学習を生かしていくことを伝える。 | | |

# 6章 職場領域における ストレスマネジメント（1）
――企業での取り組みを中心に――

## 1節 職場におけるストレス対策の意義と目的

労働省（現厚生労働省）が1982年から5年ごとに行なっている労働者の健康状況調査によれば，「仕事や職業生活において強い不安，悩み，ストレスを感じている」労働者の割合は調査年ごとに増加しており，現在では労働者の61.5%が心理的不調を自覚しながら就業している（厚生労働省，2003）。現在の労働者は，長引く不況や経済・産業構造の大きな変化に直面しており，不調者の割合は今後さらに増加することが予想されている。また，1998年度には労働者の自殺率が前年度に比べて30〜40%増加したほか，いわゆる「過労死」問題による社会的関心も高まっている。これらの点から，職場において心の健康づくり（ストレス対策）を行なうことの第1の意義は，労働者の健康を保持増進し，生命や安全を守ることに，異論はないであろう。

職場でストレス対策を行なうことの第2の意義は，労働生活の質の向上と，職場の活性化にある。労働者が，みずからが有する能力を最大限に発揮させ，創造的な仕事をするためには，心の健康が確保されていることが必要である。労働者個人が心身ともに健康であることは，職場全体の活性化や生産性の向上に結びつく。

第3の意義は，事業所のリスクマネジメントにある。心の健康問題（精神疾患，ストレス関連疾患など）により，作業効率が低下したり長期休業が発生した場合の労働力の損失は大きいといわれている（図6-1参照：Broadhead et al., 1990；Stewart et al., 2003）。現在，大企業の多くでは，長期疾病休業の理由のうち，うつ病が最多を占めるようになり，メンタルヘルスが企業の生産性や安全に大きな影響を与えていることが認識されるようになってきた（川上，2000）。また，職業上のストレスによって引き起こされる問題は，心理面，身体面だけでなく，事故の発生などの行動面にも現われるため，企業の安全確保におけるリスクマネジメントとして，ストレス対策を行なうことも非常に重要である。

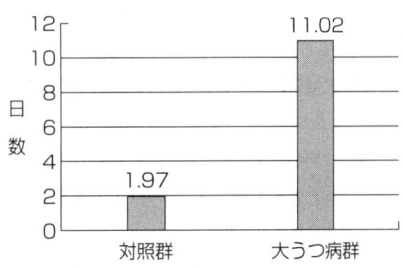

**図6-1 90日間のうち活力が減退して仕事ができない日**
(Broadhead et al., 1990)

対照群：1.97／大うつ病群：11.02

このように，職場のメンタルヘルス活動は，精神疾患を有する一部の従業員の治療や職場復帰という狭義の活動から，ストレスマネジメントなどの予防的側面を含む広義の活動へと，その内容はますます多様になるとともに，活動自体の重要性も増していることがわかる。

## 2節 職場における心の健康づくりの考え方と進め方

### 1 厚生労働省の「心の健康づくり指針」

ここで，職場でストレスマネジメントを含む心の健康づくりを行なう際の，考え方と進め方について言及しておこう。労働省（現厚生労働省）は，2000年に「事業場における労働者の心の健康づくりのための指針」（心の健康づくり指針）を発表し，事業者が行なうことが望ましい心の健康づくり対策の実施方法を提示した。

図6-2は，指針で提示されている心の健康づくりの基本的な考え方を示したものである。ここには，事業者，労働者，管理監督者（職場上司），産業医・衛生管理者，事業場外の機関・専門家などが，心の健康づくりにおいてどのような役割をはたすべきかについて，具体的に記載されている。これらのうち，労働者による「ストレスへの気づき」「ストレスへの対処」，管理監督者による「職場環境等の改善」，産業保健スタッフなどによる「職場環境等の改善」「教育研修の実施」，事業場外の機関や専門家による「直接サービスの提供」などの内容が，ストレスマネジメントに関連する内容として該当する。

### 2 職場におけるストレスマネジメントの進め方

職場でストレスマネジメントを立案し実行する際，労働者のストレスにかかわる諸要因を整理することは有用である。アメリカ国立職業安全保健研究所（National Institute for Occupational Safety and Health：以下，NIOSHと略記）は，職業性ストレス研究のレビューに基づいて図6-3（廣，2001a）に示す職業性ストレスモデルを作成した。このモデルでは，仕事に関連するストレッサー（job stressors）が急性ストレス反応（acute reactions）を生起させ，それらのストレス反応が長期化した場合，疾病（illness）へと進展する可能性を指摘している。そして，ストレッサーとストレス反応との関連を調整する要因として，個人要因（individual factors），仕事外の要因（non work factors），緩衝要因（buffer factors）をモデルに組み入れた。図6-3は，NIOSHモデルの各側面と，ストレスマネジメントとの関連を示したものである。この図をみると，職場でのストレスマネジメントが，おもに職場環境に焦点を当てたもの（組織志向アプローチ）と，個人要因に焦点を当てたもの（個人志向アプローチ）とに二分できることがわかるであろう（Ganster & Murphy, 2000）。前者には，職場でのストレス要因（職場ストレッサー）の同定・除去による職場環境の改善や緩衝要因の増強を図る活動が含まれ，後者には，個々の従業員におけるストレス対処（コーピング）能力の向上と職場ストレッサーに起因するストレス反応の低減を図る活動が含まれる（Ganster & Murphy, 2000）。

以下の節で，組織志向アプローチと個人志向アプローチに関する活動事例を数例ずつ取り上げ，各プログラムの目的，特徴，おもな結果などを紹介する。まず，組織志向アプローチでは，①職場ストレッサーの低減を目的とした職場環境等の改善，②ソーシャル・サポートの増強を目的とした管理監督者研修（緩衝要因の強化），に関する事例を取り上げる。個人志向アプローチでは，ストレス対処能力の向上とストレス反応の低減を目的とした各種のプログラム（ストレス調査と書面アドバイス・ストレス教育面接の組みあわせ，認知行動トレーニングとリラクセーションの組みあわせ）に関する事例を取り上げる。

◁ 2節　職場における心の健康づくりの考え方と進め方

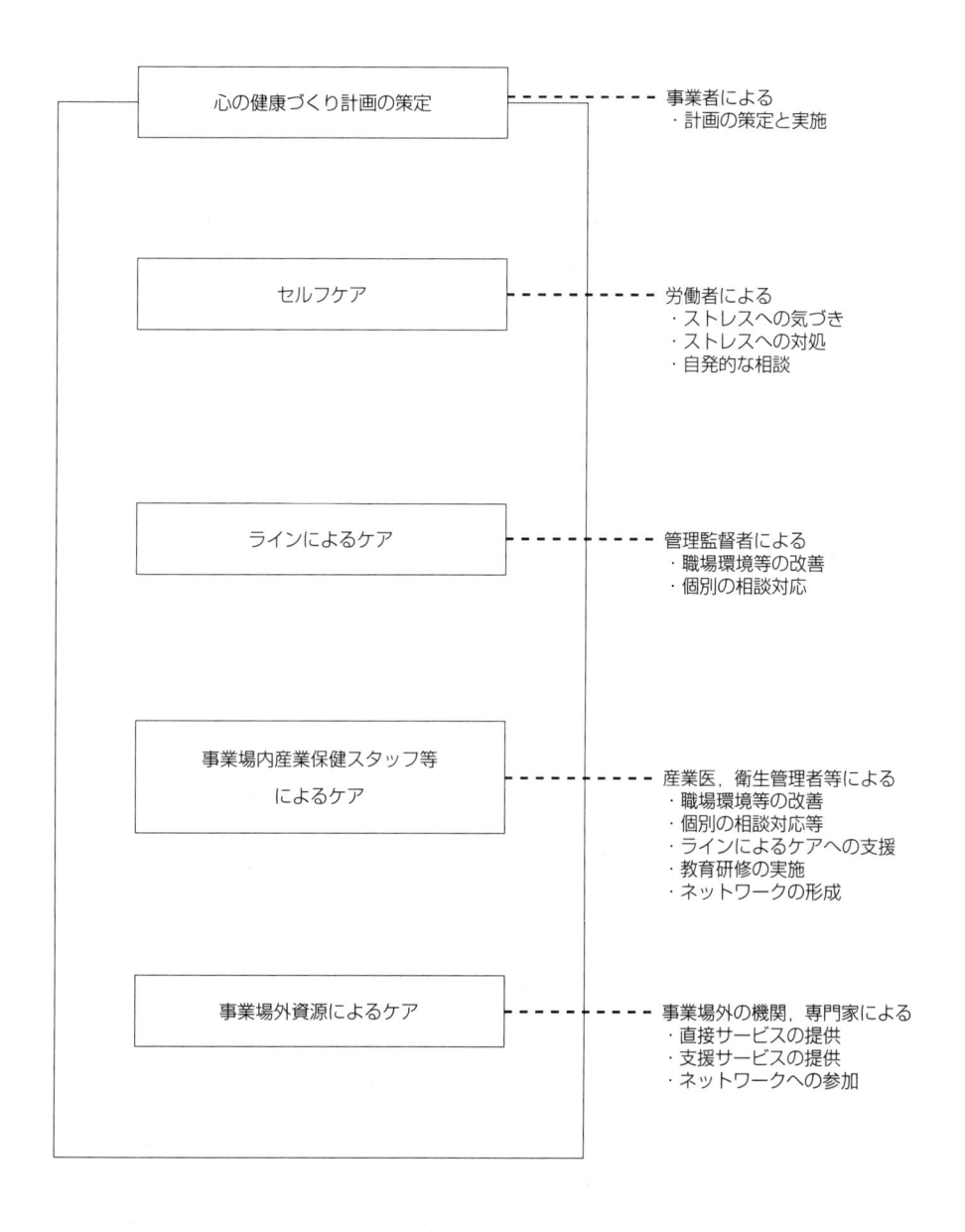

```
┌─────────────────────────┐
│  ┌──────────────────┐   │
│  │ 心の健康づくり計画の策定 │ ----- 事業者による
│  └──────────────────┘   │        ・計画の策定と実施
│                         │
│  ┌──────────────────┐   │
│  │    セルフケア     │ ----- 労働者による
│  └──────────────────┘   │        ・ストレスへの気づき
│                         │        ・ストレスへの対処
│                         │        ・自発的な相談
│                         │
│  ┌──────────────────┐   │
│  │  ラインによるケア   │ ----- 管理監督者による
│  └──────────────────┘   │        ・職場環境等の改善
│                         │        ・個別の相談対応
│                         │
│  ┌──────────────────┐   │
│  │ 事業場内産業保健スタッフ等 │ ----- 産業医，衛生管理者等による
│  │    によるケア      │        ・職場環境等の改善
│  └──────────────────┘   │        ・個別の相談対応等
│                         │        ・ラインによるケアへの支援
│                         │        ・教育研修の実施
│                         │        ・ネットワークの形成
│                         │
│  ┌──────────────────┐   │
│  │ 事業場外資源によるケア │ ----- 事業場外の機関，専門家による
│  └──────────────────┘   │        ・直接サービスの提供
│                         │        ・支援サービスの提供
│                         │        ・ネットワークへの参加
└─────────────────────────┘
```

図 6-2　心の健康づくり指針で示されている心の健康づくりの基本的な考え方

### ▶ 6章 職場領域におけるストレスマネジメント（1）

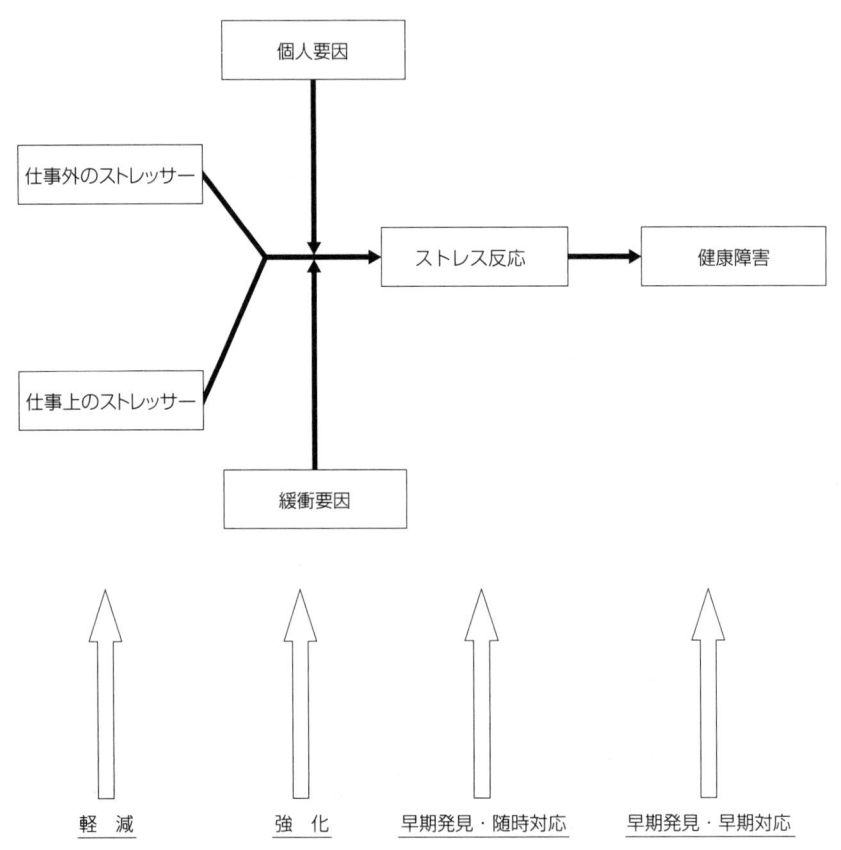

**図6-3 職場における心の健康づくりの各種活動の目的**（廣, 2001 a）

(図：個人要因、仕事外のストレッサー、仕事上のストレッサー、緩衝要因 → ストレス反応 → 健康障害。矢印の下に「軽減」「強化」「早期発見・随時対応」「早期発見・早期対応」)

**表6-1 職場環境等の改善によるストレス対策のポイント**（川上, 2002 a）

| 作業内容および方法 | ①過大および過小な仕事の負荷を避ける。<br>②長時間労働を避ける。休憩時間や休日を確保する。<br>③仕事上の役割や責任を明確にする。<br>④従業員の技術や技能を活用する。<br>⑤作業ローテーションなどにより繰り返しの多い単純作業を避ける。<br>⑥仕事の負荷に応じた自由度や裁量権（仕事のコントロール）を確保する。 |
|---|---|
| 職場組織 | ①上司・同僚からの支援や相互の交流の機会を増やす。<br>②従業員が職場の意思決定に参加する機会を設ける。<br>③昇進や将来の技術や知識の獲得について明確にする。 |
| 職場の物理化学的環境 | ①重金属や有機溶剤などへの暴露を軽減する。<br>②換気，照明，騒音，温熱を改善する。<br>③作業レイアウトや人間工学的環境に留意する。 |

表6-2 職業性ストレス簡易調査票（12項目版）（下光ら，1998）

| あなたのお仕事についてうかがいます。最もあてはまる回答の欄に○を記入して下さい。 | | そうだ | まあそうだ | ややちがう | ちがう |
|---|---|---|---|---|---|
| (1)一生懸命働かなければならない | | | | | |
| (2)非常にたくさんの仕事をしなければならない | | | | | |
| (3)時間内に仕事が処理しきれない | | | | | |
| (4)自分のペースで仕事ができる | | | | | |
| (5)自分で仕事の順番・やり方を決めることができる | | | | | |
| (6)職場の仕事の方針に自分の意見を反映できる | | | | | |
| あなたの周りの方々についてうかがいます。最もあてはまる回答の欄に○を記入して下さい。 | | 非常に | かなり | 多少 | 全くない |
| 次の人たちとはどのくらい気軽に話せますか？ | (7)上司 | | | | |
| | (8)職場の同僚 | | | | |
| あなたが困ったとき，次の人達はどのくらい頼りになりますか？ | (9)上司 | | | | |
| | (10)職場の同僚 | | | | |
| あなたの個人的な問題を相談したら，次の人達はどのくらい聞いてくれますか？ | (11)上司 | | | | |
| | (12)職場の同僚 | | | | |

【得点の計算方法】
・問1〜6：そうだ＝4点，まあそうだ＝3点，ややちがう＝2点，ちがう＝1点を与える。
・問7〜12：非常に＝4点，かなり＝3点，多少＝2点，全くない＝1点を与える。

【尺度得点の計算方法】以下の式に従って各得点を計算する。
・仕事の量的負担＝問1＋問2＋問3
・仕事のコントロール＝問4＋問5＋問6
・上司の支援＝問7＋問9＋問11

## 3節　組織志向アプローチによる実践事例

### 1　職場環境等の改善

職場環境等の改善には，職場の物理化学的環境，作業方法，勤務形態，労働時間，人間関係や職場組織を含む労働者の心の健康に影響する可能性のあるすべての環境が対象となる。職場環境等の改善では，これらの環境を直接的に改善することによって，職場ストレッサーの除去・低減とソーシャル・サポートの強化を図り，その結果として，労働者のストレス反応や疾患リスクを低減することを目的としている。川上（2002a）は，国内外の職業性ストレス研究をレビューし，職場環境等の改善のポイントを，①作業内容および方法，②職場組織，③職場の物理化学的環境，の3つの側面に分けて示している（表6-1）。

職場の物理化学的環境の改善に関しては，職場の照明や温度，作業レイアウトの改善によって心理的ストレス反応が低減した事例が報告されている（Kawakami & Haratani, 1999）。他方，作業内容・方法，職場組織の改善に関しては，田中ら（2002）が，ストレス調査を用いて職場単位のストレッサーを把握し，管理職が主体となって職場環境の改善を行なった事例が報告されている。以下に，田中ら（2002）の詳細について紹介する。

表6-2は，ストレッサーの測定に用いた職業性ストレス簡易調査票(12項目版)（下光ら，1998）を示したものである。この調査票は，労働

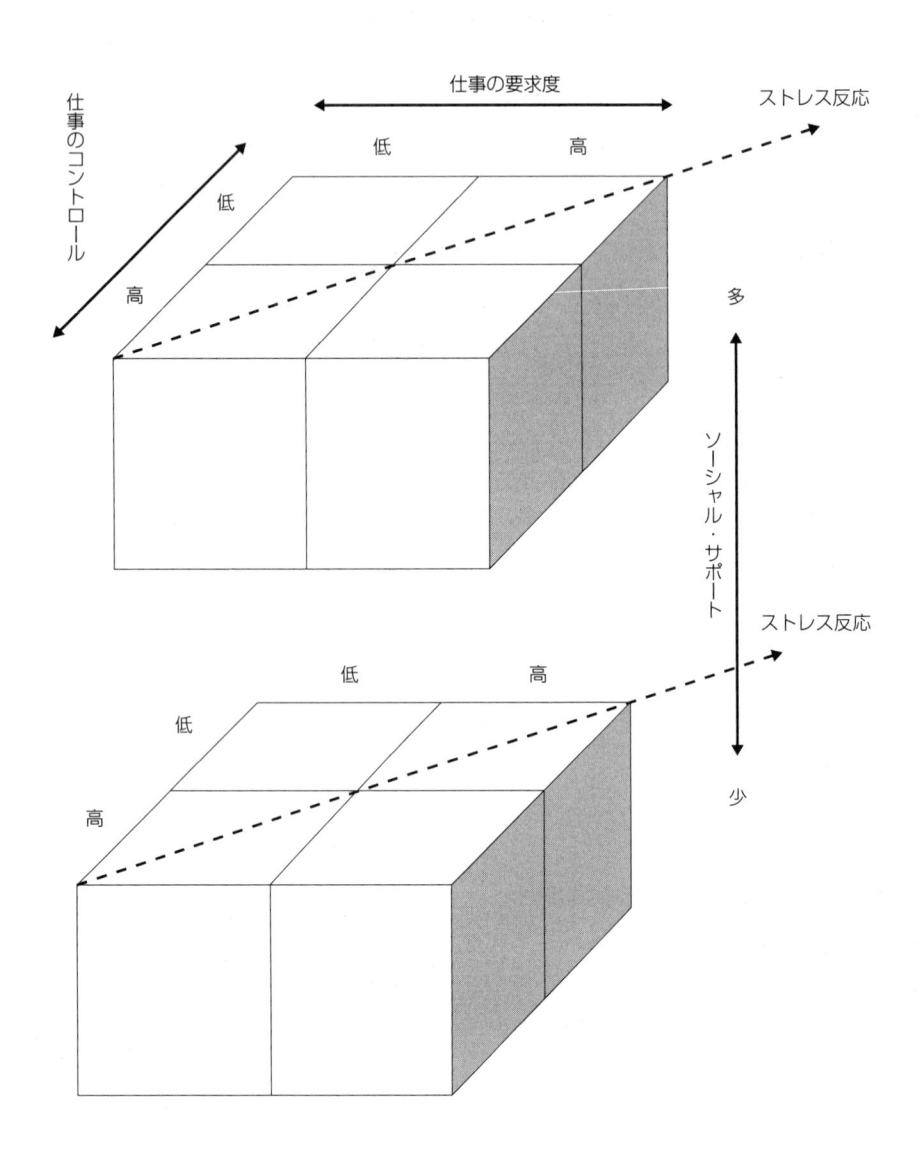

**図 6-4 仕事の要求度－コントロール－サポートモデル**（Johnson & Hall, 1988）

省（現厚生労働省）「作業関連疾患の予防に関する研究班」によって作成され，仕事の要求度－コントロール－サポートモデル（図 6-4： Johnson & Hall, 1988）を構成する 3 側面（12 項目）を測定することができる。田中ら（2002）はこの調査票を製造業の工場に勤務する従業員に実施し，回答の得られた従業員のデータを「仕事のストレス判定図」を用いて部署別に集計した。「仕事のス

◁ 3節 組織志向アプローチによる実践事例

①所定のストレス調査票（最少12問）に、従業員に回答してもらいます。

仕事量とコントロール（自由度）のバランスがやや悪い

④職場の平均点を判定図上にプロットします

②従業員の性別によって判定図を選びます

仕事のストレス判定図（男性）

仕事のコントロール（点数）

仕事の量的負荷（点数）

同僚の支援（点数）

上司の支援が特に低い

上司の支援（点数）

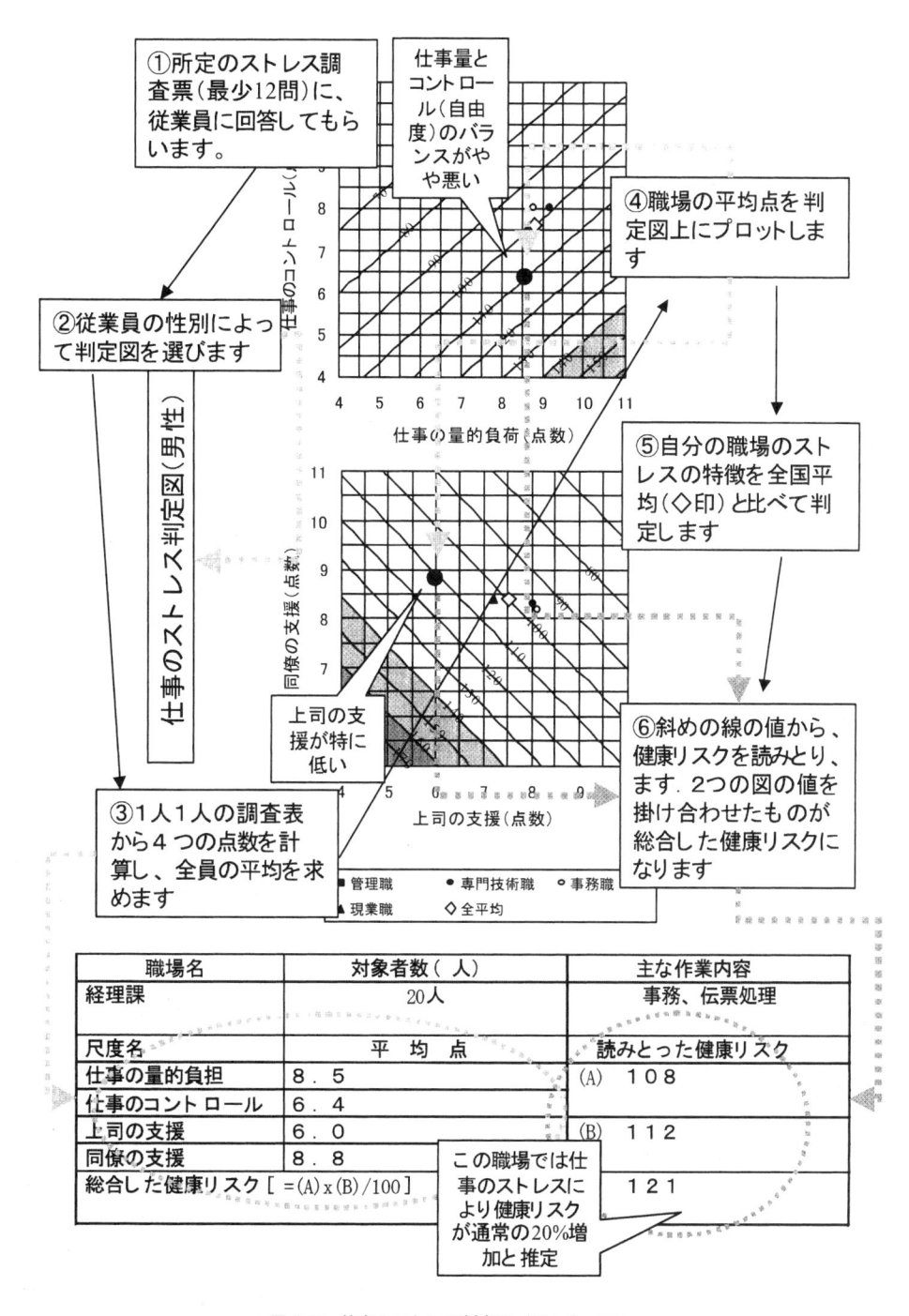

⑤自分の職場のストレスの特徴を全国平均（◇印）と比べて判定します

③1人1人の調査表から4つの点数を計算し、全員の平均を求めます

⑥斜めの線の値から、健康リスクを読みとります。2つの図の値を掛け合わせたものが総合した健康リスクになります

■ 管理職　● 専門技術職　■ 事務職
▲ 現業職　◇ 全平均

| 職場名 | 対象者数（人） | 主な作業内容 |
|---|---|---|
| 経理課 | 20人 | 事務、伝票処理 |
| 尺度名 | 平　均　点 | 読みとった健康リスク |
| 仕事の量的負担 | 8.5 | (A) 108 |
| 仕事のコントロール | 6.4 | |
| 上司の支援 | 6.0 | (B) 112 |
| 同僚の支援 | 8.8 | |
| 総合した健康リスク [ ＝(A)x(B)/100 ] | | 121 |

この職場では仕事のストレスにより健康リスクが通常の20%増加と推定

図6-5　仕事のストレス判定図（川上ら, 2000）

トレス判定図」(図6-5：川上ら, 2000) では, 職場ストレッサーが健康に及ぼす影響 (健康リスク) が, 仕事の量的負担, 仕事のコントロール, 上司の支援, 同僚の支援の4要因による得点およびそのバランスにより, 全国平均を100として表示される。田中 (2002) では, 職場別に健康リスクを集計後, ①調査結果をふまえた産業医による職場巡視, ②産業医・心理カウンセラー・看護職による調査対象者への個人面接, ③結果の部署別検討会, の手続きを経て, 職場ごとの問題点の把握と改善策の立案を行なった。その結果, ある部署では, 新製品の開発期間の短縮による量的負担の高さ, 小グループ作業による周囲への相談機会の少なさなどの問題に対して, 課員の増員, 日常業務の情報共有化などが改善策として立案され, 実施された。

島津ら (2003) は, 上記とほぼ同様の手続きによって, 職場環境の改善を行ない, その効果を検討している。この研究では, 製造業の某事業所を対象に, 以下の手続きによって職場環境の改善とその評価が行なわれた。

①職業性ストレス簡易調査票 (12項目版) の実施 (1回目)。
②調査結果を「仕事のストレス判定図」を用いて集計し, 職場別に管理監督者に返送。
③結果に基づくストレス対策検討会を, 管理監督者を対象に職場別に実施し, 産業保健スタッフ (産業医, 臨床心理士, 看護職) が対策を支援。
④全管理監督者を対象にメンタルヘルス研修を実施。
⑤10か月後 (2回目) および20か月後 (3回目) に追跡調査を実施。

調査結果に基づく結果検討会は, 初年度は全職場を対象に, 2年目以降は希望のあった職場をおもな対象に実施された。2年目に結果検討会を実施した職場 (実施群：10職場) と, しなかった職場 (非実施群：46職場) の群別に, 2回目と3回目の調査結果を比較したところ (対応のある$t$検定), 実施群では「上司の支援」得点に上昇傾向が認められたのに対して, 非実施群ではいずれの得点 (仕事の量的負担, 仕事のコントロール, 上司の支援, 同僚の支援) も有意な変化は認められなかった。

島津ら (2003) の結果は, 実施群と非実施群の設定が無作為でないなどの限界はあるものの, 職場環境の定量的評価と職場単位での結果検討会, 環境改善の実施主体である管理監督者への産業保健スタッフによる継続的支援によって, 部下に対する上司からのサポートが上昇する可能性を示唆しているといえるだろう。

## 2 管理監督者 (上司) 教育

事業場において心の健康づくりを推進するに際しては, 管理監督者教育が不可欠であるといわれている。廣ら (2000) は, その理由として以下の2点をあげている。第1に, 職場ストレスの程度は管理監督者によってある程度左右されること, 第2に, 管理監督者は精神的不調者の早期発見・早期対応のキーパーソンであること, である。前者については, 職場でのおもなストレッサーとして, 人間関係, 仕事の質, 仕事の量などがあげられているが (厚生労働省, 2003), これらのストレッサーは管理監督者による配慮によって低減ないし除去できる可能性がある。後者については, 日常業務の中で部下と接する機会の多い管理監督者が, 彼らの心身の不調に気づきやすい立場にあるという理由のほか, 安全配慮義務 (事業者は個々の労働者の心身の健康状態を把握し, 適切な措置を講ずる) を履行する立場にあるという理由もある。

これらの点を考慮すると, 管理監督者教育の目的は, ①管理監督者が事業所のメンタルヘルスの方針・体制を正しく理解すること, ②管理監督者としての役割 (職場環境等の改善, 部下への相談

と対応，業務上の配慮）を遂行するために必要な知識とスキルを習得すること，の2点となるだろう。これらの目的が達成されれば，職場ストレッサーが低減ないし除去され，職場でのサポートも上昇することが期待される。

表6-3は，「心の健康づくり指針」において，管理監督者が学ぶべき内容として取り上げられている11項目を示したものである。筆者は，事業所で管理監督者教育を行なう際，これらの項目を参考にしながら話題提供の内容を構成している（表6-4）。

現在，わが国の多くの事業所で行なわれている管理監督者教育は，講義形式のものが多いが（原谷ら，1989），その効果を実証的に検証した研究は非常に少ない（堤ら，2003；廣，2001b）。

河島ら（1997）は，某製造業に属する2つの事業所のうち，1つの事業所において，非常勤カウンセラーによる上司教育を1年間にわたって実施した。教育内容は，精神障害に対する偏見の除去，精神障害の事例紹介，ストレスの考え方および性格による個人差の理解，ストレス関連疾患の事例紹介，精神的問題を考慮した職場管理および部下への対応，であった。教育を実施した事業所（実施群）では，教育実施の1年後および3年後に行なわれた質問紙調査において，抑うつ得点（ツァン自己評価式抑うつ尺度：福田・小林，1973）がそれぞれ実施前に比べて有意に減少していたほか，ペース困難，内容不適，知識不安，上司との関係，最高血圧も有意に改善していた（対応のある$t$検定）。しかし，教育を実施しなかったもう1つの事業所（対照群）では，これらの改善は認められなかった。実施群と対照群の設定が無作為でないなどの限界があるものの，上司に対するメンタルヘルス教育により，職場全体の抑うつ症状および職場ストレッサーが改善され，その効果が長期的に維持されている可能性を示唆した結果といえる。

**表6-3　管理監督者への教育研修の項目**

1. ストレスおよびメンタルヘルスケアに関する基礎知識
2. 管理監督者の役割および心の健康問題に対する正しい態度
3. 職場環境等の評価および改善の方法
4. 労働者からの相談の方法（話のきき方，情報提供および助言の方法等）
5. 心の健康問題をもつ復職者への支援の方法
6. 事業場内産業保健スタッフ等および事業場外資源との連携の方法
7. セルフケアの方法
8. 事業場内の相談先および事業場外資源に関する情報
9. メンタルヘルスケアに関する事業場の方針
10. 労働者のプライバシーへの配慮等
11. 職場でメンタルヘルスケアを行なう意義

## 4節　個人志向アプローチによる実践事例

上述したように，従業員個人を対象としたストレスマネジメントのおもな目的は，個々の従業員におけるストレス対処（コーピング）能力の向上と職場ストレッサーに起因するストレス反応の低減を図る点にある。職場領域ではこれまでに，認知行動トレーニング，ストレス調査と調査結果の個人向けフィードバック，教材を用いたストレス教育，各種のリラクセーション・トレーニング，フィットネス・トレーニングなどが行なわれ，その効果が実証的に検証されている（Shimazu et al., 2003）。本節ではこのうちストレス調査と個人向けフィードバック，およびストレス教育面接とを組みあわせた研究，認知行動トレーニングとリラクセーションとを組みあわせた研究を紹介する。

### 1　ストレス調査と個人向けフィードバックとの組みあわせ

川上ら（Kawakami et al., 1999）は，ストレス調査と調査結果の個人向けフィードバックによるストレス低減効果を，無作為化比較対照研究（randomized controlled trial）により検討している。ある事業所の従業員全員にストレス調査を実施し，ストレス反応の指標であるGHQ 12（中川・大

表6-4 管理監督者教育研修の内容例 (120分の講義形式の場合)

| 項　目 | 具体的内容 | 時間(分) |
|---|---|---|
| 事例の提示 | うつ病の事例を通じて、うつ病の理解と早期発見・早期対応への動機づけを高める。 | 5 |
| 事業場のメンタルヘルスの意義 | 労働者のため、職場のため、リスクマネジメントのための3点を提示。 | 10 |
| 心の健康づくりの考え方 | 旧労働省「心の健康づくり指針」の概要を説明。 | 3 |
| 管理監督者の役割 | 指針のうち、管理監督者の役割の概要を説明。 | 2 |
| 仕事上のストレス要因の軽減 | 職場ストレスの考え方、職場環境等の評価方法、具体的な改善ポイントを提示。改善事例の紹介。 | 10 |
| 相談と助言 | 話のきき方、情報提供および助言の方法の説明。早期発見のポイントの提示。産業保健スタッフ、事業場外資源との連携方法の説明。シミュレーションゲームを通じて知識の確認。労働者のプライバシーへの配慮の説明。 | 30 |
| 業務上の配慮 | 特に安全配慮義務の観点から、部下に対する日頃の配慮を紹介。 | 10 |
| 心の健康問題をもつ従業員の復職 | 事業場の復職システムの紹介。復職後の定期的、長期的なフォローアップの具体的方法を解説。 | 15 |
| セルフケアの方法 | さまざまなストレス対処法の紹介。リラクセーションのしくみと体験(おもに漸進的筋弛緩法)。 | 15 |
| まとめ |  | 5 |
| 質疑応答 |  | 15 |

坊，1985)が4点以上の従業員226名を、介入群と対照群とに無作為に割り付けた。介入群には、各指標の得点と、得点に応じたアドバイスを書面でフィードバックした。具体的には、調査時点でのストレス反応が高かったことを指摘したうえで、運動頻度の少ない者、緑黄色野菜の摂取が少ない者、朝食を規則正しく食べていない者、毎日飲酒している者、タイプA行動得点が高い者に対して、それぞれの行動を修正するためのアドバイスが記載されていた。書面には、さらにリラクセーション法の紹介も記載されていたが、個人向けの面談やグループセッションなどは特に行なわれなかった。一方、対照群には、各指標の得点のみが書面でフィードバックされた。

介入前と介入後(フィードバック送付後7か月目)に実施した質問紙調査のデータを用いて、群(介入群、対照群)と時期(介入前、介入後)を要因とするくり返しのある分散分析を行なった結果、介入群と対照群の両群においてGHQ得点が低減しており、書面アドバイスの付加によるストレス反応の明確な低減効果は確認されなかった。

この結果は、ストレス調査の実施と書面によるフィードバックだけではストレス反応の低減には十分ではなく、何らかの付加的な対応が必要であることを示唆している。

## 2　ストレス調査と個人向けフィードバック、フォローアップ面接との組みあわせ

筆者らは、これまでに3つの事業所において、質問紙調査、調査結果の個人向けフィードバック、フォローアップ面接の3種を組みあわせたストレスマネジメントを実施してきた(小杉, 2000a, 2000b；島津, 2000)。このプログラムは、心理学的ストレスモデル(Lazarus & Folkman, 1984)のうち、おもにコーピングの変容を目的としたものである。質問紙調査では、心理学的ストレスモデルに準拠した「職場ストレススケール」(小杉, 2000b)を従業員に実施する。本スケールは、心理的ストレスに関する職場ストレッサー、コーピング、ストレス反応、ソーシャル・サポートの4側面を、131項目によって測定するものである。結果通知票では、「総合評価」のほか、「ストレッサー」「コーピング」「ストレス反

応」「ソーシャル・サポート」の各側面の結果が，パーセンタイル値とコメントの両方によって示される。このうち，「コーピング」の部分では，調査時点におけるコーピングの特徴と，ストレス状態を改善するための手がかりが記載されており，従業員自身が結果通知票を参考にしながら，コーピングの変容を図ることができるようになっている。

調査の結果，ストレス反応得点が高く，高ストレス状態にあると判断された従業員が，個別面接のおもな対象となる。面接は約1時間の半構造化面接の形式で行なわれる。面接では，結果通知票をもとに，心理的ストレスに関する4側面についての調査結果を説明する。次に，調査結果と実際の状態との比較を行ない，いかなるストレッサーに対して，いかなるコーピング（対処）を行なった結果，ストレス反応が生起したのかについてクライエントと討議する。また，クライエントの周囲にあるサポート源をどのように認識しているのかについても確認する。これらの結果，現在のストレス反応を低減させたり，ストレッサーを改善したりするためには，どのようなコーピングが有効なのか，あるいは，どのようなコーピングが実際に可能なのかについて話しあう。そして，クライエントの有するコーピング方略のレパートリーの中から，より適切と思われるコーピング方略を具体的に設定し，実行可能な方略から日常の就業場面での実行をうながし，面接を終了する。

高田ら（2002）は，上述したストレスマネジメントによる長期的効果を検討した。その結果，面接に来談しなかった群（非来室群 $n=37$）では，いずれのストレス反応得点も有意に低下していなかったのに対して，面接に来談した群（来談群 $n=37$：来談を実施した従業員221名のうち，非来室群と所属部署・仕事内容をマッチング）では，3年後の「怒り」「疲労」「過敏」「抑うつ」「心理的ストレス反応合計」の各得点が有意に低下したことを明らかにした。本研究では，来室群と非来室群との設定が無作為でないという限界はあるものの，ストレス調査と個人向けフィードバックに加えてフォローアップ面接を実施することによって，ストレス反応の低減が長期的に維持されることを示唆するものといえる。

## 3　認知行動トレーニングとリラクセーションとの組みあわせ

ガンスターとマーフィ（Ganster & Murphy, 2000）やバンデル・クリンクら（van der Klink et al., 2001）は，職域における個人向けストレスマネジメント研究をレビューし，最も効果的な技法は，認知行動トレーニング，ないし認知行動トレーニングとリラクセーションとを組みあわせたプログラムであると述べている。島津（Shimazu et al., 2003）は，これらの先行研究の結果を参考にしながら，教師を対象としたストレスマネジメントにおいて，表6-5に示すプログラムを作成し集団で実施した。このプログラムの目的は，教師が児童生徒の問題行動への対処スキルを習得することによって，ストレス反応の低減を図ることであった。各学校を通じて募集された24名の参加者が，介入群（12名）と待機群（12名）のいずれかに分けられ，参加者には，1回90分のプログラムが2週間間隔で5回に分けて行なわれた。一連のプログラムの実施前後に，両群に対して質問紙調査を実施し，プログラムの効果を評価した。

2回の調査にともに回答した各群8名ずつのデータを用いて，群（介入群，待機群）と時期（介入前，介入後）を要因とするくり返しのある分散分析を行なった結果，同僚サポート得点においてポジティブな介入効果が認められた。講義，グループディスカッション，ロールプレイなどを通じて，周囲からのサポートの存在と重要性を再認識したことが，同僚サポート得点の上昇に結びついたものと推察される。しかし，コーピング得点や

表6-5 教師を対象としたストレスマネジメントプログラムの例 (Shimazu et al., 2003)

| 回数 | 内　容（各回90分） |
|---|---|
| 1 | ・オリエンテーション（プログラムの概要説明，自己紹介）<br>・ストレス調査票の実施<br>・講義1：ストレスと心身の反応（日常生活のストレス対策：リラクセーション法）<br>・リラクセーション訓練（漸進的筋弛緩法） |
| 2 | ・リラクセーション訓練<br>・講義2：生徒の問題行動の理解（子どものストレスと問題行動） |
| 3 | ・リラクセーション訓練<br>・講義3：学校環境の理解（学校環境とストレス：風通しのよい環境，やる気の出る環境） |
| 4 | ・リラクセーション訓練<br>・グループディスカッション：生徒（児童）指導上の問題に対する対処法について |
| 5 | ・リラクセーション訓練<br>・ロールプレイ：生徒（児童）指導上の問題に対する対処法について |

ストレス反応得点（活気，イライラ，疲労，不安，抑うつ，身体愁訴）に関しては，ポジティブな介入効果は認められなかった。

本研究で実施したプログラムが，どのような対象者に対して，また，どのような状況において効果を有しているのかをより詳細に検討するために，調査対象者を層別化したうえで，同様の解析を行なった。その結果，介入前調査でストレス反応得点が高かった9名（介入群5名，待機群4名）において，同僚サポート得点とイライラ得点に関してポジティブな介入効果が認められた。また，介入前調査で仕事のコントロール得点が高かった9名（介入群4名，待機群5名）において，同僚サポート得点とあきらめコーピング得点に関してポジティブな介入効果が認められた。これらの結果は，ストレス反応が高く問題解決への動機づけの高い参加者や，職場での裁量権が高くプログラムの学習内容を職場で適用しやすい環境にある参加者において，介入効果が認められやすいことを示唆している。

介入群と待機群の設定が無作為でないという限界はあるものの，本研究の結果は，次の2点を示唆しているといえる。

①認知行動トレーニングとリラクセーションとを組みあわせたプログラムを集団で実施することによって，同僚からのサポート知覚が増加する可能性があること。
②特定の下位集団（ストレス反応が高い者，仕事の裁量権の多い者）に焦点をあわせてプログラムを実施することによって，コーピングスキルの向上，ソーシャル・サポートの増加，ストレス反応の低減がより促進される可能性があること。

## 5節　効果的なストレスマネジメントのための工夫

コンピエールら（Kompier et al., 1998）は，これまでに行なわれたヨーロッパのストレス対策を概観して，職場でストレス対策を成功させるためのポイントを次の5点にまとめている。

①目的，対策内容，責任者，計画，財政源を明確にした段階的・系統的なアプローチ。
②リスク集団とリスク要因を同定する適切な現状評価。
③職場環境（ストレッサー）と労働者個人（対処能力）の双方に向けた対策。
④外部の専門家と事業所内関係者の双方が関与する，参加型アプローチ。
⑤トップマネジメントのサポート。

特に，トップマネジメントの理解とサポートに

よって，会社経営の一部としてストレス対策が位置づけられれば，ストレス対策が管理監督者の日常業務となり，作成したプログラムがより円滑に実行されることになる。

しかしながら，職場でストレス対策を行なうことによって，一時的に負荷が増加する可能性もあるため（Kawakami et al., 1997），ストレス対策自体が，実施者や参加者への負担にならないような工夫も必要である。そのためには，既存の人的・物的資源を有効に利用し，すぐにできるものからとりかかることが望ましい。また，多様な側面を効果の指標とすること（小林，2001），短期的効果だけでなく，長期的効果についても考慮することが必要である。特に職場環境に焦点を当てたストレス対策では，その効果が現われるまでに数年かかるともいわれている（Kawakami et al., 1997；川上，2002 a）。事業所は，費用対効果の観点から，短期的な指標によって介入効果の有無を判断する可能性が高く，継続的なストレス対策の実施が困難になる場合がある。そのため，結果の評価だけでなく，プロセスの評価についても考慮し（川上，2002 a，2002 b），ストレス対策が継続的に実施できるように努力すべきである。計画されたプログラムは順調に実行できたか，もし実行できなかった場合には，何が阻害要因になっていたのかを明らかにすることによって，次のプログラム計画と実施の参考になる。

なお島津ら（Shimazu et al., 2003）は，個人向けストレスマネジメント・プログラムを成功させるためのポイントとして，次の4点をあげている。

①参加者の動機づけを高め，心理的抵抗を低減するための工夫を行なうこと。

これらの工夫がなければ，脱落率が高まり，プログラムの効果も現われにくい。すなわち，参加者にとって「楽しく役に立つ」プログラム作成が重要である。

②プログラム実施のための適切な時間と場所を設定すること。

トップマネジメントの理解があれば，プログラムを時間外ではなく就業時間内に事業所内で実施することができ，参加者への時間的・経済的負担を低減することができる。

③参加者の特徴に応じたプログラムを構成すること。

たとえば，職場単位で実施するストレスマネジメントでは，対象者が所属する職場に特有のストレッサーをアセスメントしたうえで，そのストレッサーへの対処法についてトレーニングするようなプログラム構成も1つの方法である。このような工夫によって，参加者のニーズに応じたプログラムの実施が可能になり，プログラム参加への動機づけがより高まると思われる。

④可能な限り，Follow-through セッションを実施すること。

職場では，時間的・経済的理由から実施が制約される場合が多いが，プログラムで習得したスキルの日常場面での適用をサポートすることが，効果をより長期的に持続させることにつながる。

## 6節 おわりに

現在，産業領域ではよりいっそうの効率化，スピード化，国際化が求められている。それにともない，職場でのストレスマネジメントも，時間や場所に拘束されない方法を検討する必要が出てきた。そのための工夫として，情報技術（IT）を活用した各種方法が使用されつつある。現在，電子メールや電子会議室を用いた健康相談（Kurioka, et al., 2001；栗岡，2002 a，2002 b），Webを用いたストレス調査やフィードバック（島津，2003），コンピュータを用いた管理監督者教育やコーピング教育（図6-6）に取り組んでいる事業所など

がある。ITはそれ自体がストレッサーとなりうる場合もあるが，これらのITをじょうずに活用することによって，職場のストレス対策をより円滑に効率よく進めていくことができるだろう。

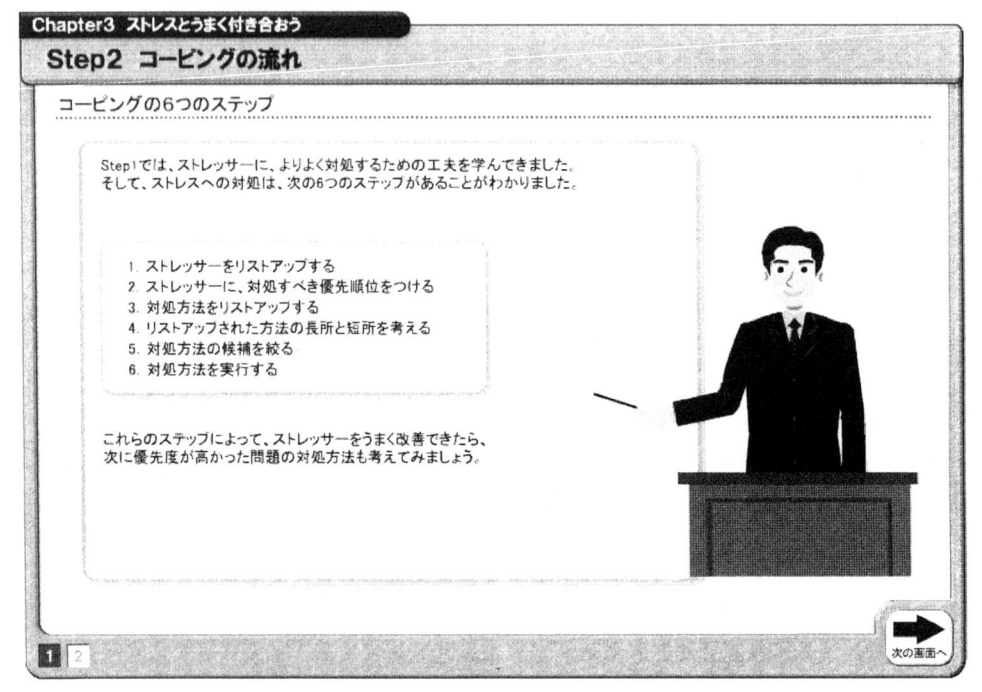

図6-6　ITを用いたコーピング教育教材の見本（島津, 2003）

# 7章 職場領域における ストレスマネジメント（2）
―― 看護師への取り組みを中心に ――

## 1節　医療従事者のストレス

　医療従事者には，医師，看護師，理学療法士，作業療法士，臨床心理士，栄養士，薬剤師，臨床検査技師など，さまざまな職種が存在し，互いに連携を取りあいながらそれぞれの専門領域を担当している。同じ職種の中でも，担当する仕事内容や領域の細分化が進み，その専門性を尊重しつつ日々の業務にあたっている。河野（2003）は，医療従事者のストレスフルな仕事の特徴を，次のようにとらえている（表7-1）。医療従事者の仕事は，対象が患者であり対人サービス業務といってもよい。弱い立場の者を対象としているので，それだけ相手に対する配慮が不可欠で，慎重かつ理性的な判断，対応が求められている。人命にかかわる仕事内容であり，ミスが許されない重い責任が課せられ，さらにはスムーズな人間関係を保つことがむずかしい。患者の死に直面することも少なくなく，自分たちの仕事が報われず，職務満足度が低くなったり，セルフ・エスティームが低下しやすい。特に医師はチームで行なう医療の中心的存在であり，つねに責任の重さと役割が課せられているといってよいだろう。

　医療従事者に対してストレスマネジメントを実践していく際には，当然前述したような仕事の特

表7-1　医療従事者の仕事の特徴（河野，2003）

1. 仕事の対象が心身を病める人間であり，常にマイナスの状態にある人間を対象としなければならないこと
2. ミスの許されない仕事であること
3. 学問の進歩が著しく，専門知識や専門技術をトップレベルに維持するには，なみなみならぬ努力を要すること
4. 各専門職の人が力を寄せ合ってする仕事であること，スムーズな人間関係を保つのに配慮しなければならないこと
5. 医療の結果が必ずしも治癒という最善の目標を達成できず，不本意にも病状が悪化し，場合によっては死に至る場合も多いこと

徴を考慮したうえで，実践が行なわれなければならない。

　ここでは，医療従事者の中でも特にストレスが強いとされている看護師について話を展開していくことにする。

## 2節　看護師のストレス

### 1　看護師のストレス概観

　看護師のことは，以前からマスコミでもよく取り上げられ，テレビ番組の特集が組まれて紹介されることもしばしばである。一時期，3K（きつ

#### 表7-2 看護師のおもなストレス要因

1. 仕事量の多さと役割の曖昧さ
2. 看護師どうし（同僚，上司），他職種との関係
3. 患者との関係
4. 専門職としての裁量権の低さ

い，汚い，危険）や「給料が安い」「休暇がとりにくい」「勤務が不規則」「結婚できない」などを付け加えて5K，7Kとして酷評されることも多かった。

看護師の具体的な仕事をみてみると，いくつかの特徴がみられる。看護師のおもなストレス要因を表7-2に示した。

看護師は，交替制勤務を行ないながら，24時間体制で患者の日常生活援助や診療介助業務に携わっている。一度に複数の患者に対応しなければならないことが多い。しかも，患者のニーズにそったケアを行なうには，患者1人ひとりのさまざまな情報を十分に把握したうえで実践しなければならない。迅速かつ適切な対応が求められることになり，高い緊張感の中で仕事を遂行しなければならない。仕事量が多いにもかかわらず，仕事の範囲は広く繁雑である。他職種との仕事内容の分担が曖昧なときには，看護師が行なわざるをえないことが多く，本来の看護業務以外の雑用を多くかかえている。

業務遂行上，看護師どうしの連携は重要である。コミュニケーションが十分でないと，誤った対応によって医療ミスを引き起こしてしまう危険性をはらんでいる。相手が理解していると判断される場合にも，あえて言語化して伝え，1つひとつ確認するという作業が必要となってくる。とりわけ夜勤帯では人員が限られることになり，十分配慮しなければならない。看護師個々人はそれぞれ役割をもっている。業務全体としてはチームで仕事が進められるため，看護師どうしの人間関係が重要となってくる。他職種との連携も不可欠で

ある。コミュニケーションが不足し，連携がうまくいかないと，トラブルが生じてしまうことになる。場合によっては患者本人に迷惑がかかることになり，患者の側にいる看護師は，患者の苦情に直接対応するなど，そのしわ寄せがくることも多い。管理職の立場にある師長，主任には，看護師それぞれの能力を見きわめ，チームとして業務が円滑に行なえるような配慮が求められる。また，看護師には複数の指示命令系統が存在する。看護師の上司（特に師長）と医師がそれにあたり，それぞれの指示内容が異なる場合には，混乱が生じ業務に支障をきたす一因にもなる。

患者との関係もストレス要因となる。看護師は24時間体制で患者の援助を行なっており，最も患者の身近に存在するので患者は自分たちがかかえているさまざまな不安，疑問，不満などを直接看護師に伝えることが多い。怒りや批判の感情をそのままぶつけてくる者，セクハラ行為をする者，治療に拒否的な態度をとる者，気分変動の激しい者，過度に依存的になる者など，さまざまな患者が存在する。看護師はそのつど，きちんと考えて適切な対応をとらざるをえないことになるが，患者にふり回されてしまうこともけっしてまれではない。そのため，最近では，看護の仕事は単なる肉体労働，頭脳労働ではなく，「感情労働」（武井，2000；Smith，1992）としてもクローズアップされてきている。

前述したように，看護師の仕事は過酷な労働である。にもかかわらず，仕事に対する社会的評価はけっして高くない。現場では医師の指示のもとで仕事を行なうことが多く，看護師自身が主体的に判断をくだして実践しているという感覚が得られにくい。専門職にしては裁量権が少なく自律性に乏しいといってよい。

表7-3（三木，2002）に看護師と他職種女子とのストレスの比較に関する興味深い調査結果を示した。この調査ではストレスの尺度としてNI-

表 7-3 看護職と他職種女子の仕事のストレッサー，社会的支援，ストレス反応の比較（三木，2002）

| 尺度* | n | 看護職 957 | 専門職 90 | 技術者 110 | 事務職 1,232 | サービス 83 | 技術技能 114 | 機械操作 889 | 肉体労働 882 |
|---|---|---|---|---|---|---|---|---|---|
| 仕事のストレッサー | | | | | | | | | |
| 　量的労働負荷 | | [15.3] | 11.8 | 11.1 | 11.5 | 12.9 | 11.6 | 11.8 | 11.9 |
| 　労働負荷の変動 | | [10.8] | 8.3 | 8.3 | 7.8 | 8.2 | 7.7 | 7.7 | 7.6 |
| 　認知的要求 | | [16.5] | 14.6 | 14.3 | 13.6 | 14.3 | 14.2 | 14.3 | 13.9 |
| 　仕事のコントロール | | 40.8 | 43.8 | 39.4 | 40.0 | [36.2] | 38.1 | 37.8 | 37.6 |
| 　技能の低活用 | | 8.1 | 9.3 | 10.7 | 12.2 | 12.6 | 12.7 | [13.4] | 13.3 |
| 　役割葛藤 | | [29.5] | 24.2 | 24.4 | 25.0 | 25.3 | 26.5 | 24.2 | 25.9 |
| 　役割曖昧さ | | 19.7 | 18.1 | 19.1 | 20.6 | 19.4 | [21.3] | 19.7 | 19.8 |
| 社会的支援 | | | | | | | | | |
| 　社会的支援（上司） | | 14.8 | 14.6 | 15.0 | 14.4 | 13.9 | 14.0 | [13.2] | 13.3 |
| 　社会的支援（同僚） | | 16.5 | 16.0 | 15.6 | 15.6 | 15.3 | 15.2 | 14.9 | [14.8] |
| 　社会的支援（家族） | | 17.3 | 16.1 | 15.5 | 16.0 | 15.5 | [15.0] | 15.4 | 15.2 |
| ストレス反応 | | | | | | | | | |
| 　抑うつ | | [17.2] | 10.9 | 12.9 | 12.8 | 13.5 | 15.2 | 13.5 | 14.3 |
| 　職務満足感 | | 9.1 | 9.3 | 9.2 | 8.9 | 9.1 | [8.8] | 9.1 | 9.0 |

\* NIOSH 職業性ストレス調査票
注）[　　]は最もストレスの高い状態を示す。

OSH 職業性ストレス調査票が用いられている。看護師の場合，仕事のストレッサーの中では「量的労働負荷」「労働負荷の変動」「認知的要求」「役割葛藤」の得点が最も高く，一方ストレス反応では「抑うつ」の得点が最も高く，これらは看護師のストレスが強いことを示している。この結果から，看護師の仕事は，仕事量の負荷がかかり，自分の役割に対する葛藤をかかえ，ストレスフルな状態で，その反応として抑うつ状態を引き起こしていることがわかる。

以上のように，看護師はいわば特殊な職業集団で，ストレスフルな状況下で仕事を行なっている。したがって，バーンアウト（burnout）に代表されるように，看護師のストレスが社会的にも問題となってくるわけである。看護師のストレスの中でも，特にこのバーンアウトは，対人サービス業務に従事する労働者には特徴的であり，あとで詳しくふれることにする。

## 2 ストレスが強い看護師の特徴

筆者らが今までに手がけてきた研究結果を交えながら，一般的にストレスが強いとされる看護師の特性について紹介する。

表 7-4（豊増ら，1999）に年齢階級，従事期間，勤務形態，家族との同居の有無別にみた看護師のストレスを示した。ここではストレスの指標として GHQ（General Health Questionnaire：中川・大坊，1985）28 項目版が使われている。この GHQ は神経症傾向を定量的に把握する尺度で，28 項目版では，5～6 点の間または 6～7 点の間に cut-off point があると解釈されることが多く，その場

**表7-4 看護師の個人属性とストレス**
(豊増ら, 1999 を改変)

| 個人属性 | カテゴリー | GHQ 28 |
|---|---|---|
| 年齢階級 | 〜29 | 8.22 |
|  | 30〜39 | 8.40 |
|  | 40〜49 | 6.95 |
|  | 50〜 | 6.76 |
| 従事期間 | 2年未満 | 8.57 |
|  | 2〜5年 | 7.62 |
|  | 6〜10年 | 8.49 |
|  | 11〜20年 | 8.37 |
|  | 20年以上 | 6.80 |
| 勤務形態 | 日勤 | 7.49 |
|  | 三交替制 | 8.16 |
| 家族との同居の有無 | 家族と同居 | 7.64 |
|  | ひとり暮らし | 8.42 |

合6点または7点以上が問題ありと判定される。そう考えると，表7-4中の看護師は，一般集団よりもストレスの強い集団であることがわかる。年齢階級別では20〜30歳代の者のストレスが強い。特に就職してまもない看護師の場合は，現実と理想がかけ離れていることに衝撃を受けるという，いわゆるリアリティショックと解釈されることが多い。教育機関で理想とする看護を学び社会に出たものの，実際の医療現場で現実的なギャップを感じ，戸惑いや失望をいだくようになる。このリアリティショックは，医療従事者の中でも特に看護師に多い現象である。同じ年齢や従事期間であっても，師長，主任の役職に就いている者とそうでない者では，役職に就いている者のほうがストレスが強いようである。勤務形態別では，日勤よりも交替制勤務に従事している者のほうがストレスが強い。交替制勤務は身体的にも精神的にも過酷で，疲労が残りやすく体調をコントロールするのがどうしてもむずかしい。最近では二交替制勤務を採用する病院が少しずつ普及し，定着しつつある。家族との同居の有無では，家族と同居している者よりもひとり暮らしの者（特に未婚）がストレスが強い傾向にある。ひとり暮らしでは，自分ですべて家事をこなさなければならず，毎日の生活の中で家族のサポートが得られにくい。家族と同居していると，仕事の愚痴をこぼして，ストレス発散のための対象を身近に見つけやすいが，ひとり暮らしだとそういうわけにもいかない。

　勤務している病棟などの部署によっても，看護師のストレスに違いがみられる。表7-5（川口ら，1999）に内科系，外科系の各病棟と，外来，救命救急，オペ室に勤務する看護師の調査結果例を示した。ここでも先ほどと同じGHQ 28項目版を用いてストレスを測定している。救命救急や外科系病棟に勤務する看護師は特にストレスが強く，その原因は部署の特徴や仕事内容に起因している。これらの部署では，患者の状態が生命的危機に瀕していることもめずらしくない。そのため，予定外の入院患者の受け入れや患者の予期しない病態の変化などがあり，看護師には瞬時に迅速かつ適切な対応がつねに求められる。看護師が行なう1つひとつの看護ケアも慎重に遂行しなければならず，ミスが許されないため，高い緊張状態が途切れることがない。職種間の連携や同じ看護師間の連携がとても重要である。他の部署に比べて，「仕事が終わってヘトヘトになる」「仕事量が多く，一日中時間に追われている」「仕事が終わっても，まだ仕事のことを考えている」といった疲労を感じやすく，日々の業務の中でそれが蓄積されやすい。逆に外来ではそれほどストレスが

**表7-5 看護師の部署とストレス**　(川口ら, 1999 を改変)

| 部署 | 人数 | 平均年齢 | GHQ 28 |
|---|---|---|---|
| 内科系病棟 | 84 | 31.23 | 7.86 |
| 外科系病棟 | 130 | 29.33 | 8.29 |
| 外来 | 58 | 38.38 | 7.64 |
| 救命救急 | 42 | 28.10 | 10.14 |
| オペ室 | 64 | 28.11 | 8.25 |

## 2節 看護師のストレス

表7-6 看護師のソーシャル・サポートとストレス (川口ら, 2003 a を改変)

| 項 目 | カテゴリー | GHQ 28 オッズ比 | 労働ストレス オッズ比 |
|---|---|---|---|
| 「職場での人間関係」をストレスと感じる場合 | 上司に相談 | 1.204 | .562 |
| | 同僚に相談 | .964 | .784 |
| | 職場以外の友人・知人に相談 | 1.107 | 1.043 |
| | 家族に相談 | 1.091 | .789 |
| | 誰にも相談しない (我慢する) | 1.689 | 2.401 |

| 項 目 | カテゴリー | GHQ 28 オッズ比 | 労働ストレス オッズ比 |
|---|---|---|---|
| 「仕事での疲労」をストレスと感じる場合 | 上司に相談 | 1.123 | .737 |
| | 同僚に相談 | .990 | .908 |
| | 職場以外の友人・知人に相談 | 1.029 | 1.411 |
| | 家族に相談 | 1.138 | .838 |
| | 誰にも相談しない (我慢する) | 1.409 | 1.714 |

| 項 目 | カテゴリー | GHQ 28 オッズ比 | 労働ストレス オッズ比 |
|---|---|---|---|
| 「仕事の内容や量」をストレスと感じる場合 | 上司に相談 | .870 | .704 |
| | 同僚に相談 | .933 | .764 |
| | 職場以外の友人・知人に相談 | 1.123 | 1.301 |
| | 家族に相談 | 1.172 | .881 |
| | 誰にも相談しない (我慢する) | 1.557 | 2.714 |

注) オッズ比が, 1より大きいほど, ストレスが強く, 逆に小さいほど, ストレスが弱いことを示している。
労働ストレスは, 川上らの尺度を筆者らが改編したもの (久留米大学健康・スポーツ科学センター研究紀要, 8, 11-16 2000を参照)。

強くない。外来という部署は, 病院の中でもいわば特殊な部署である。基本的に交替制勤務がなく, 日中のみの勤務である。来院する患者も生命的な危機状態にある者はほとんどない。疲労もそれほど蓄積されることはなく, ストレスを強く感じることがあまりないようである。そのため, 交替制勤務に従事するのが困難であるような, たとえば育児中の者や体調に不安をかかえる者などが配置されることも少なくない。

看護師には, 配置交代 (配置転換) というものがある。同じ施設内で勤務者の配置場所がかわることである。一般的には3〜5年ごとに配置交代が行なわれることが多いが, 施設によって多少事情が異なる。新たな能力の開発, 人間関係上の問題の解決, 人事交流などがその目的であるが, 場合によってはストレスの原因となる可能性も否定できない。

看護師のソーシャル・サポートとストレスとの関連が, 最近特に注目されている。表7-6 (川口ら, 2003 a) にストレスを感じる場合の対処行動のタイプとストレスの関連を示した。ここで最も問題となるのは, ストレスを感じても「誰にも相談しない (我慢する)」タイプで, サポートが実際に得られていない人たちである。そのような看護師のストレスはきわめて強い。1人でストレスをかかえ込まず, 必要に応じて上司などの他者

に相談することが有効である。そのためには，看護師どうしの人間関係が重要な意味をもつようになる。また看護師個々人には，適度な対人関係スキルをあわせもつことが要求されることになるであろう。

生活習慣とストレスの関係もよく話題にされる。表7-7（豊増，2000）に調査結果例を示した。ほとんどの生活習慣において，不健康的な生活習慣である者はストレスが強い。交替制勤務に従事している看護師の生活習慣は不規則になりやすい状況下にある。なかでも睡眠や食事についてはその傾向がいちじるしい。睡眠時間の確保がむずかしいため，睡眠薬を服用している者の割合が比較的高いという報告も見受けられる。食事はひとり暮らしの者ほど不規則になりやすく，3食きっちりとらず欠食する者も多い。とってもサプリメントだけですませてしまう者も多いようである。また，若い看護師には喫煙習慣のある者が比較的多く，ストレスが強い傾向にある。このような生活習慣とストレスに関する調査結果は，横断調査だけではなく，追跡調査においても同様な結果が得られている。

余暇活動の状況とストレスとの関係も興味深い。表7-8（川口ら，2000）がその例である。本来であれば余暇として過ごすための時間に仕事している者（余暇時間の少ないタイプ）ほど，ストレスが強い。特に平日，休日ともにそのような傾向にある者のストレスはきわめて強い。なかには仕事に生きがいを感じていて，そうしている者がいても不思議ではないが，むしろ余暇時間に仕事をせざるをえない状況の者がほとんどであろう。逆に，スポーツや習い事，友人・知人との交流など，自分なりに有意義な余暇活動を積極的に行なっている者のストレスはそれほど強くない。看護師の場合は，勤務が不規則であるため，友人

**表7-7　看護師の生活習慣とストレス**（豊増，2000を改変）

| 生活習慣 | カテゴリー | GHQ 28 |
|---|---|---|
| 定期的な運動 | している | 7.57 |
|  | していない | 8.13 |
| 欠食 | していない | 7.15 |
|  | している | 8.87 |
| 栄養のバランス | 考えている | 7.64 |
|  | 考えていない | 8.66 |
| 塩分 | ひかえている | 7.47 |
|  | ひかえていない | 8.49 |
| 食事の満腹度 | 腹八分目 | 7.40 |
|  | 腹八分目以外 | 8.39 |
| 間食 | していない | 7.30 |
|  | している | 8.19 |
| 喫煙習慣 | 吸わない | 7.68 |
|  | 時々吸う | 9.12 |
|  | よく吸う | 10.62 |
| 飲酒習慣 | 飲まない | 7.70 |
|  | 時々飲む | 8.20 |
|  | よく飲む | 7.93 |
| 決まった時間に寝る | 寝ている | 7.09 |
|  | 寝ていない | 8.52 |
| 毎日7〜8時間の睡眠 | とっている | 6.00 |
|  | とっていない | 8.67 |
| 意識して休養をとっている | とっている | 7.88 |
|  | とっていない | 8.35 |

**表7-8　看護師の余暇状況とストレス**（川口ら，2000を改変）

(平日)

| 余暇活動タイプ | 平均年齢 | GHQ 28 |
|---|---|---|
| 「対人交流・テレビ」 | 30.71 | 7.88 |
| 「趣味」 | 30.83 | 8.02 |
| 「スポーツ」 | 31.21 | 7.29 |
| 「仕事」 | 36.21 | 9.40 |

(休日)

| 余暇活動タイプ | 平均年齢 | GHQ 28 |
|---|---|---|
| 「スポーツ・趣味」 | 29.60 | 8.11 |
| 「対人交流」 | 33.47 | 6.77 |
| 「睡眠・テレビ」 | 30.42 | 8.14 |
| 「社会奉仕・習い事」 | 31.31 | 7.13 |
| 「仕事」 | 36.86 | 9.70 |

との都合がなかなかつかず，ストレス発散ができずにいる者が多いようである。

## 3　看護師のストレスが問題とされる理由

看護師がストレスの強い職業集団であることはすでに述べた。では，その強いストレスがそのまま放置されるとどうなるのであろうか？　いったい何が問題となるのであろうか？　看護師個人への影響という面では，ストレス反応として最終的に抑うつや神経症傾向などの精神症状を引き起こしたり，心身症発症の原因にもなりかねない。これは看護師特有ではなく，一般的に他の労働者にも同様にいえることである。問題となるのは，個人への影響ばかりではない。体調不良を訴え，予定以外の休み（欠勤）があると，他のスタッフに影響を及ぼすことになり，本来は欠勤者が担当すべき仕事を他の誰かがサポートしなければならないことになる。チームで仕事を行なう看護業務に支障をきたしてしまうのは明らかで，ひいては患者に対する看護援助の質の低下にもつながりかねない。

看護師のストレスは，近年社会的な大きな問題として，テレビや新聞を騒がせている医療事故との関連性も否定できない（川口ら，2003 b）。リスクマネジメントの観点から，さまざまな病院で医療事故の原因の分析や今後の対策が行なわれている。事故原因で多いのは，看護師の「うっかりミス」「思いこみ」「観察不十分」とされている（杉谷，1997）。この調査の中では，「ストレス」という表現は出てきていないが，なぜ「うっかりミス」をしてしまったのか，なぜ「観察不十分」であったのか，ということを考えたときに，ストレスがその根幹にある可能性も否定できないであろう。この事故原因には，いろいろな要素が複雑に絡みあっているので，はっきりとした断定はできないものの，もともと日々の業務において蓄積されたストレスがあり，そのストレスのために注意散漫になり，うっかりミスをしてしまった，あるいは十分な観察をできなかったとも考えられるのである。

医療現場が最も現実的に直面している問題としては，「離職」があげられるであろう。「今の仕事を辞めてしまいたい」と考えている看護師は，けっして少なくない。そして，ストレスの強い看護師は，実際に職場を離れていくことになる。この看護師の離職の問題について，詳しく述べてみたい。

## 4　看護師の離職の問題

看護職員の確保に関する国の政策としても，離職の防止および潜在看護職員の再就業の促進に重点がおかれている。ストレスの強い者の中には職務を継続できず，精神的，身体的限界を感じて実際に「離職」していく者もけっして少なくない。看護師のストレスについて考えるとき，そのアウトカムとしての「離職」の問題はあまりにも大きいといえるだろう。地域別では，関東，関西などの都市において，離職率が高い傾向にある。病院の設置主体別では，国公立の病院よりも法人（医療法人，公益法人など）設置の病院ほど高い傾向にある。

もちろん，看護師の離職のすべてが，ストレスによるものかどうかの判断はきわめてむずかしい。日本看護協会が行なった離職に関する調査結果（日本看護協会調査研究報告，1994）によると，離職の理由として最も多いのは，「職場への不満」で，他と比較しても群を抜いている。そこには，離職原因としてのストレスが見え隠れしているように感じ取れる。直接的または間接的にストレスの原因となっている可能性はかなり高いのではないかと推測される。看護師が離職する場合，原因が単に個人要因にあるとされ，職場不適応者として解釈されることが多い。本人は職場を去ることになり，ストレスの原因やその対策などが結局うやむやにされてしまうことになる。

日本看護協会が看護職員の離職率について，独

自の報告（藤田ら，2003）を行なっている。1990年以降，やや減少傾向にあったものの，2001年は11.6％までもどり，以前と同じようなレベルになってきている。しかし，一般労働者（男女）の離職率と比較するとけっして高い値ではない。にもかかわらず，看護師の離職が取り沙汰されるのには理由がある。離職する看護師で最も多いのは，卒後3年未満，または卒後5年未満の者だとよくいわれている。そのような卒後3〜5年未満の看護師といえば，前述したように特にストレスの強い時期である。看護基礎教育を終え，新卒として勤務についてから数年経ち，仕事にもある程度慣れ，先輩たちのサポートがなくても自分なりに仕事をこなせるようになる，いわば「独り立ち」の時期である。病院側にしてみると，そこまで育てあげることこそが，むしろたいへんなことであり，今後の活躍に期待を寄せるのは当然のことである。これから貴重なケアの担い手として，後輩のための指導者として，という時期に離職となるので，病院側にとっても痛手となる。他方，次のような考え方もある。病院としての経済的なことを考えると，毎年離職者をある程度出し，若くて安いマンパワーを補充し，職員を回転させるほうが経済効率がよいことになる。勤務年数が長くなればなるほど，人件費がかかり，病院としては負担となる。しかも看護職員の数は他職種よりも圧倒的に多いので，積もり積もれば軽視できないことになろう。そのような考え方が一部の病院でみられるのも現実である。しかし，マンパワーとしての量は，ある程度補うことができたとしても，医療を受ける立場にある患者に対するケアの質に影響を及ぼすことはいうまでもない。そのような状況では，ストレス対策が講じられることもなく，ストレスマネジメントの必要性が認識されにくいことになる。

1992（平成4）年から中央および都道府県ナースセンターを設置し，潜在看護職員の就業促進のための拠点整備が図られている。国民衛生の動向（厚生統計協会，2002）によると，2000（平成12）年には，看護師の再就業者は25,000名を超えている。一度離職した看護師が医療現場に再就職してきた際に，それまでのブランクをどのように補い，有効なマンパワーとして活用していけるかが重要なポイントになる。職場復帰に必要である具体的な学習プログラムの検討（稲吉，1995）も試みられており，今後の大きな課題の1つといってよいだろう。また，院内保育施設に対する補助の充実に向けての対策が行なわれたり，産休，育休休業取得率および取得期間は延長している傾向にあり，職場環境は少しずつではあるが，以前より改善されつつある。

## 5　看護師に対するストレスマネジメントの現状

看護師のストレスが強いことは，今までのさまざまな研究から明らかにされているが，ストレスマネジメントの観点から論じると，医療の現場で看護師に対する積極的な取り組みがなされているとはいいがたい現状にある。その理由として，まずストレスが原因で身体的・精神的変調（たとえば，抑うつや心身症など）を訴える看護師がいても，それが本当にストレスによるものなのか，どの程度ストレスに起因するものなのか，その厳密な判断がむずかしいことがあげられる。それに，たとえ同じストレスにしても，仕事以外の，たとえば家庭などのプライベートに関するストレスである可能性も考えられる。そのため，個々人が自分の仕事に対するストレスがどの程度であるのかを認識する必要がある。仕事に関するストレスであれば，まだ院内で上司などに相談するという方法もあるが，家庭におけるストレスであれば，なかなかそういうわけにはいかなくなってくるし，相談を受けた上司もアドバイスの内容に限界が生じてこよう。

一方，看護師が自分たちのストレスについて，院内で自由に表現し議論する場が，実際にはない

といってよいだろう。患者への対応や今後の方向性，病棟でも業務改善に関するカンファレンスは行なわれることがあっても，自分たちのストレスに関して話題にするようなことはない。院内でさまざまな委員会が存在し会議がもたれても，看護師のストレスに目を向けたような会をほとんど聞いたことがない。そのような職場の雰囲気もあってか，ほとんどの場合，看護師個人レベルで上司にでも相談をもちかけない限り，自分たちのストレスの問題をわかってもらえない現状にある。上司が，スタッフのようすが以前と違うことに気づくこともあるが，その場合だと，ある程度状況が複雑になってからのことが多いようである。

それに，院内の者によってストレス調査が行なわれるよりも，院外の研究者の手によって行なわれていることが多いように思われる。院外の研究者が調査を行なう場合には，ストレスマネジメントというよりも，どうしても研究目的としての傾向に陥りがちである。たとえ，院内でストレス調査の試みがなされても，調査により明らかにされたことを，今後どのような対策を立てて対応するのかといった具体的な指針が示されることがなく，単なるどこかに報告するための一研究として終わってしまっていることが多い。得られた結果を次に生かしていかなければ，せっかく実施した調査の意味が半減してしまうことにもなりかねない。看護スタッフに対して定期的にストレス調査を実施し，個々人の状況を経時的に把握し，ストレスマネジメントに積極的に活用しているような病院は，ほとんどないようである。

### (1) リエゾン精神看護師

病院組織の中で，看護師に対するストレスマネジメントとして最も機能しているのは，リエゾン精神看護師である。看護学大事典（2002）によると，リエゾン（liaison）とは，連携・橋渡しという意味で，精神看護の専門的知識・技術を他領域の看護に応用して，患者やその家族により質の高い看護を提供することをリエゾン精神看護という。わが国では，1996年より日本看護協会によって精神看護専門看護師と認定されたリエゾン精神看護スペシャリストが誕生しており，1998年には日本看護系大学協議会による「専門看護師教育課程」の認定が開始されている（池田，2002）。リエゾン精神看護師のおもな活動内容は表7-9のようになっている。看護師に対するメンタルヘルス支援を行なう専門職が，病院内に存在する意義はとても大きい。活動の重点が，心理的な問題をかかえた患者・家族への直接的なケア，患者ケアに関するコンサルテーションにおかれている実情はあるものの，メンタルヘルス支援の独自な活動が行なわれている。具体的には，看護師の職場への適応状況に問題があると思われたり，アイデンティティの揺れがみられるようなときなどに，個別の相談を行なう。また，仕事上のトラブルなどにより，ストレスが特に強い者についてはサポートグループを形成し，グループ内でそれぞれの感情や体験を自由に語りあい，分かちあい，支えあうことで回復をうながす試みもなされている。具体的な活動内容については，リエゾン精神看護師を採用している病院によって若干違いがみられる。

リエゾン精神看護師は，組織上の位置づけにも大きな特徴がみられる。ポストは基本的には看護師長クラスで，組織ライン上は独自のスタッフ部門として機能しているため，管理上の権限は有さず，直属の上司は看護部長となる。そのため，看護師は病棟直属の師長などの上司には相談できないような内容のことであっても，組織上のライン

**表7-9 リエゾン精神看護師のおもな活動内容**

1. 心理的な問題をかかえた患者・家族への直接的なケア
2. 患者ケアに関するコンサルテーション
3. 医療チーム内での連絡調整
4. 看護師に対するメンタルヘルス支援
5. 精神看護に関する教育活動

が異なるリエゾン精神看護師には相談をもちかけやすいことになる。

しかし、リエゾン精神看護師という専門職の存在や活動内容は、まだ十分には認識されていない。そのような専門職の必要性が理解され、導入を試みる病院が全国的に少しずつふえてきてはいるものの、実際に採用している病院は、ほんのごく一部にしかすぎない。実際に採用している病院であっても、リエゾン精神看護師のことについて「どのようなときに活用したらよいのか、活用方法がわからない」「活用の手続きを知らない」というスタッフからの声が聞かれるのも事実である（片平、2002）。

今後、ストレスマネジメントの観点からも、リエゾン精神看護師の積極的な採用と活動が強く期待されている。

### （2）目標管理制度とプリセプター制度

看護師が師長、先輩看護師と密接にかかわることが臨床場面においていくつかある。目標管理制度とプリセプター制度がそれにあたる。

目標管理制度とは、労働者各人が上司との相談に基づいて職務についての具体的な目標を設定し、その達成の度合いを評価する制度のことである。「成果主義」ともよばれる制度である。看護の分野では、導入が試みられてからまだ日が浅いが、一般企業においては積極的に用いられており、従業員数1,000名以上の大企業に限定すると、1999年の採用率は7割に近い（遠藤・山崎、2002）。企業では、設定された目標に対しての達成度合いによって、それが賃金に反映されることにもなる。看護で用いられる場合には、成果、評価が賃金に反映されることはないように見受けられる。上司と個別に面談し、たとえば自分の能力や技術面、病棟内での役割など、自分だけの個人目標を設定し、それにあわせて部署全体としての目標を合意したうえで設定する。ある一定の期間を経て、面談により評価を行なうことになるが、個人の能力開発、組織としての活性化に主眼がおかれているのは確かである。そのため、この制度がストレス対策として機能しているかどうかは不透明である。面談する上司そのものが、ストレスの原因になっていることもあるが、制度の活用のしかたによってはストレス軽減のための有効な手段になるのではないかと考えられる。現に一般企業では、単なる成果主義だけでなく、職務満足感の向上とストレス軽減に対しても期待が寄せられるようになってきている。

プリセプター（preceptor）とはいわゆる指導者のことで、「病院等では看護学校を卒業して初めて臨床の看護業務につく看護師個々に対して、経験者の中から指導者を決めて、看護業務の実際について計画的に、個別的に指導を進め、看護師として十分活躍できるように育てることを意図している」（看護学大事典、1997）とされている。しかし、看護技術などの実務的な面での指導がほとんどであり、プライベート面での関与はあまり積極的に行なわれていないのが現状である。したがって、看護師のストレスマネジメントとして機能しているとはいいがたい。

経営的立場からいえば、たとえストレス対策を積極的に行なっても、その効果が目にみえては現われにくい。そのため、病院としては目先の利益が予測しにくいことになる。長期的なビジョンで考える視点に欠け、スタッフのストレス対策に費用を割くよりも他の事業などに費やされることになるのであろう。

## 6 看護師のストレスマネジメントに関する今後の課題

ストレスマネジメントの現状で述べたように、積極的な取り組みがなされているとはいいがたい現実がある以上、今後に向けて、多くの問題が山積している。

今後の対策としては、まず看護師個人が自分のストレスの状況を認識できるような機会をもつこ

とが重要である。できれば，単に研究目的の調査に陥らないよう，組織全体でストレス調査を実施するというシステムを構築できればよいのではないかと考えられる。時間を追って経時的に把握することが求められるため，たとえばプライバシーに配慮できるような形で，健康診断時にあわせて実施するのも1つの方法であろう。看護師のストレスは，1年の中でもいろいろな状況によってたえず変化するものであり，いつの時点で調査を行なうかは，各施設ごとで議論されなければならない。そのような調査の中で，ストレスの特徴や原因が明確にでき，全体的に認識が高まれば，場合によっては，労働条件や職場環境の改善に向けての糸口にもなりえよう。

それから，看護師個人が自分のストレスについて，自発的に相談できる窓口をつくる必要がある。可能であれば，窓口を複数設定しておき，それを個人レベルで選択し利用できるとよい。窓口とは，直属の上司（師長など）のほかに，リエゾン精神看護師，院内で相談できるカウンセラー（臨床心理士などによる），院外の相談機関などがそれにあたる。いずれの場合も，利用方法などを明示し，利用しやすい雰囲気，環境を提供することに留意し，支援体制を整備しなければならない。相談するためには，看護師自身にも努力が必要である。特に他者へ相談することが苦手な者は，アサーション・トレーニング（平木ら，2002）などにより，対人関係スキルを高めなければならないこともあろう。職場全体でも，自分たちのストレスについて堅苦しくなく自由に話しあえる機会をもつことも大切である。病棟のような部署単位で行なってもよいが，部署の枠を越えて，話しあうことも必要であると考えられる。さらには，話しあいの場だけでなく，ストレス教育研修を開催し，ストレスについて正しい知識を得て，軽減対策，対処法を学習する機会になるとよいであろう。

## 3節　ストレスの測定
：バーンアウトを中心として

### 1　バーンアウトとは

看護師のストレスを解説する際に忘れてはならない重要な概念がある。それはバーンアウト（burnout）である。バーンアウトはストレスの1つであり，もっと厳密にはストレス反応と解釈しても差し支えないだろう。わが国では燃え尽き症候群（宗像ら，1988）として紹介されることも比較的多い。看護師のような対人サービスに従事する労働者にとっては職業病とまでいわれている。

バーンアウトということばは「電球が焼き切れた」「ヒューズが切れた」といったいわゆる「（使いすぎて）役に立たなくなった，機能をはたさなくなった」という意味で日常的に使われてきたことばである。1960年代のアメリカでは，慢性麻薬中毒患者の状態に対して"burnout" on drugsと通俗的に用いられてきた経緯がある。

バーンアウトの概念が学問領域で取り上げられるようになったのは精神科医フロイデンバーガー（Freudenberger, H.J.）による功績が大きい。彼は1960～70年にかけてアメリカでの社会復帰施設に従事するボランティアの調査を実施し，個人の心理的能力や脆弱性の観点からケース分析を行ない，理想に燃えるスタッフが疲れ，無感動的，抑うつ的になっているのを観察した（Freudenberger, 1974）。そして，初めてバーンアウトということばを用い始めたとされている。フロイデンバーガーとリッチェルソン（Freudenberger & Richelson, 1980）はバーンアウトを「一定の目的や生き方，関心に対して，献身的に努力したが，期待された報酬が得られなかった結果生ずる疲労感，あるいは欲求不満」と定義した。

マスラック（Maslach, C.）やパインズ（Pines, A.）は社会心理学的観点から，バーンアウトを個人の特性にかかわる要因と，個人の外に広がる状況要因（職場の環境やシステムに関する要因）

に焦点を当てて，大規模な調査を行なっている。マスラックは，バーンアウトを「長期間にわたり人に援助する過程で，心的エネルギーがたえず過度に要求された結果，極度の心身の疲労と感情の枯渇を主とする症候群であり，卑下，仕事嫌悪，思いやりの喪失等を伴うもの」と定義している（稲岡，1988 a）。さまざまな定義がある中で，このマスラックの定義が現在においても対人サービスに従事する労働者の間では最もコンセンサスを得ているといってよいだろう。

## 2　バーンアウトの測定

バーンアウトを測定する尺度して有名な3つの尺度，マスラックのMBI（Maslach Burnout Inventory），パインズらのthe Burnout Measure，ジョーンズ（Jones, W.J.）のSBS-HP（the Staff Burnout Scale for Health Professionals）についてふれる。

バーンアウトの測定に関しては，マスラックら（Maslach et al., 1981）の研究が最も著名である。彼らの研究を通して開発されたMBIは多くの研究者によって用いられ，諸外国における文献も多数にのぼる。MBIは本来25項目からなり，4つの下位概念，情緒的消耗感（Emotional Exhaustion：EE），個人的達成感（Personal Accomplishment：PA），脱人格化（Depersonalization：DP），対人関与（Involvement：Inv）から構成されている。しかし，対人関与因子については，因子分析の結果が不安定なこともあって，マスラックみずから興味あるオプションとして推奨する旨を報告しており，これまでの研究でも対人関与因子の項目を除外した22項目での信頼性，妥当性を論じた研究がほとんどである。そのため現在では22項目，三次元の尺度におちついている。MBIは自己記入式の測定尺度で，各質問項目に対して，どの程度の頻度（frequency）かを「一度もない」から「毎日のように」までの7件法で，どの程度の強さ（intensity）かを「ほとんど気にしないほど」から「非常に強い」までの7件法で回答するように作成さ

れている。この回答から，頻度，強度別に得点を算出することによって，その人のバーンアウトのレベルを把握することができる。今までに多くの研究者に用いられ，その妥当性，信頼性についてくり返し検討されている。しかし，頻度と強度の間には非常に高い相関関係があり，両者を区別することなく，どちらか一方を使用する方法がよく用いられている。そうすることで，回答者の記入に要する負担を少なくでき，回答者の混乱を避けることができるのである。

パインズらはバーンアウトの状態を，①気が滅入る，期待はずれの気持ちになる，投げやりな気持ちになるといった感情的疲労，②疲れやすくなる，力を使いはたしたような気持ちになるといった身体的疲労，③自分がいやになったり，まわりの人たちに対して幻滅感や憤りを感じるといった精神的疲労，の3つの観点からとらえ（田尾・久保，1996），the Burnout Measureを開発した（Pines et al., 1981；Pines, 1985；Pines, et al., 1988）。このthe Burnout Measureは個人の生活に対する消耗感・疲労感（tedium）を測定する，21項目からなる単次元の尺度である。無作為に配列されている質問項目について，その経験の頻度を「まったくない」から「いつもある」の7件法で評定する。エチィオン（Etzion, 1984）やラックマンら（Lachman, 1987）がthe Burnout Measureを用いて調査を行なっている。その後，妥当性や信頼性を検討した議論はあまりされていないようである。

ジョーンズ（Jones, 1980）は，マスラックのバーンアウト定義を参考として，看護師，医師，ソーシャルワーカー，カウンセラーなどのhealth professionalsを対象としたSBS-HPを作成した。このSBS-HPは，30の質問項目のうち20項目がバーンアウトに関する項目だが，残り10項目は虚偽の回答を見抜くためのダミー項目となっている。

MBIとthe Burnout Measureとを比較した研究

(Corcoran, 1985) において，MBI の情緒的消耗感（EE）と the Burnout Measure の得点との間に高い相関関係があることがわかっている。これらの結果から，the Burnout Measure はバーンアウトの中核をなす消耗感については測定可能だが，その消耗感のみに限定されているので，バーンアウトの定義から考えあわせると不十分とも考えられる。アーサー（Arthur, 1990）は職業性ストレスとしてのバーンアウトに関して，the Burnout Measure の単独使用はすすめられないとの報告を行なっている。その点，MBI はバーンアウトを単なる消耗や疲労としてだけでなく，ヒューマン・サービス従事者の特異な状況と密接に関連した脱人格化や個人的達成感の後退といった症状を考慮に入れた尺度であるという点において，the Burnout Measure よりも，実用性が高いと考えられる。マスラックによるバーンアウトの定義が最もコンセンサスが得られている以上，MBI がバーンアウト研究の理論的な背景となっているといっても過言ではない。バーンアウトの測定に関して，MBI に言及することなく，その概念を論じることはできないであろう。

バーンアウトについて問題も残されている。それは，バーンアウトという現象が単に1つのできごとではなく過程ということであり，しかも進行過程や症候群の形成，行動や態度は，その人により微妙に異なり，きわめてユニークな特性を有するためであるとされている（稲岡，1988 a）。

## 3 わが国で用いられるバーンアウトの尺度

わが国においては1980年代になってからバーンアウトに関する研究報告が行なわれるようになってきた。そのようになってきた背景には，わが国においても看護師のメンタルヘルスについての関心がそれまで以上に高まってきたこともさることながら，稲岡らがパインズらの the Burnout Measure を邦訳，修正し，紹介した影響がかなり大きいであろう。この the Burnout Measure はわが国では，Burnout Scale や Burnout Index ともよばれている。

表7-10 に稲岡ら（1982）が邦訳，修正したバーンアウトスケール（Burnout Measure 日本語版）の質問項目を示した。原版と同様に21項目から構成されており，経験の頻度を「まったくない」から「いつもある」の7件法で調査する。A 得点（B 以外の質問項目），B 得点（質問項目 3,6,19,20）の合計得点をそれぞれ算出し，表中の式に投入するとバーンアウトスコアが計算される。A 得点，B 得点のバランスでバーンアウトスコアが決定されることになるが，A 得点が大きければバーンアウトスコアも大きくなり，B 得点が大きければバーンアウトスコアが小さくなる。このようにして計算されたバーンアウトスコアが，2.9点以下の場合は「精神的に安定し心身とも健全である」，3.0〜3.9点の場合には「バーンアウトの警戒徴候がみられる」，4.0〜4.9点の場合には「バーンアウトに陥っている状態」，5.0点以上は「臨床的にうつ状態」と判断される。

一方，田尾（1987）は MBI を邦訳し，調査を行なっている。しかし，彼らが行なったいくつかの調査において，情緒的消耗感と脱人格化が合わさって1つの因子として抽出されるという結果が得られており，本来 MBI が意図している三次元の尺度にはならなかった。そこで，さらにわが国のヒューマン・サービスの現場に適合するよう項目を削除，追加し尺度の再検討を行ない，表7-11のようなバーンアウト尺度（MBI 改訂版）を開発した（田尾・久保，1996）。MBI 原版と同じように情緒的消耗感，個人的達成感，脱人格化について測定できる三次元の尺度で，17項目から構成されている。最近6か月くらいのことに関して質問する。MBI 原版ではバーンアウトについて強度，頻度の両方で把握することになっているが，この田尾らの MBI 改訂版では，強度判断を省いて，「いつもある」から「ない」までの5件

## 表7-10　バーンアウトスケール（稲岡ら，1982）

| 点数 | 症　状 | 点数 | 症　状 | 点数 | 症　状 |
|---|---|---|---|---|---|
| 1 | まったくない | 4 | ときどきある | 7 | いつもある |
| 2 | ごくまれにある | 5 | しばしばある | | |
| 3 | まれにある | 6 | たいていある | | |

| A点数 | B点数 | | 問　題 |
|---|---|---|---|
| ● | | 1 | 疲れやすい |
| ● | | 2 | 気がめいる |
| | ● | 3 | 毎日の生活が楽しい |
| ● | | 4 | からだが疲れ果てる |
| ● | | 5 | 精神的にまいってしまう |
| | ● | 6 | 心が満たされている |
| ● | | 7 | 精根が尽き果てる |
| ● | | 8 | ないがしろにされた気持ちになる |
| ● | | 9 | みじめな気持ちになる |
| ● | | 10 | 力を使い果たしたような気持ちになる |
| ● | | 11 | 期待はずれの気持ちになる |
| ● | | 12 | 自分がいやになる |
| ● | | 13 | うんざりした気持ちになる |
| ● | | 14 | わずらわしい気分に陥る |
| ● | | 15 | まわりの人に対して幻滅感や憤りを感じる |
| ● | | 16 | 気が弱くなる |
| ● | | 17 | なげやりな気持ちになる |
| ● | | 18 | 拒否された気分になる |
| | ● | 19 | 楽観的な気分になる |
| | ● | 20 | 意欲に燃えた気持ちになる |
| ● | | 21 | 不安な気持ちになる |
| 合計　点 | 合計　点 | | 黒マルのある欄に点数を書いてください。 |

バーンアウトの算定
$$\frac{A+(32-B)}{21}=バーンアウトスコア$$

※バーンアウトスコア：
2.9以下 …………精神的に安定し，心身ともに健全である。
3.0～3.9…………バーンアウトの徴候がみられる。
4.0～4.9…………バーンアウトに陥っている状態。
5.0以上 …………臨床的にうつ状態。

法で頻度だけを測定する尺度となっている。

表7-12にこの尺度の採点法，自己診断について示した。採点法は，情緒的消耗感，個人的達成感，脱人格化のそれぞれについて，該当する質問項目の得点を加算し，合計得点を算出する。自己診断基準は，田尾らの今までの調査結果を吟味したうえで示してあるもので，看護師全体の中での相対的位置を推定しているものである。田尾らの判断基準では「たとえば，情緒的消耗感得点が21点の人は，看護師全体の中で80％以上，すなわち上位20％以内の高得点者である。簡単にいえば，看護師を100人集めれば，この人の情緒的消耗感の程度は上から数えてベスト（ワースト？）20人の中に入るのである」（田尾・久保，1996）

### 表7-11 バーンアウト尺度(MBI改訂版)(田尾・久保,1996)

あなたは最近6カ月位のあいだに,次のようなことをどの程度経験しましたか。右欄のあてはまると思う番号に○印をつけて下さい。

| | | いつもある | しばしばある | 時々ある | あまれに | ない |
|---|---|---|---|---|---|---|
| 1 | 「こんな仕事,もうやめたい」と思うことがある。 | 5 | 4 | 3 | 2 | 1 |
| 2 | 我を忘れるほど仕事に熱中することがある。 | 5 | 4 | 3 | 2 | 1 |
| 3 | こまごまと気配りすることが面倒に感じることがある。 | 5 | 4 | 3 | 2 | 1 |
| 4 | この仕事は私の性分に合っていると思うことがある。 | 5 | 4 | 3 | 2 | 1 |
| 5 | 同僚や患者の顔を見るのも嫌になることがある。 | 5 | 4 | 3 | 2 | 1 |
| 6 | 自分の仕事がつまらなく思えて仕方のないことがある。 | 5 | 4 | 3 | 2 | 1 |
| 7 | 一日の仕事が終わると「やっと終わった」と感じることがある。 | 5 | 4 | 3 | 2 | 1 |
| 8 | 出勤前,職場に出るのが嫌になって,家にいたいと思うことがある。 | 5 | 4 | 3 | 2 | 1 |
| 9 | 仕事を終えて,今日は気持ちのよい日だったと思うことがある。 | 5 | 4 | 3 | 2 | 1 |
| 10 | 同僚や患者と,何も話したくなくなることがある。 | 5 | 4 | 3 | 2 | 1 |
| 11 | 仕事の結果はどうでもよいと思うことがある。 | 5 | 4 | 3 | 2 | 1 |
| 12 | 仕事のために心にゆとりがなくなったと感じることがある。 | 5 | 4 | 3 | 2 | 1 |
| 13 | 今の仕事に,心から喜びを感じることがある。 | 5 | 4 | 3 | 2 | 1 |
| 14 | 今の仕事は,私にとってあまり意味がないと思うことがある。 | 5 | 4 | 3 | 2 | 1 |
| 15 | 仕事が楽しくて,知らないうちに時間がすぎることがある。 | 5 | 4 | 3 | 2 | 1 |
| 16 | 体も気持ちも疲れ果てたと思うことがある。 | 5 | 4 | 3 | 2 | 1 |
| 17 | 我ながら,仕事をうまくやり終えたと思うことがある。 | 5 | 4 | 3 | 2 | 1 |

とされている。

稲岡(1988 b)や増子ら(1989)もMBIの邦訳を行なっている。しかし,あくまでも訳のみであって,わが国の状況に照らしあわせた尺度の検討がなされておらず,以後ほかの研究者に利用されることはほとんどなかった。ストレスの尺度だけに限られたことではないが,諸外国で開発された尺度を,単に翻訳しただけでわが国で用いるのはかなりのリスクがついてまわることになる。その最も大きな要因としては,国や地域の文化や生活などの特性が考慮されないため,本来意図されたはずのものとは別の因子構造を備えるようになり,尺度で測定されるものが原版と異なってしまうことによる。

そのような反省材料をふまえて,その後,北岡(東口ら,1998)もMBIの邦訳を行なっている。MBI日本語版は,原版と同じように22項目から構成され,「まったく感じない」から「非常に強く感じる」までの強度と,「まったくない」から「毎日」までの頻度で調査する。強度と頻度はどうしても強い相関関係が示されることになるため,必要に応じて,強度,頻度のどちらかを用いることも可能であろう。信頼性や因子構造の検討を行ない,身体的疲弊感,情緒的疲弊感/非人間化,個人的達成感の3因子を抽出し,日本人ではMBIの因子構造は英語圏のそれとは異なる可能

### 表7-12 バーンアウト尺度（MBI改訂版）の採点法および判定基準 (田尾・久保, 1996)

自分が○をつけた数字を，以下の項目の分類に従って加算し，情緒的消耗感得点，脱人格化得点，個人的達成感得点を求める。

情緒的消耗感得点
　＝項目1＋項目7＋項目8＋項目12＋項目16

脱人格化得点
　＝項目3＋項目5＋項目6＋項目10＋項目11＋項目14

個人的達成感得点
　＝項目2＋項目4＋項目9＋項目13＋項目15＋項目17

#### 自己診断

| 診断 | 情緒的消耗感 | 脱人格化 | 個人的達成感 |
|---|---|---|---|
| まだ大丈夫(40%以下) | 5〜15 | 6〜11 | 25〜18 |
| 平均的(40〜60%) | 16〜18 | 12〜14 | 17〜16 |
| 注意(60〜80%) | 19〜20 | 15〜17 | 15〜13 |
| 要注意(80〜95%) | 21〜23 | 18〜20 | 12〜10 |
| 危険(95%以上) | 24〜25 | 21〜30 | 9〜6 |

性を示唆している。身体的疲弊感，情緒的疲弊感／非人間化，個人的達成感は，それぞれ5項目，9項目，8項目からなり，質問項目の評価得点を加算し，これを項目数で割った値が各下位尺度得点となる。身体的疲弊感と情緒的疲弊感／非人間化得点は数値が大きいほどバーンアウトの程度が高く，個人的達成感得点では逆に数値が小さいほどバーンアウトの程度が高いとみなされる。しかし，何点以上が「バーンアウトの傾向が強い」といった判断基準がまだ設定されていない。研究用としての意味あいが強く，実際の臨床場面でストレス管理に役立てるためにはまだこれからの検討が必要だろう。

### 4　ストレス測定に用いられる他の尺度

看護師のストレス測定に用いられる尺度は，バーンアウトの尺度ばかりではない。ほかにもさまざまな尺度が使われており，その一部を簡単に紹介する。

職業性ストレスの指標としては，NIOSH職業性ストレス調査票（原谷，1997），JCQ（Job Content Questionnaire：川上，1997），職業性ストレス簡易調査票がよく使用されている。NIOSH職業性ストレス調査票は，アメリカ国立職業安全保健研究所（National Institute for Occupational Safety and Health）が開発したもので，日本語版の作成もすでに行なわれており，わが国でもよく使われている職業性ストレスの質問紙の1つである。ストレッサー，緩衝要因，ストレス反応などの尺度からなり，それらがさらに「仕事のコントロール」「量的労働負荷」「役割葛藤」「社会的支援」「職務満足感」「抑うつ」などの下位尺度によって構成されている。全体としての質問項目数は多いが，研究目的や対象者の特性にあわせて，必要な部分だけを選んで調査に使用することができるよ

うになっている。JCQ は，NIOSH 職業性ストレス調査票と並んで，よく利用される職業性ストレス指標で，仕事の要求度 - コントロールモデルに基づいた質問紙である。職業性ストレス簡易調査票は，労働省（現厚生労働省）「作業関連疾患の予防に関する研究班」ストレス測定研究グループが，労働省からの委託を受け，既存のいくつかのストレス尺度を検討し，現場で簡便に測定・評価することが可能な調査票として開発した。詳細については，6 章を参照していただきたい。

ストレス反応を測定する尺度としては，GHQ, POMS (Profile of Mood States：横山・荒記, 1997)，CES - D (The Center for Epidemiologic Studies - Depression Scale：竹内, 1998) などがある。GHQ は，国際的にも 38 言語版に翻訳され，最も汎用されている質問紙である。神経症傾向を測定するスクリーニング検査として開発されたもので，現在わが国では 60 項目，30 項目，28 項目の 3 種類が市販されている。POMS は，「抑うつ - 落ち込み」「疲労」「緊張 - 不安」などを測定する気分プロフィール検査である。CES - D は，一般集団における抑うつ傾向や関連要因を調べるために開発されたもので，質問項目の内容もあまり刺激的でなく，企業や学校といった一般集団での調査実施に適している。

看護師用に作成された尺度としては，三木ら (1998) の看護師のトレッサー 35 項目尺度がある。この尺度では，「仕事の困難さ」「人命にかかわる仕事内容」「患者・家族との関係」「働きがいの欠如（または心理的報酬）」「患者の死との直面」「医師との関係」「連絡・コミュニケーション不足」「技術革新」について測定可能である。

また，ストレス測定の尺度とは違うが，蓄積的疲労徴候インデックス（CFSI：越河, 1997）も看護師を対象としてよく用いられている。

ほかにもさまざまな尺度が利用されている。また，新たな尺度開発の試みもなされている。特に，個人の感情の部分に目を向けた職業性ストレス指標の開発や，ストレスコーピングに焦点を当てた尺度開発の検討が進められている。看護師用の尺度としては，看護の専門分野や活動場面に適した尺度開発が待たれるところである。しかし，研究者が独自に作成し，尺度としての信頼性や妥当性の検証が十分なされていないものでは，他の研究者に利用される機会が少なくなってしまう。そうなると，データの蓄積ができず，研究者間でのデータ比較ができなくなってしまう危険性をはらんでいる。新たな尺度開発を試みる場合には，このようなことを念頭においておかねばならない。

## 5　ストレス調査における倫理的な配慮

どの尺度を使用するにしても，倫理的な配慮を忘れるようなことがあってはけっしてならない。回答者に対して，職務上直接権限をもつような立場の者（特に看護部長，師長などの管理職の者）が調査を行なう場合には，特に配慮が必要である。調査にあたっては，調査の目的や内容について具体的な説明を行ない，実際には同意（調査協力）の得られる者だけに対して調査が行なわれることになる。当然，対象者は調査に協力しないという，拒否する権利を有するし，協力しないからといって本人に不利益が発生するようなことがあってはならない。病院外の第三者が調査を行なう際にも同様の配慮が必要で，施設長（もしくは看護部長）に対して公的な依頼書を提示することが望ましい。調査結果を公表する場合には，単に施設を批判してしまうことにならないよう気をつけなければならない。

調査時に回答者に名前を記入してもらうかどうかについては，調査の目的にあわせてそのつど判断することになる。回答者が特定されない無記名調査のほうが，アンケートの回収率が高く，回答の信憑性も高いようにも思われるが，心理的指標の結果は，さまざまな状況によってたえず変化するものであり，一度きりの調査結果のみで判断す

るにはどうしても限界がある。理想的なことをいえば，このようなストレス調査は，定期的に実施し，その時どきの状況に照らしあわせながら，時間を追って経時的に把握することが重要ではないかと考えられる。そのためには，前述したような倫理面についての十分な配慮を施したうえで，記名式の調査を行なうことが望ましい。しかし，個人のプライバシーに関しては守秘義務を負うことになり，必要に応じて，承諾書を取り交わすなどの慎重な手続きも重要となろう。記名式調査であることのメリットがもう1つある。記名式であれば，個人の特定ができるので，希望者に対しては個々人の個別結果を還元することが可能となる。このことは，回答者に自分自身のストレスレベルを認識してもらうためにも十分意義があるといえるだろう。院外の第三者が調査を行なうときには，どうしても研究目的としての意味あいが強くなる傾向にある。研究者の単なる興味に終わることなく，アンケートに答えてくれた者にとって，ストレスマネジメントの観点からどの程度有意義な調査であるかは，このデータの還元がどのような形で，またどのようなレベルで行なわれるかにかかっている。近年，全国的に看護大学が年々ふえ，大学院をあわせもつところもふえてきている。そのためもあって，看護師をたくさんかかえる大病院では，大学教員や大学院学生からのアンケートの依頼が以前よりも急速にふえてきており，その対応に苦慮しているとの声をよく耳にするようになってきた。そのぶん，研究を行なううえは，研究者本位の関心，興味に終わることなく，社会のため，対象者のための研究となるよう肝に銘じておかねばならない。

## 4節 事 例

**【Aさん，看護師（女性）】**

21歳で看護短大を卒業して，ある大学病院に勤務した。本人は内科病棟での勤務を希望していたが，消化器外科病棟に配属された。もともと真面目な性格で，学生時代の成績はよいほうであった。自分の感情を表現するのが苦手で，人と接することがそれほど好きではなかった。友人はあまり多いほうではなかった。Aさんは長女で，下に2歳離れた妹がいる。母親も看護師で，Aさんは幼いときから，家庭と仕事を両立しがんばって働いている母親をみて育ってきた。自分もそのようになりたいとずっと思っていた。学生時代には，家族と同居していたが，就職したのを機にひとり暮らしを始めることにした。

就職して2年間は，先輩に教えられることを必死に覚え，まわりのペースについていくので精一杯で，無我夢中で仕事をがんばってきた。その間，少しずつ自分のペースで仕事ができるようになり，気持ちのうえでも余裕が出てきたようにAさんは感じていた。夜勤業務もそれほど負担ではなくなってきていた。

3年目に入ってからは，新しく就職してきた後輩に対して，自分が指導する立場になった。それにあわせて，病棟で引き受けている看護学生の実習指導を担当するようになり，今までとは違う役割がAさんに課せられるようになった。それでもがんばって，自分の役割をこなしていたが，しだいにいつも時間に追われているように感じ始めた。その日の勤務が終わると，それまで以上にヘトヘトになったように感じ，くたびれて疲れている自分を感じるようになった。気持ちの余裕のなさを感じるようになってきた。自炊することもだんだんなくなり，食事はコンビニで弁当やパンを買ってすませるようになった。それでも，「こんなにきつくて，つらい思いをしているのは，けっして私だけではなく，みんなそうなのだから，もっとがんばらねば！」と自分に言い聞かせ，誰にも相談せず，仕事を続けていたが，気持ちが空まわりし，葛藤の中で仕事を続けることになってし

まった。患者に対しても，もっと1人ひとりとじっくりかかわり，心理的援助までゆっくりかかわりたいと思っているにもかかわらず，それができなかった。患者と正面から向き合えないことに歯がゆさを感じるようになった。Aさんは，自分の思いを他者にあまり表現するタイプではなかったこともあって，まわりのスタッフは，Aさんがそのような状況の中で問題をかかえているとは，誰1人として気づいていなかった。

　そんなとき，仕事中に1つのミスを犯してしまった。自分で準備した注射を，別の同性患者のベッドサイドにまちがって持っていってしまったのだった。たまたま，そばを通りかかった同僚看護師が直前に気づき，ことなきを得た。針を刺す前に気づいたので，患者の身体面には実質障はなかった。ニアミスで終わったのだが，事態を重くみた病棟のB師長は，ニアミスとしてインシデントレポート（incident report）をAさんに提出させた。このミスを機に，病棟では医療事故防止のためのカンファレンスをもち，改めて確認作業の方法とその徹底について意見が交わされた。ミスのあったその日に，B師長はAさんと個別に面接する機会をもったが，Aさんはここでも，仕事に対する精神的しんどさ，ストレスについて口にすることはなかった。仕事上のミスによるAさんのショックはかなり大きいものであった。Aさんは，まわりのスタッフからの信用だけでなく，患者からの信用までなくしてしまったと感じ，すっかり自信をなくしてしまった。また同じようなミスを自分が犯してしまうのではないかと思うと怖くなり，自分はきっと看護師には向いていないのではないかと思うようになった。無気力で，何かしたいという気が起こらなくなり，もう仕事を辞めてしまいたいと思うようになった。家に帰ってからも仕事のことばかり考えるようになり，十分な睡眠時間の確保もむずかしい状況になってきていた。

　B師長はAさんのことを心配し，気にかけて見守るようにしていたが，ミスがあってから5日経った時点で，Aさんのようすがおかしいことに気づいた。仕事は今までと特に変わらず淡々とこなしているようにみえたが，病棟内でまったく活気がなく，笑顔が消えてしまっていた。心配になったB師長は，改めてAさんと個別に面談し，「いつもの元気さ，笑顔がみられないので心配している」と素直に伝えた。ここで初めて，Aさんは自分がかかえている問題，自分の思いを口にした。B師長は，話の内容から，ミスを犯したことによる心理的影響も大きいが，ミスを犯す以前から問題はあり，根が深いものと理解した。B師長は，懇意にしている院外の，看護師のストレス研究に携わっているC氏に，Aさんのことを実名を伏せて早急に相談した。C氏は看護師のストレス問題にくわしく，専門的知識を有しており，B師長はいろいろなアドバイスを受けることができた。その中の1つが，自分をあまりことばで表現しないAさんの心理的状況を把握するため，ストレス指標を用いて定量的に把握してはどうかというものであった。紹介されたのは，田尾らのバーンアウト尺度であった。B師長は，Aさんに，その目的をしっかり伝え，了解を得たうえで正直に回答してもらった。その結果が，表7-13の1. に示す通りである。「情緒的消耗感」と「脱人格化」の判定は「要注意」で，「個人的達成感」は「注意」と判定され，明らかに強いバーンアウト状態であった。再度，B師長は，Aさんと面接を行ない，結果をそのまま伝え，結果のもつ意味や読み取れるAさんの状況について詳しく説明した。B師長は，Aさんと同期の看護師と比較して，Aさんだけに対して特別仕事量を多くしたり，負担を大きくしているつもりはなかった。しかし，バーンアウト状態が深刻であるという結果をふまえて，今後のことについて，面接の中でAさんといっしょに考えることにした。「他のスタッフに

**表7-13 Aさんのバーンアウト状況**

1. 1回目の調査（仕事上のミスを犯して，約1週間後）

| | 情緒的消耗感 | 脱人格化 | 個人的達成感 |
|---|---|---|---|
| Aさんの得点判定 | 22<br>要注意 | 18<br>要注意 | 13<br>注意 |

2. 2回目の調査（日勤業務だけになって，約1か月後）

| | 情緒的消耗感 | 脱人格化 | 個人的達成感 |
|---|---|---|---|
| Aさんの得点判定 | 19<br>注意 | 14<br>平均的 | 17<br>平均的 |

迷惑かけてしまうので……申し訳ない」ということばがAさんから聞かれたが，相談した結果，Aさんの同意のもと，しばらくは夜勤業務から離れ，日勤業務だけを行なうことになった。看護学生の実習指導担当からもはずれることになった。また，同じ大学内で行なっている精神科医や臨床心理士による支持的カウンセリングをすすめ，Aさんはそれを利用することになった。

それから，Aさんは仕事を休むことなく，日勤業務についた。B師長は，業務量を少なくしているにもかかわらず，Aさんの仕事ぶりについてプラスのフィードバックを行ない，Aさんが自信を取りもどせるようなかかわりに注意を払った。しばらくして，以前のようなAさんの元気な姿が，少しずつみられるようになってきた。ミスがあってから，1か月ほどして，Aさんのようすがある程度おちついてきているように思われたので，B師長は，再びAさんに対して，バーンアウト尺度をやってもらった。前回の結果と比較し，経時的に把握することで，Aさんの心理的状況を判断するのが目的であった。その結果が，表7-13の2.に示してある。「情緒的消耗感」は「注意」レベルで，「脱人格化」「個人的達成感」は「平均的」と判断された。前回の結果よりも，バーンアウト傾向は和らいでいた。

現在Aさんは25歳，引き続き夜勤にはつかず，日勤のみの業務である。支持的カウンセリングも継続して受けている。以前の感覚を取りもどし，自信が回復してきている自分を感じられるようになってきている。最近行なわれた配置交代の希望調査では，当初から望んでいた内科病棟への移動をみずから希望した。自分が最も関心のある分野での仕事につくことに意気込みをみせている。

## 1 この事例の特徴とポイント

このAさんのような状態を呈することはめずらしいことではない。実際に退職してしまう者も少なくないし，Aさんよりももう少し軽い症状の者はたくさん存在しているといってよい。

この事例には，いくつかのポイントがある。それを整理してみよう。

まず，Aさんの性格があげられる。もともと真面目で，人と接するのがあまり得意ではなく，自分の感情を他者に表出するのが苦手という性格である。他者に自分の感情を表出しないというのには2つのタイプがある。1つは，表出するという行為そのものに意味を感じず，必要ないと思っているタイプ，もう1つは，表出したい気持ちがあるにもかかわらず，それができないタイプである。前者は，対人サービス業務に従事するには，かなり問題があり，不向きといってよい。一方，後者のようなタイプの看護師は比較的多く存在すると考えられる。Aさんもこの後者のタイプであった。自分のことをあまり表現しないために，よほどのことがない限り，まわりの人間が気づくことがなく，他者からのサポートが得られないままとなる。Aさんは，ミスを犯してしまった当日にB師長と面接する機会がありながら，その場では自分がかかえている問題について表出できなかった。B師長がAさんのようすがおかしいことに気づき，改めて行なった面接場面において，Aさんはやっと表出することができた。

Aさんにしてみると，直属の上司以外に相談できる窓口がないというのは，組織のシステム上，問題がありそうである。この大学病院では，リエゾン精神看護師がまだ導入されてはいなかった。大学病院であったため，職員や学生向けのカウンセラーが配属されてはいたが，たとえ大病院であっても，看護師が利用できるようなカウンセラーを配属しているところは限られているであろう。配属されてはいても，ふだんあまり身近な存在ではなく，どのような手続きで利用したらよいのか，認識されていないことも多い。それに，看護師専属のカウンセラーではないので，看護師の仕事内容や職場環境について，どの程度理解があるのかが不透明である。最終的には，Aさんは自分がかかえている問題をB師長に表出できたわけであるが，できればもっと早いタイミング，たとえばミスを犯してしまう前の時点で表出できていれば，これほど大きな問題には発展しなかったのかもしれない。このAさんのようなタイプに属する者には，アサーション・トレーニングを受けることが有効である。Aさんはミスを体験したのを機に，支持的カウンセリングを受けはじめ，しばらくの間，継続して受けている。カウンセリング場面において，相手と信頼関係を築きながら自分の感情を表出する機会を得ているのは，とても意義があるといってよい。

もう1つのポイントは，環境が変わったり，役割が変化することによって，それが引き金となり，予想以上の負担が看護師にのしかかることがある点である。Aさんの場合，環境に変化はなかったが，3年目に入ったことで，今まで指導されてきた立場から，逆に後輩を指導する立場として期待され，また看護学生の実習指導を新たに担当するようになった。3年目ぐらいの看護師がこのような役割を期待されるのはよくあることであって，特別なことではない。B師長にとっても，Aさんと同期の看護師と比べてAさんだけに強く負担をかけているつもりはいっさいなかった。同じ仕事量，仕事内容であっても，個人によってストレスの感じ方はまちまちであるので，管理職者は定期的に各スタッフと面接する機会をもつなどして，状況を把握していく工夫が必要だろう。

ミスを犯してしまうと，状況は悪化してしまう。Aさんの場合，ニアミスではあったが，受けたショックはかなり大きかった。その体験を境に，すっかり自信をなくし，うつ症状がみられるようになり，退職まで考えるようになってしまった。これがニアミスでなく，患者の身体に影響を及ぼすようなミスであったならば，事態はより深刻な状況に陥っていたであろう。ミスは体験しないにこしたことはないが，今回の場合，ミスがあった反省として，病棟全体でカンファレンスをもち，1つの教訓として共通認識を図ることができたことを考えると，Aさんのミスはけっしてむだなことではなかったのかもしれない。

もし，B師長がAさんのようすに気づかなければ，Aさんはずっと誰にも表出できなかったことになり，事態はいっそう深刻になっていたであろう。そういう意味では，このB師長の存在，対応は大きかったといえる。特に，看護スタッフのストレスに対するマニュアルはおそらく存在しないであろうし，管理職者それぞれの力量にかかっているといっても過言ではない。ミスのあと，B師長はAさんの仕事内容などを本人の同意のうえ考慮した。なかでも，師長にとって，勤務表作成はたいへん骨の折れる仕事であり，夜勤を行なうスタッフが1人でも欠けると大きな痛手となる。そんななか，夜勤からいっさいはずれ，日勤のみの勤務が可能となったAさんは恵まれていたのかもしれない。もちろん，まわりのスタッフのサポートが不可欠であったことはいうまでもない。B師長が，Aさんに対して，自信を回復できるようなかかわりを意図的にできた点も評価に値する。また，B師長は院外に専門的な知識を有

するC氏から，実際にさまざまなアドバイスを受けることができたわけであり，C氏の存在も大きかったといえる。

### 2　バーンアウトについての解釈

バーンアウトは，いくつかの段階を経て進行するプロセスと解釈されている。そのプロセスをみてみると，バーンアウトが進行するにつれ，まず「情緒的消耗感」が上昇し，次に「脱人格化」が上昇する。それから，「個人的達成感」が低下していくと考えられている（東口，1998）。

Aさんがミスを体験したあとに回答した1回目の結果では，「情緒的消耗感」「脱人格化」は「要注意」と判定され，すでに高い状況であった。「個人的達成感」については，まだ「注意」レベルであったが，そのまま放っておくと，もっと得点が低下していた危険性もあったと考えられる。この段階で対処できたことは，とても意義が大きいといえる。また，1回目の調査は，AさんがB師長に対して自分のかかえている問題を表出したあとに行なわれたものであることを考えると，思いを表出する以前のAさんのバーンアウト状態は，もっと危険なレベルだったとも解釈できよう。

また，バーンアウト傾向が強くなると，うつ症状を呈することがわかってきている。Aさんのミス体験後の「無気力で，何かしたいという気が起こらない」「もう仕事を辞めてしまいたいと思うようになった」といった症状は，まさにバーンアウト傾向が強くなったがゆえのうつ症状と解釈できる。

2回目の調査は，Aさんに以前のような元気な姿がもどり，ある程度おちついてきていた時点での調査であった。結果は，「情緒的消耗感」が「注意」判定で，「脱人格化」「個人的達成感」はともに「平均的」レベルにまで回復していた。Aさんの実際のようすから予測できた結果ではあったが，定量的にどの程度回復しているのかを把握するのには十分意味があり，Aさんをとりまくさまざまな状況を考えながら，1回目の調査結果と比較して解釈できた点は大きな価値がある。

## 5節　おわりに

稿を進めながら，看護師にとっていかにストレスが悪者で，看護の仕事がいかにたいへんなのかについてばかり，強調して書いてしまっているのに気がついた。原点にもどるが，看護は対人サービス業務である。患者を対象とするがゆえに，バーンアウトすることもあれば，逆に勇気づけられたり，感謝されたりもする。そして，それが看護師にとって，次への糧となる。患者とのかかわりを通して，学習できることがきわめて多く，それが看護という仕事の最大の魅力だといえる。看護の仕事が，やりがいに満ちあふれているものであることにふれて，おわりとしたい。

# 8章 地域住民を対象としたストレスマネジメント
―― 健康日本21のストレス対策における自治体の取り組み ――

本章では，地域住民を対象としたストレスマネジメントについて，厚生労働省の健康日本21に基づいた自治体のストレス対策を中心に検討する。具体的には，わが国の自治体がどのようなストレス対策を実施しているのかという実態とその方法について紹介し，地域住民という大規模集団を対象にしたストレスマネジメントの計画や実践の方法について考えたい。

まず，1節では，健康日本21の心の健康とストレス対策の考え方について概説する。2節では，保健福祉動向調査からみたわが国のストレスの実態から，地域におけるストレス対策の必要性について考える。そして，3節では，自治体のストレス対策の実態調査の結果から，地域住民を対象にしたストレスマネジメントの取り組みについて考える。

## 1節 健康日本21の心の健康とストレス対策

### 1 健康日本21における心の健康の考え方

健康日本21は，21世紀の日本国民の健康状態を向上するための具体的な目標と実効性をもつ指針として，2000年4月に施行された，厚生労働省が提案した健康づくり政策である。健康日本21には，休養・心の健康づくりという対策があり，これには，ストレスへの対応，十分な睡眠の確保，自殺者の減少という3つの具体的な柱がある。このように，国の政策においても，ストレスの問題を重視しており，心の健康に欠かせない要素として，「ストレスとじょうずにつきあうこと」と記されている。ここでは，地域住民を対象にしたストレスマネジメントに対して，自治体がどのように取り組むことができるのかを考えてみたい。

健康日本21の心の健康づくりでは，心の健康を，いきいきと自分らしく生きるための必要な条件と位置づけている。そして，情緒的健康，知的健康，社会的健康，人間的健康という，4つの心の健康の側面を取り上げている。

情緒的健康（emotional health）とは，自分の感情に気づき，適切に表現できることであり，知的健康（mental health）とは，適切な判断と現実的な問題解決ができることである。社会的健康（social health）は，他者・社会と良好関係を築くことができることを意味し，人間的健康（spiritual health）は，主体的に人生の意義や選択ができることを示している。このような心の健康の多面的なとらえ方は，QOL（quality of life）やウェルビーイング（well-being）に代表される生活の質の向上をめざしていることを意味している。

つまり，健康日本21では，心の健康を多面的

でポジティブな方向からとらえようとする理念がその背景にあるのである。したがって，心の健康づくりの最終的課題は，将来にわたるウェルビーイングを実現することだと考えることができ，このためには，ストレスに関連する心理的問題に対しても一次予防的にはたらきかけることが必要となってくる（島井，2000）。

また，健康日本21の心の健康づくり対策の基本方針としては，日常生活や習慣の重視（全人的なアプローチ），行動科学に基づいたセルフケアの推進，心の病気への早期対応，という3つが提案されている。

第1の日常生活や習慣を重視した全人的なアプローチでは，健康は総合的なものであり，身体的な健康と心の健康を統合した取り組みが必要であることが強調されている。日常生活全般を視野に入れて，習慣や行動の形成や維持についての原理を明らかにしている行動科学を理解したうえで，それに基づく方法を導入することが必要だとされている。

そして，第2の行動科学に基づいたセルフケアでは，具体的な適用法として行動療法が提案されており，適切なアセスメントや達成可能な目標設定，自分の行動を記録するセルフ・モニタリング，望ましい行動の強化，望ましい行動を導くように環境を整えるといった，具体的な技法が明示され，推奨されている。また，感情のコントロールや不適応な認知の修正についても提案されており，セルフケアできるためには，これらの行動科学的アプローチが非常に効果的であると考えられているのである。

行動療法は，減量や喫煙，運動など，さまざまな生活習慣の改善に有効であるとされている（足達，2001）。このような行動療法や心理学の原理が活用されている代表的な領域として健康心理学があるが，そこでは，臨床的なケアだけではなく，予防対策や他の心理学への応用など，さまざまな観点からのアプローチが行なわれている（島井，1997；Baum et al., 2001；島井，2002 b）。

第3の心の病気への早期対応という方針は，うつや自殺に関連した対策である。先にも述べたように，健康日本21の心の健康づくりの3つの柱のうちの1つが，自殺者の減少である。

2003年7月に発表された警察庁の統計によると，2002年度の自殺者は計32,143人であり，これは前年度に比べて3.5％の増加であることが報告されている。男女別では，男性は前年よりも4.2％多い，計23,080人であり，女性も1.9％増の9,063人である。

このような現状を考えると，現在，対策として要請されているのは，一次予防だけでは十分ではなく，早期に対応する臨床的な活動でもあることがわかる。しかし，ストレスという比較的大きな概念で，かつ非常に身近な心理的問題に対してはたらきかけていくことは，ウェルビーイングに代表される心の健康にとって効果的な一次予防対策であるだけでなく，うつや自殺といった心理的問題に対する早期対応と，相補的に機能する予防にもつながることが期待される。

## 2 健康日本21のストレス対策

健康日本21の心の健康づくりにおけるストレス対策では，「個人をとりまく外界が変化すること」をストレスと定義している。そして，「外界に起きた変化に適応しようとして内部に緊張状態が引き起こされること」をストレス反応としており，これらの変化に対応する能力が必要であることが強調されている。また，このような変化は誰にでも起こることであり，ストレスの影響を強く受けるかどうかには個人差があるが，「過度のストレスが続くと，精神的な健康や身体的な健康に影響が及ぼされる」としている。

健康日本21におけるストレス対策では，「ストレスを感じた人の割合を減少する」という目標がある。具体的には，2010年までにこの数値を全

2節 保健福祉動向調査からみたわが国のストレスの実態とストレス対策の必要性

国平均で49.0％以下にするという数値目標が設定されている。1996（平成8）年度の健康づくりに関する意識調査（財団法人健康・体力づくり事業財団）の数値では全国平均が54.6％であることから、2010年までにストレスを感じた人の割合を約5％低下させなければならないのである。

健康日本21のストレス対策では、①ストレスに対する個人の対処能力を高めること、②個人をとりまく周囲のサポートを充実させること、③ストレスの少ない社会をつくること、という3つの対策が提案されている。そして、それぞれの対策には具体的な項目があげられており、生活習慣の改善にあわせて、ストレスに対する個人の能力を高めることを、自己管理目標の1つと位置づけて取り組むように指示されている。

このストレスに関する目標を実現するためには、わが国の自治体は、地域住民を対象に効果的なストレス政策を実施する必要がある。そこで、次に、そのためのニーズアセスメントにあたる、日本人におけるストレス問題の現状と、その問題点について検討する。

## 2節 保健福祉動向調査からみたわが国のストレスの実態とストレス対策の必要性

### 1 ストレスの現状とその内容

まず、わが国のストレスの現状についてみてみたい。ここでは、わが国の2000（平成12）年度保健福祉動向調査の3万人のデータ結果について紹介する（厚生労働省大臣官房統計情報部、2002；島井、2002a；島井ら、2002）。この保健福祉動向調査とは、日本国民の保健および福祉に関する事項について世帯面から基礎的な情報を得ることを目的としたものであり、対象者は無作為抽出した300地区の満12歳以上の世帯員であった。回収数は32,729名、分析対象者は32,022名であり、調査時期は2000（平成12）年6月1日に実施された。調査の手続きは、調査員が事前に調査票を配布し、世帯員が記入後、密封方式で回収するというものであった。なお、この調査では、ストレスを、不満、悩み、苦労ということばと併記して用いていたが、ここでは、これらを含めてストレスとする。

ストレスについての調査結果をみると、最近1か月間に、おおいにストレスがあると回答している人の割合は、男性10.8％、女性12.8％であった。これに、多少あると回答した人を加えて、多少でもストレスがあると回答した人の割合をみると、男性50.5％、女性57.7％と、全体の半数以上の人が、何らかのストレスを感じていることがわかる。図8-1には、性別、年齢別にみたストレスを感じている人の割合を示している。これをみるとわかるように、女性のほうが男性よりも、ストレスを感じている人の割合が高い。また、年齢ごとの特徴としては、男女ともに、年齢が高くなるに従ってストレスを感じる割合が増加し、特に、25歳〜54歳の年齢層においては、女性では65％強、男性でも55％強という高い値を示している。

また、図8-2には、多少でもストレスがある人の都道府県別の人数割合の分布を示している。ストレスに関する問題は、性や年齢はもちろんであるが、地域社会の特徴によっても大きく異なった傾向が示されていることから、各自治体は、自

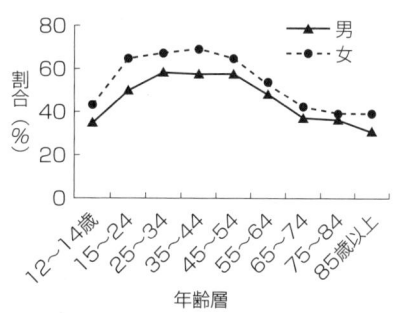

図8-1 多少でもストレスがある人の性別、年齢別の割合（島井、2002a）

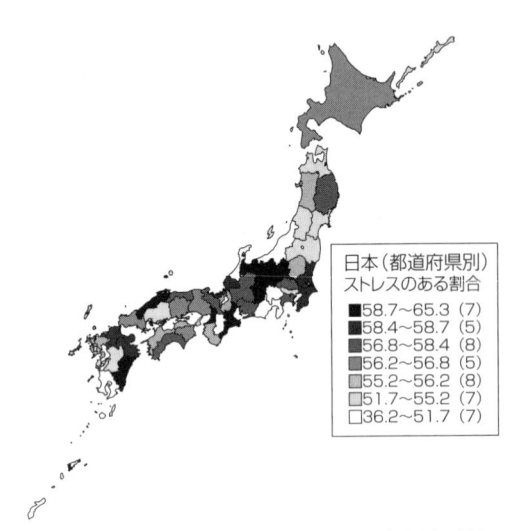

▶ 8章 地域住民を対象としたストレスマネジメント

図8-2 多少でもストレスがある人の都道府県別の割合

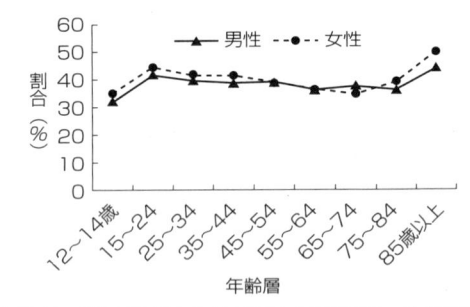

図8-3 多少でもストレスがある人における，生活に影響がある人の性別，年齢別の割合（島井，2002a）

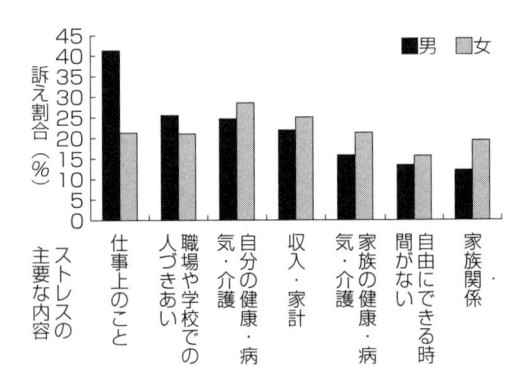

図8-4 多少でもストレスがある人における，ストレスの主要な内容の訴え割合（島井，2002a）

分たちの地域特有の問題にも十分に注目し，ニーズに対応したストレス対策を実施する必要がある。

　ストレスがあると感じていることと，主観的な健康状態との関係についてみてみると，ストレスがあると強く感じている人ほど，無気力や不安を高く示しており，身体的な不健康状態も強く訴えていた。また，これらのストレスがある人は，ストレスがないと回答した人たちに比べて，生活における影響を強く示していた。

　図8-3には，多少でもストレスがある人における，生活に影響がある人の性別，年齢別の割合を示している。これをみると，85歳以上の年齢層が最も割合が高く，男性では44.4％，女性では49.7％の人が，生活に何らかの支障があるということがわかる。また，ついで多かったのは，15歳～24歳の年齢層であり，男性41.7％，女性44.3％であった。先の図8-1に示されているストレスがあると感じている人のグラフと比較すると，ストレスがあることと，それによって何らかの影響が生じているということとは，必ずしも一致していないことがわかる。このことは，高齢期の場合は，特に，ストレスによって，より生活への支障が生じやすくなる可能性を示唆しており，性や年齢に応じたケアが必要であると考えられる。

　次に，多少でもストレスを感じていると回答した人が，どのようなストレス内容を訴えているのかということをみてみたい。図8-4に示しているように，男性では，「仕事上のこと」が41.3％と最も高く，これは女性の訴えの約2倍であった。女性では，「仕事上のこと」と「職場や学校での人づきあい」の割合は同程度であり，「自分の健康・病気・介護」や「収入・家計」といった内容をストレスとして訴えている割合が高かった。「家族の健康・病気・介護や家族関係」といった家族に関する内容は，女性のほうが男性よりも

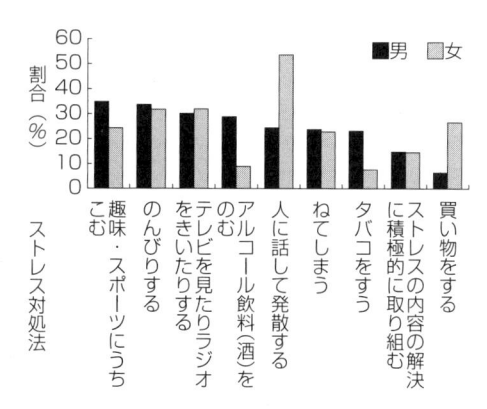

**図 8-5** 多少でもストレスがある人における，ストレスの主要な対処法の訴え割合（島井，2002a）

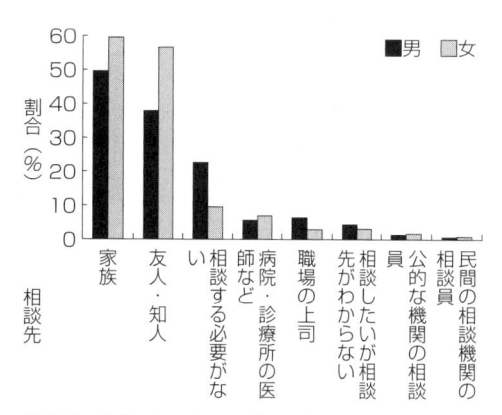

**図 8-6** 多少でもストレスがある人における，ストレスの主要な相談先の割合

ストレスと感じる割合が高いことがわかる。また，健康に関する内容は年齢による影響が大きく，男女とも，65歳以上では50％程度と，その訴えが高くなることが示されていた。このことは，先ほど紹介した，ストレスによる生活の影響に関する結果にも関連していると考えられ，特に高年齢層では，健康に関するストレスが大きいことから，介護やケアを充実させる社会づくり対策も重要な取り組みの1つだといえる。

## 2 コーピングとソーシャル・サポートの実態，健康づくり対策への要望

ストレスとその対処法（コーピング）との関係について，図8-5には，多少でもストレスがあると回答した人が行なっている対処法を男女別に示している。この図をみると，コーピングは，男女で異なった特徴を示しており，全体的にみてもいちじるしく高い割合を示していたのが，女性の「人に話して発散する」という対処法（53.4％）であり，これは男性（23.8％）の2倍以上の割合であった。また，女性の場合は，男性と比較すると，「買い物をする」という対処法も非常に多かった。一方，男性では，「趣味・スポーツにうちこむ」（34.6％），「アルコール飲料をのむ」（28.6％），「タバコをすう」（22.8％）という対処法は，女性に比べると高い割合を示していた。「のんびりする」「テレビを見たりラジオをきいたりする」という対処法は，男女ともに，比較的よく行なうコーピングであることがわかる。

次に，ストレスを感じている人たちのソーシャル・サポートの状況として，相談相手に関する割合を示したものが図8-6である。「家族」や「友人・知人」という相談相手が男女ともに高く，女性のほうが男性よりもその割合が高かった。また，「相談する必要がない」という回答割合は，男性の場合は特に多く，男性の場合は，女性に比べると，相談せずにストレスに対処するというスタイルをもっている可能性が考えられる。また，公的な機関や民間の専門機関の相談員を利用する割合は非常に少なかった。

最後に，図8-7には，男女別に，健康づくり対策に対する要望について示した。これをみると，「スポーツ施設やレクリエーション施設を気軽に利用できるようにしてほしい」「休暇が計画的にとれるような環境づくりをしてほしい」という要望が男女ともに多かった。このことは，先に示したコーピングの結果からも理解することができる。のんびり休んだり，スポーツをすることでコーピングしようとする人が多いことを考慮する

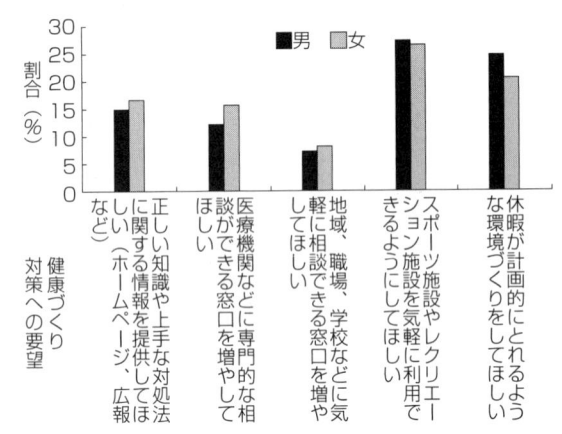

**図8-7 健康づくり対策への要望の割合**

（グラフの項目：正しい知識や上手な対処法に関する情報を提供してほしい（ホームページ、広報など）／医療機関などに専門的な相談ができる窓口を増やしてほしい／地域、職場、学校などに気軽に相談できる窓口を増やしてほしい／スポーツ施設やレクリエーション施設を気軽に利用できるようにしてほしい／休暇が計画的にとれるような環境づくりをしてほしい）

と，これらの施設を充実して利用しやすい環境を整備したり，休暇に関する制度改革も重要な社会づくりの1つだといえる。また，「正しい知識や上手な対処法に関する情報を提供してほしい」という要望も比較的多く，「医療機関などに専門的な相談ができる窓口を増やしてほしい」「地域，職場，学校などに気軽に相談できる窓口を増やしてほしい」という声も聞かれていた。

先の図8-5では掲載していなかったが，ストレスへの対処として，周囲の人や専門家などに相談するという方法があり，これに該当した人の割合は，男性3.7%，女性6.5%と非常に低い値であった。また，図8-6に示しているように，公的な機関や民間の相談機関の相談員に相談すると回答した人は非常に少なかった。このことは，専門家に相談したいというよりは，むしろ，家族や友人に相談できる環境づくりを強化する必要があることを意味しているといえる。地域参加型の活動や行事を企画するなど，コミュニティ心理学の観点からのアプローチも，わが国の自治体に求められている1つの対策だと考えられる。

### 3 わが国のストレス対策の必要性

先にも述べたように，健康日本21の心の健康におけるストレス対策では，ストレス感じた人の割合を2010年までに，全国平均で49.0%以下にするという数値目標がある。ここで紹介した保健福祉動向調査の結果を考えると，ストレスを感じる割合やストレス内容，対処法，サポートなど，性や年齢によって，そのニーズはさまざまであることがわかる。また，地域によってストレスの割合が異なることを考慮すると，自治体ごとに，ストレスの実態を詳細に把握し，自治体の特徴やニーズを反映する形で，効果的なストレス対策について検討する必要がある。

つまり，保健福祉動向調査で実態把握しているように，自治体ごとに，①適切なニーズアセスメントを行ない，②それに基づいて目標を設定し，③具体的なストレス対策を実施するという，一連の介入の過程が重要なのである。特に，自治体が進める政策としての地域住民を対象にしたストレスマネジメントでは，対象集団が非常に大きく，一次予防的なアプローチを中心とするため，対象者のどのようなニーズに対応するのかということが，実際の介入にも大きく影響する。いずれにしても，このような介入の手続きは，まさに健康日本21において重視している行動科学に基づいたアプローチであり，効果的なストレス対策を実現するためには，必要不可欠な方法論である。

## 3節 自治体の取り組みと，地域住民を対象にしたストレスマネジメント

### 1 ストレス対策に関する実態調査の方法と自治体の実施状況

これまで，健康日本21のストレス対策の方針とわが国のストレス問題の実態についてみてきた。そこで次に，健康日本21の心の健康づくり対策として，わが国の自治体が，どのようなストレス対策を行なっているのかというストレスマネジメント・プログラムの実態について紹介する。具体的には，筆者らが行なった調査結果から，自治体の取り組みの特徴や地域住民を対象にしたス

### 3節　自治体の取り組みと，地域住民を対象にしたストレスマネジメント

トレスマネジメントの方法論について考える。

調査は，47都道府県および12政令指定都市の合計59の自治体を対象に行ない，健康日本21のストレス対策に関する実態について把握することを目的としていた。なお，ここでは，回答が寄せられた合計54の自治体（回収率91.5%）を対象に行なった分析結果について紹介する。この自治体の実態調査は，2002年4月に各自治体に資料の請求依頼書を郵送し，2002年7月末を締め切りとして郵送法によって回収した。調査内容は，健康日本21のストレス対策として，調査時点において，各自治体が行なっている取り組みやそれらに関する活動資料すべてであった。また，資料などがない，あるいは，ストレス対策を実施していない場合にも，その旨を回答するように求めた。

この自治体の取り組みに関する調査の解析を行なうにあたっては，行動科学に基づいたストレスマネジメントが実施されているかどうかを検討するため，以下の3つの点に注目した。まず，自治体のストレス対策の実態について明らかにするために，第1に「ストレス対策の有無」，第2に「ニーズアセスメントの有無」，第3に「目標設定の有無」について検討した。

特に，第2の「ニーズアセスメントの有無」については，ニーズアセスメントとして，①自治体独自に実態調査を行なっていた，あるいは，独自の実態データを使用し，適切なアセスメントができている自治体，②独自の調査は行なっていないが，厚生労働省のデータをそのまま適用してニーズアセスメントとしている自治体，③ニーズアセスメントしていない自治体，という3つに分類した。

また，第3の「目標設定の有無」は，①各自治体の特徴に基づいて独自に適切な目標が設定されていた自治体，②「ストレスを感じている人の割合を減少させる」という厚生労働省が設定した目標を踏襲していた自治体，③目標が設定されていない自治体，という3つに分類した。

次に，ストレス対策の具体的な取り組みについては，健康日本21が提案している「個人能力」（ストレスに対する個人の対処能力を高めること），「周囲のサポート」（個人をとりまく周囲のサポートを充実させること），「社会づくり」（ストレスの少ない社会をつくること），という3つの対策に注目した。

「個人能力」は，①ストレスの正しい知識を得ること，②健康的な睡眠，運動，食習慣によって心身の健康を維持すること，③自分自身のストレス状態を正確に理解すること，④リラックスできるようになること，⑤ものごとを現実的で柔軟にとらえること，⑥自分の感情や考えを，専門家にじょうずに表現すること，⑦自分の感情や考えを，専門家以外にじょうずに表現すること，⑧時間を有効に使ってゆとりをもつこと，⑨趣味や旅行などの気分転換をはかること，という9つに分類した。

「周囲のサポート」は，①配偶者や家族，②友人・知人，③職場，④地域社会，という4つのサポートに分類し，「社会づくり」は，①社会経済的環境，②職場環境，③学校環境，④都市環境，⑤住環境，という5つの環境づくりの方法に分けた。これらの各対策について，自治体が実施しているかどうかを検討し，対策数について検討した。

自治体のストレス対策の実施状況についてみると，図8-8に示したように，ストレス対策を実施していた自治体は43であり，これは全体の79.6%であった。また，この43の自治体は，ストレス対策が含まれた健康日本21に関する資料を作成していた。ストレス対策を，調査時点では実施していなかったが，今後実施する予定であると回答していた自治体数は4（7.4%）あり，実施しておらず，今後の予定が立っていないという

▶ 8章 地域住民を対象としたストレスマネジメント

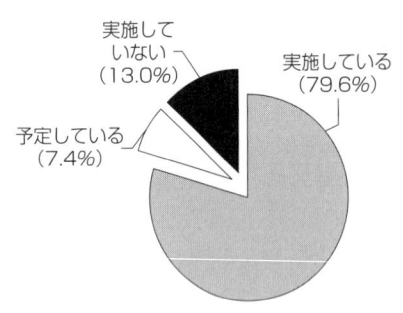

**図8-8 自治体のストレス対策の実施状況**
- 実施している (79.6%)
- 実施していない (13.0%)
- 予定している (7.4%)

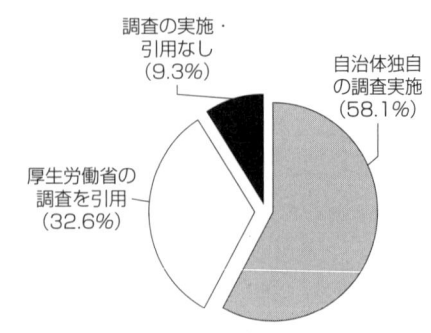

**図8-9 ストレス対策を実施している自治体の、ニーズアセスメントの実施状況**
- 自治体独自の調査実施 (58.1%)
- 厚生労働省の調査を引用 (32.6%)
- 調査の実施・引用なし (9.3%)

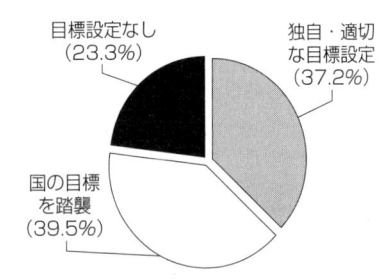

**図8-10 ストレス対策を実施している自治体の、目標設定の実施状況**
- 独自・適切な目標設定 (37.2%)
- 国の目標を踏襲 (39.5%)
- 目標設定なし (23.3%)

自治体数は7（13.0%）であった。これら計11の自治体は，ストレス対策に関する資料が作成されていなかった。そこで次に，調査時点でストレス対策を実施していなかった計11の自治体を除外し，ストレス対策を実施していた計43の自治体について分析した。

### 2 自治体のニーズアセスメントと目標設定に関する実態

ストレス対策を実施していた43の自治体について，ニーズアセスメントと目標設定に関する実態を検討した。図8-9には，ニーズアセスメントについて，各自治体の実施状況を示している。ニーズアセスメントとして，自治体独自に実態調査を行なっていた，あるいは，独自の実態データを使用していたという，何らかのニーズアセスメントをしていると考えられた自治体は，25（58.1%）であった。独自の調査は行なっていないが，厚生労働省のデータをそのまま適用してニーズアセスメントしていた自治体は14（32.6%）であり，残りの4（9.3%）の自治体は，これらのニーズアセスメントに関する記載はまったくみられなかった。

同じように，図8-10には，目標設定について，各自治体の実施状況を示した。これをみると，各自治体の特徴に基づいて独自に適切な目標が設定されていた自治体は16（37.2%）であった。ストレスを感じている人の割合を減少させるという厚生労働省の目標を踏襲していた自治体は17（39.5%）であり，残りの10（23.3%）の自治体は，目標が設定されていなかった。

効果的で具体的なストレス対策を行なうためには，ニーズアセスメントに基づいた目標設定が重要だと考えられる。そこで次に，ニーズアセスメントと目標設定との関係について，先に分類した各3群間でクロス集計を行なった。その結果を表8-1に示している。表8-1をみると，ニーズアセスメントしていない自治体は100%目標が設定されておらず，厚生労働省のデータを適用している自治体は28.6%，独自のアセスメントができている自治体でも8.0%が，目標設定ができていないことが示された。また，適切なアセスメントができている25の自治体のうち，適切な目標設定ができていた自治体は約半数と少ない割合であっ

◁ 3節 自治体の取り組みと，地域住民を対象にしたストレスマネジメント

表8-1 ストレス対策におけるニーズアセスメントと目標設定に関する自治体の実態

| 自治体数と割合(%) | | ニーズアセスメント | | |
|---|---|---|---|---|
| | | 自治体独自の実態調査あり | 厚生労働省の調査を適用 | 調査および引用なし |
| 目標設定 | 独自で適切な目標を設定 | 13 (52.0%) | 3 (21.4%) | 0 (0%) |
| | 国が設定した目標を踏襲 | 10 (40.0%) | 7 (50.0%) | 0 (0%) |
| | 目標設定なし | 2 (8.0%) | 4 (28.6%) | 4 (100%) |
| 合　計 | | 25 (100%) | 14 (100%) | 4 (100%) |

た。

　このことは，ニーズアセスメントができているにもかかわらず，それに基づいた目標設定ができていない自治体が少なくないことを意味しており，具体的なストレス対策を立案する際にも目標設定について心理学の専門家の協力が必要である可能性が考えられる。ここで紹介している自治体の取り組みは，政策として位置づけられている地域住民を対象にしたストレスマネジメントであると考えることができ，このようなストレスマネジメントでは，対象とする人数が大規模になる可能性が高く，さまざまなニーズが混在することが想定される。したがって，地域住民を対象にしたストレスマネジメントでは，特に，どのような要請に対応するのかということや，目標とするストレス対策を決定する必要性が高く，このためにも，適切なニーズアセスメントが非常に重要になってくると考えられる。

## 3　自治体の目標設定と具体的なストレス対策に関する実態

　具体的なストレス対策として，健康日本21が提案している「個人能力」「周囲のサポート」「社会づくり」に注目し，これらの対策について各自治体が，それぞれどのくらいストレス対策を提案しているのかという個数について集計し，先に述べた目標設定との関係について検討した。表8-2には，目標設定の3つの自治体の群別，ストレス対策別にみた自治体数とその割合を示している。

　これをみると，適切で独自の目標設定がある自治体は，全体として各ストレス対策を提案している割合が高く，一方，目標設定がない自治体は，提案している方法が非常に少ないことが示されており，目標設定がニーズアセスメントに基づき，明確であるほど，実際に行なおうとするストレス対策の方法も多く提案していると考えられた。また，全体的な傾向としては，社会づくりの社会経済状況という対策を提案している自治体が多く，個人の対処能力を高める対策についてもさまざまな提案がなされていた。反対に，周囲のサポートについて提案している自治体は非常に少なかった。このことは，自治体の対策として，個人の対処能力を高めるはたらきかけや社会づくりは，比較的対応しやすい方法であるが，周囲のサポートを強化するという対応は，自治体として具体的に行なうことが容易ではないということを意味している可能性が示唆される。

　次に，個別のストレス対策を，「個人能力」「周囲のサポート」「社会づくり」というまとまりとして，3つの対策ごとに合計し，各自治体における平均対策数を検討した。その結果，ストレス対策の自治体全体の平均数は，「個人能力」が3.19±2.76，「周囲のサポート」が0.33±0.64，「社会づくり」が1.93±1.30であり，表8-2の個別の項目において示された結果と同様，個人の対処能力を高める対策提案が最も多く，次に社会の環境

表8-2 目標設定の3つの自治体の群別，ストレス対策別にみた自治体数とその割合

|  | 自治体数と割合(%) | 目標設定 | | | |
|---|---|---|---|---|---|
|  |  | 独自・適切な目標設定($n=16$) | 厚生労働省の目標を踏襲($n=17$) | 目標設定なし($n=10$) | 合計($n=43$) |
| 個人能力 | 正しい知識の獲得 | 7 (43.8%) | 4 (23.5%) | 1 (10.0%) | 12 (27.9%) |
|  | 健康的な生活 | 10 (62.5%) | 8 (47.1%) | 2 (20.0%) | 20 (46.5%) |
|  | 自分のストレス状態把握 | 9 (56.3%) | 9 (52.9%) | 3 (30.0%) | 21 (48.8%) |
|  | リラックスできる | 5 (31.3%) | 2 (11.8%) | 2 (20.0%) | 9 (20.9%) |
|  | 現実的で柔軟な思考 | 3 (18.8%) | 2 (11.8%) | 0 (0.0%) | 5 (11.6%) |
|  | 自分の感情・考えを専門家に表現 | 3 (18.8%) | 5 (29.4%) | 0 (0.0%) | 8 (18.6%) |
|  | 自分の感情・考えを専門家以外に表現 | 6 (37.5%) | 8 (47.1%) | 1 (10.0%) | 15 (34.9%) |
|  | 時間の有効利用とゆとり | 4 (25.0%) | 2 (11.8%) | 0 (0.0%) | 6 (14.0%) |
|  | 気分転換 | 11 (68.8%) | 9 (52.9%) | 2 (20.0%) | 22 (51.2%) |
| 周囲のサポート | 配偶者・家族 | 1 (6.3%) | 2 (11.8%) | 0 (0.0%) | 3 (25.6%) |
|  | 友人・知人 | 0 (0.0%) | 1 (5.9%) | 0 (0.0%) | 1 (2.3%) |
|  | 職場 | 0 (0.0%) | 2 (11.8%) | 0 (0.0%) | 2 (4.7%) |
|  | 地域社会 | 0 (0.0%) | 0 (0.0%) | 0 (0.0%) | 0 (0.0%) |
| 社会づくり | 社会経済的環境 | 16 (100.0%) | 15 (88.2%) | 8 (80.0%) | 40 (93.0%) |
|  | 職場環境 | 8 (50.0%) | 7 (41.2%) | 3 (30.0%) | 39 (90.7%) |
|  | 学校環境 | 7 (43.8%) | 6 (35.3%) | 3 (30.0%) | 18 (41.9%) |
|  | 都市環境 | 2 (12.5%) | 3 (17.6%) | 1 (10.0%) | 16 (37.2%) |
|  | 住環境 | 1 (6.3%) | 2 (11.8%) | 1 (10.0%) | 6 (14.0%) |

づくりであり，周囲のサポートを強化するというはたらきかけを行なう自治体は少ないことが明らかにされた。

図8-11には，目標設定別にみた各自治体のストレス対策の平均数を示している。具体的で適切なニーズに基づいた目標設定ができている自治体ほど，3つのストレス対策数が多く提案されていることが明らかにされた。特に，個人能力の差が大きく，適切な目標設定ができている自治体は目標設定していない自治体の約2.5倍，提案数が多いことが明らかにされた。目標設定の3群を独立変数，「個人能力」「周囲のサポート」「社会づくり」という3つのストレス対策数を従属変数として，分散分析を行なったところ，「個人能力」について主効果が顕著であった。多重比較を行なった結果，目標設定をしていない自治体と，適切で独自の目標設定をしていた自治体，および，厚生労働省と同じ目標設定をしていた自治体との間に顕著な差が認められた。このように，適切なニーズアセスメントをしていた自治体の特徴としては，目標設定が明確であり，提案しているストレス対策数も多いことが明らかにされた。

本書でも強調されているように，適切なアセスメントは，行動科学に基づいた介入を行なううえで非常に重要な基盤となる。実際に政策を実施したり，介入の効果について評価するためには，介入する前の適切なアセスメントが必要であり，そのアセスメントには，当然，妥当性や信頼性が不

3節 自治体の取り組みと，地域住民を対象にしたストレスマネジメント

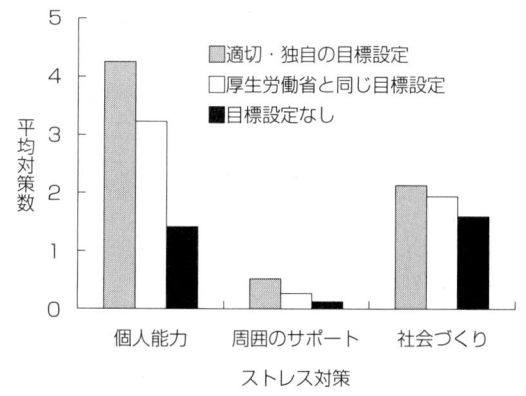

図8-11 目標設定別にみた自治体の各平均ストレス対策数

可欠である。つまり，健康日本21の効果的なストレス対策に代表される，地域住民を対象としたストレスマネジメントを実現するためには，具体的なストレス対策について検討する前に，各自治体は，これら一連の介入の方法論や行動科学に関する専門的な知識を正しく理解したうえで，ストレス政策を実践する必要がある。このことは同時に，国や行政が，ストレスマネジメントの実施者を養成したり，専門家を配置するということを，特に地域住民を対象にしたストレスマネジメントにおいては，強化する必要があるという提案でもある。

本調査は，健康日本21の施行から2年が経過した時点で実施したため，ほとんどの自治体が，ストレス政策を実施しようとしている計画段階にあった。したがって，自治体のストレス対策の実践状況や介入効果について検証することができなかったが，自治体の中には，実際にストレスマネジメントに関する教室を開催し，非常に熱心な取り組みを行なっているところもあった。

具体例をあげると，川崎市の〈かわさき健康づくり21〉（川崎市健康福祉局健康部健康増進課，2001）では，「健康づくりのつどい」「家庭の健康セミナー」「健康づくりのための運動普及推進員教育事業」「市民健康デー」といった対策を企画し，ストレスや心の健康に関するさまざまな取り組みを実施していた。「健康づくりのつどい」では，"アロマテラピーでリフレッシュ＆リラックス"という講演を行ない，298名の参加者が集まっていた。「家庭の健康セミナー」では，精神科医を講師とした"心の健康セミナー"や"子育て中のストレスに向き合う"という講演を少人数（参加者22名〜24名）の規模で開催したり，"リラクセーション"を体験させるという講演を2回にわたって企画していた。また，「お母さん，がんばりすぎていませんか？」「夫婦のすてきなコミュニケーション」「お母さん，1人で悩まないで」「親子でリフレッシュ体操」といった家庭内でのストレスに関連する対策も企画されており，講師は，ソーシャルワーカーや大学講師，ジャーナリストなど，さまざまな観点から情報を提供していた。

また，「健康づくりのための運動普及推進員教育事業」では，養成コースという4日〜5日で1コースが修了するコース形式の教室が企画されていた。そのコースは，初日には開講式が，最終日には閉会式があり，コース修了時には修了証を授与するという企画であった。このような工夫は，参加者の動機づけを高めたり，効果の持続や強化を狙ったものであり，ストレスマネジメントを行なううえで非常に重要なポイントとして評価できる。コースの内容は，運動と心の健康とを組みあわせたものが1コースと設定されており，"心の健康とストレス"や"ストレスと社会交流"という講義が企画されていた。

さらに，「市民健康デー」という健康対策では，"キラリ健康"というテーマを設定し，講義やリラクセーションの実技などを取り入れた試みが行なわれていた。このように，川崎市では，ストレスや心の健康について，さまざまな観点からの取り組みが行なわれており，その内容は非常に充実

したものであると評価できる。この背景には，川崎市が，適切なニーズアセスメントを行なっているということも大きく関連していると考えられる。

このほかにも，愛知県の〈健康日本21あいち計画〉（愛知県・財団法人愛知県健康づくり振興事業団健康推進部，2001）も，非常に工夫された健康づくり対策を実施していた。特に，ストレスに関する取り組みでは，「すとれすとれ～る」という問診表を作成しており，20の質問項目の回答から，「ストレスに対する抵抗力」「ストレス度」「ストレスの解消」について判定している。そして，これら3つの判定をもとに，①ストレス健康型，②ストレス解消注意型，③ストレス原因環境型，④ストレス解消不足型，⑤ストレス抵抗注意型，⑥ストレス予備軍型，⑦ストレス抵抗力不足型，⑧ストレス型，という8つの型に対象者を分類・判定していた。これらの問診表および判定は非常にていねいに作成されており，ストレスのほかに疲労度も簡単に測定できるように工夫されていた。

また，愛知県でも川崎市と同じように，「健康づくり教室」という健康対策が企画されていた。そこでは，"1日実践型""じっくり通所型""ゆったり滞在型"という3つのコースが設定されていた。"1日実践型"と"ゆったり滞在型"には，それぞれ6つの教室が，"じっくり通所型"には11の教室が開講されており，ストレスや心の健康に対する取り組みとして，リラクセーション教室が企画されていた。

このように，川崎市や愛知県では，ストレスや健康づくりに関する教室が非常に工夫されており，地域住民という大規模な対象者にていねいに対応していることがわかる。このような積極的な取り組みを支えているものとして，対象者のニーズを正しく把握するというニーズアセスメントがある。適切で詳細なアセスメントができてこそ，効果的な介入やその評価が期待できるのである。地域住民を対象にしたストレス対策では，対象者のニーズが多種多様であるが，川崎市や愛知県では，先に紹介したように，対象者に応じた詳細な取り組みを実施していた。このことは，一連の介入のプロセスが適切に実施されていることを意味しており，行動科学に基づいたストレス対策として高く評価できる。

このほかの自治体でも，実際の対策はまだ行なっていないものの，実施に向けて積極的な試みが計画されていた。たとえば，新潟県，茨城県，神奈川県，静岡県，沖縄県の自治体では，年代別あるいはライフステージ別にストレスを把握し，それぞれのニーズに対応した対策を計画中であった。また，ストレス解消法（対処法）に関する対策を企画している自治体も多く，秋田県，長野県，岐阜県，福井県，奈良県では，男女別にニーズアセスメントが企画されていた。勤労者を対象にしたストレス対策も多く，佐賀県では勤労者対象のメンタルヘルスとしてストレスセミナーを企画したり，広島県や岡山県では職域における対策にも焦点を当てていた。また，大阪府や岩手県，宮城県では，ストレスに関するチェックリストの作成に取り組んでいた。

一方，地域の特徴や独自性を生かした自治体もみられた。鹿児島県では，地域特有の温泉という資源を，リラクセーションやコーピングに活用することを提案しており，今後の対策やその成果が注目できる。大阪市では，地域，職域，学校での連携のとれた推進体制を構築することを提案しており，個々の対象者に焦点を当てるだけではなく，それぞれが連携して全体として取り組むという試みは非常に興味深い。

このように，各自治体では，それぞれの地域の特徴や対象者のニーズに応じた取り組みを実施しようとしていた。このような対策を行なううえで重要なことは，行動科学に基づいたアプローチを

行なうことである。各自治体のストレス対策が実りあるものになるためにも，適切なニーズアセスメントやそれに基づいた目標設定，対策の企画，実施が必要不可欠であることを，再度，強調しておきたい。

本章では，自治体のストレス対策に関するニーズアセスメントと目標設定に焦点を当て，地域住民を対象にしたストレスマネジメントの方法論について検討したが，健康日本21のストレス対策は，現在も2010年の目標をめざして継続中である。したがって，今後も，さらに自治体のストレス対策について追跡し，地域住民のストレスマネジメントという位置づけだけではなく，わが国の政策としてのストレス対策について検討したいと考えている。そのためにも，本書で紹介している，学校や職場でのストレスに関する一次予防対策のプログラムや方法論が活用できると考えられる。

## 4 地域住民を対象にしたストレスマネジメントの特徴と進め方

くり返しになるが，地域住民を対象にしたストレスマネジメントを行なう場合にも，他の対象者のストレスマネジメントと同様に，一連の介入の方法論を用いる。つまり，ニーズアセスメント，目標設定，介入，そして介入の評価というプロセスは，対象者やプログラム内容にかかわらず，行動科学の基本的なアプローチである。

これまで紹介してきた自治体のデータからも，ニーズアセスメントがいかに重要であるかということがわかる。そして，このニーズアセスメントが適切に行なわれなければ，適切な目標設定ができないため，実際のストレス対策も曖昧なものになってしまう可能性が高くなるのである。そして，わが国のストレス対策の現状として，適切なニーズアセスメントができている自治体はけっして多くはないと考えることができる。このことは，自治体だけではなく，国全体としてストレス政策について検討しなければならない点でもあ

り，行動科学の専門的知識の提供やそれに関する専門家の設置も，地域住民を対象にストレスマネジメントを実施する際には重要な対策の1つだといえる。

地域住民を対象にしたストレスマネジメントを行なう場合，先にも述べたように基本的な方法論は他の対象の場合と同じであるが，対象集団の人数や規模が非常に大きくなる可能性が高い。このことは，さまざまな対象者が集団に含まれること，つまり，ストレスに関するニーズが多種多様であるということを意味している。特定の地域や社会の問題や，性・年齢の違いによる特徴によって，そのニーズはさらに多様化すると考えられる。

また，これに関連して，二次予防あるいは三次予防といった臨床的ケアに近い対応が必要な対象者が含まれることが予測される。一般的に，地域住民を対象にしたストレスマネジメントでは，一次予防としてのアプローチが中心となる。しかしながら，対象者が多いことは，当然，臨床的なアプローチが必要な人も含む可能性が高くなるため，このような対象者に対するニーズを適切にアセスメントし，場合によっては，専門的な臨床的ケアや個別の対応をしなければならない。さらに，一次予防を行なう場合にも，対象者を選別することによって，より対象者のニーズにあったストレスマネジメントが提供できる。つまり，対象者を適切に見きわめることができることも，アセスメントに含まれる非常に重要なポイントとなる。

本章で紹介した自治体の取り組みは，本書全体で論じているストレスマネジメントを包括するものとして位置づけることもできるため，学校や職域，あるいは特定の対象者を含めたすべての国民のストレス対策に支えられているといえる。特に，自治体の場合は，さまざまなニーズが混在している。先に紹介した川崎市や愛知県のように，

母親向けの教室や夫婦や親子関係といった特定のストレスに関する内容を企画したり，受講者の動機づけや達成感を高めるためのコースの設定も，ニーズに対応した，より効果的なストレスマネジメントとして評価できる。

しかしながら，ストレスマネジメントでは，ストレスという概念が非常に大きく，曖昧であるため，介入の焦点が当てにくいという問題点も指摘されている（Smith, 2002）。このような問題を解決するためには，うつや不安，怒りといった心の問題をストレスと区別し，一次予防対策として必要なストレス対策を実施する，ということに十分に注意する必要がある。

詳細で適切なストレス対策が，日本全国に普及するためには，自治体の努力だけではなく，心理学の専門家を配置したり，各自治体間で有効な情報交換をするといった専門的知識の提供も，積極的に行なう必要があると考えられる。健康政策を，より効率的に行なうためには，具体的な指針や専門家を含めた組織を構成することが重要であることが指摘されており（Kemp, 1993），健康日本21という政策を施行した国側としても，自治体からの専門的な相談を受ける窓口を設置したり，中間報告会といった健康づくり政策を支援するためのはたらきかけを行なうことが求められていると考えることができる。また，健康政策としてのヘルスケアマネジメントでは，医療費のコストなど，経済的な問題も大きく関連することから（Tavakoli et al., 2001），一次予防対策が有効だと考えられる。

今後さらに，わが国のストレス対策が充実したものになるためにも，特に，地域住民のストレスマネジメントについては，行動科学に基づいた自治体の実践研究と，行政との連携が期待される。

〈付記〉

本章で紹介した研究は，部分的に厚生労働科学研究費補助金による健康科学総合研究事業「行動科学に基づいた喫煙，飲酒などの生活習慣改善のための指導者教育養成システムの確立に関する研究」の補助を受けた。

# 9章 心身症患者のストレスマネジメント

## 1節 はじめに

　心身症は，一般的に心理社会的な問題やストレスが発症に深く関与しているが，患者本人はそのことに気づかないことが多い。その治療法にはさまざまな種類があり，患者がかかわった医療機関によってその対応も異なる。時には，患者自身の疾患への理解が不十分なままに治療が長期化したり，また適切な治療を受けることができずに，再発をくり返すこともある。心身症の治療は身体症状の治療とともに，患者自身が心身症の発症のきっかけとなるストレスや心理社会的問題をどのように受けとめ，対処しているのかが治療過程に大きな影響を及ぼしている。したがって，疾患そのものの治療とともに，患者自身のストレスに対する認知のしかたやストレス反応による生活の乱れなどに対してアプローチが必要になる。つまり，心理社会的，環境的要因に注目し，配慮することが治療にとって重要な意味をもつのである。
　一般的に心身症の定義は，「身体疾患の中で，その発症と経過に心理社会的因子が密接に関与し，気質的ないし機能的障害が認められる病態」とされている（日本心身医学会教育研修委員会，1991）。いわゆる心身症はストレスが密接に関連し，さまざまな症状が身体に現われる「ストレス関連疾患」といわれている。ストレスを引き起こすストレッサーには，日常生活で生じるできごとによって起きるライフイベント（life event），日常生活に適応するうえで徐々に生じるライフストレス（life stress）がある。つまり，心身症は誰でも罹患する可能性のある疾患といえる。心身症を発症する多くの患者は，自分の心身の状態を客観的に認識し，それに対応することが苦手である。そのため，患者自身がどのような場面に直面したときにストレスを感じているのかを明らかにし，患者個人をとりまく環境の整備や，ストレスに対処できるような能力を身につけるなどの教育的はたらきかけが必要となる。
　以上のことをふまえて，本章では心身症のストレスマネジメントについて述べる。そして，実際に症例を通して，ストレスマネジメントの導入法と実施上の工夫などを紹介する。

## 2節 ストレスマネジメントのねらい

　心身症患者に対するストレスマネジメントは，ストレスに対するセルフ・コントロールを効果的に行なうための教育的はたらきかけという。患者自身が状況に応じて自己管理できるセルフ・コントロールを身につけ，具体的な対応ができるよう

になることを目標とするのである。それには，①早期に自身のストレスサインに気づかせ，心身症を引き起こす原因となる引き金を見つける，②ストレスを引き起こす手がかりを見いだす，③ストレスとそれに対処する能力を見つめ直し，ストレスに対する耐性を高めていく，④不満，怒りなどの感情をタイミングよく把握し対応する，⑤今後，再び同じような状況になった場合に，どのように行動するべきなのかを考え，その対処法を身につける，ということである。つまり，心身症患者に対するストレスマネジメント教育とは，患者の症状の背後にある心理社会的問題についての患者自身の理解をうながし，心身の相関に気づかせ，ストレス反応に対するセルフ・コントロールができるように，心理教育的なはたらきかけを行なうことである。

## 3節　心身症患者の特徴を理解する

　心身症は，心身ともに過度なストレスにさらされているときに発症しやすい。一般的に発症のきっかけは，仕事中心のライフスタイルや対人関係のつまずきによることが多い。発症の背景には，自分の本当の気持ちを話せない，表現できないといった患者個人の性格，ものごとの考え方，行動パターンがみられ，心身症にかかりやすい素地ができあがっている。特に，ストレス反応を起こしやすい性格傾向は，自己の感情に対する気づきと表出ができない，ものごとを完全にしないと気がすまない強迫的な傾向，周囲への過剰適応傾向が高く，みずからストレスを背負いこむ，内向的で対人関係で傷つきやすいなどがあげられる。このように，何らかのきっかけが加わると発症しやすい素地をもっているのが心身症患者の特徴である。

　心身症患者は，身体症状の表出をきっかけとして受診することが一般的であるが，器質的には異常所見がみられない場合が多い。このようなときには，まず身体症状が悪化しないように，痛みなどの身体症状を除去する薬物療法が行なわれる。それに並行して，症状の維持にかかわっている患者の考え方や行動を分析し，治療の糸口を見つけていく。このように心身症の治療は心身両面からのアプローチが必要となってくる。患者の心と行動を治療者がどのように理解し，対応していくかが治療の課題でもある。治療者は患者の背後に隠れた心の葛藤などが身体症状として現われるということを患者本人に気づかせ，積極的に患者とかかわり合いながら治療を行なうことが重要である。

## 4節　ストレスマネジメントに心理療法を適用する

　心身症患者のストレスマネジメントは，①症状に関与する心身相関への気づき，②患者の状況や症状に応じたセルフ・コントロール能力を高めることが基本となる。患者に心身相関を気づかせ，理解させるためには，患者個人のストレス反応の特性を知ることが重要である。ストレスマネジメント教育の第一歩は，発症のきっかけになる手がかりを見つけることから始まる。より効果的に治療を進めるためには，患者の状況や問題に適した心理技法を柔軟に用いることが重要である。そのために心理技法の基本的な考え方について理解する必要がある。

　心理療法にはさまざまな学派やアプローチ法（中川，1994）があるが，ここでは，患者がかかえている問題を行動，認知，環境，情緒，身体といった観点から構造化する認知行動療法（Cognitive Behavior Therapy：CBT）の発想を取り入れた代表的技法について述べる。認知行動療法は自己観察によって認知，行動に及ぼす影響を認識し，認知の見方を変え，行動の変容をはかる治療技法である（坂野，1995）。認知を修正すること

表9-1　認知モデルの理論的背景 (金, 2003)

| | 認知療法 | 合理情動行動療法 |
|---|---|---|
| 基本的な考え方 | エリス (Ellis, A.) のABC図式をもとに，より精密なモデルを提案。<br><br>(A:できごと) (B:認知) (C:感情)<br><br>抑うつ気分を生み出すのはあるできごとではなく，個人の認知のしかたによると考え，スキーマ，推論，自動的思考という3つの認知に分けて考える。<br><br>①抑うつのスキーマ<br>　ある考え方の背景にある思い込み<br>②推論<br>　ネガティブな結論に固執する (体系的な推論の誤り)<br>③自動的思考<br>　ある場面に直面したとき，自動的に頭の中に思い浮かんでくる否定的な認知のこと | ABC理論図式を用いて患者の思考，理性に訴え，不合理的信念 (irrational belief) を変化させる。<br><br>(A:できごと) (B:信念) (C:結果)<br><br>結果 (Consequence; C) としての不適応な行動の原因は，その結果をもたらしたと思われるようなできごと (Activating event; A) そのものではなく，そのできごとを患者がどのように受け取ったかという受けとめ方 (思い込み，信念:Belief; B) にある。 |
| 治療技法の特徴 | 認知の「内容」に注目<br>治療者の患者に対する質問が重視される<br>自動的思考，スキーマ，推論を変えるための介入 | 認知の「評価」に注目<br>不合理な信念を変えるための介入 |
| 治療ターゲット | 抑うつ感情をもつ人の特有の考え方と考えのパターン<br>　(認知の歪み:cognitive distortion) | 不合理な考え方によって生じさせる自己非難的な考え方 |

に重点をおくベック (Beck, 1970) の認知療法 (Cognitive Therapy: CT) や，エリス (Ellis & Harper, 1975) によって開発された合理情動行動療法 (Rational - Emotive Behavior Therapy: REBT) などが代表的である。これらの技法の理論的背景による基本的な考え方や治療技法の特徴をまとめたものを表9-1に示す。

認知療法は患者個人の認知過程による否定的な自動的思考，完璧主義などの非現実的態度，認知のスキーマに注目し，問題行動にはたらきかけ，歪んだ認知を修正していく心理療法である (Beck, 1976; Persons, 1989)。つまり，患者個人の認知のしかたに応じたはたらきかけをしていく治療法である。患者によって症状の現われはさまざまである。たとえば，暴飲暴食など行動で訴えるタイプ，下痢，胃痛などの身体症状になって現われるタイプなどがある。また，悪いほうに考えてしまうマイナス思考のタイプ，すべき思考のタイプ，ものごとをはっきりさせないとおちつかないタイプなど，認知の歪みにもいくつかのパターンがある。これらは，ストレスを起こしやすい認知・行動パターンであり，ストレスの脆弱性につながる患者個人の心の習慣でもある。そのことを患者に気づかせることが重要である。

次に，ABC理論ともよばれている合理情動行動療法は，治療者と患者との共同作業によってデータを集め，直接的に問題点を呈示し，患者の思考や理性に訴え，不合理な信念を変えていく心理療法である (Windy & Raymond, 1990)。ABC図式による介入方法をまとめたものを表9-2に示す。これらの心理療法の共通点は，信念や思考様式といった認知の歪みや，二次的な感情面の障害が治療標的となることである。

次に，マイケンバウム (Meichenbaum, 1985,

表 9-2　合理情動行動療法の ABC 図式による介入法（金，2003）

| | ABC 図式の理解 | 方　法 |
|---|---|---|
| A | 悩みのきっかけとなるストレスフルなできごとや経験<br>(Activating event) | 問題を具体化する<br>①あいまいな問題を具体化し，問題の整理をする。<br>②不適切でネガティブな感情を明確化する。<br>③長期的目標，短期的目標を決める。<br>④一次的感情問題に関する二次的感情問題を確認する。 |
| B | 信念(Belief)<br>Aのできごとの受け取り方<br><br>不合理的な考え方<br>iB(Irrational Belief)<br><br>合理的な考え方<br>rB(Rational Belief) | ①iB と rB の考え方やその違いを理解させる。<br>②不合理な考え方を合理的な考え方に意図的に変化させていく。<br>③「すべきである」「ねばならない」「絶対」などのことばづかいを指摘し理解させる。 |
| C | 結果(Consequence)<br>Aの経験の結果として起こるネガティブな感情や悩み | ①より効果的に問題解決を行なうためにはできごと(A)ではなく，行動的，感情的な問題に焦点をおく。<br>②セルフ・モニタリング法やホームワークを利用する。 |

1992）のストレス免疫訓練（Stress Inoculation Training：SIT）の技法について述べる。SIT は，より広範囲のストレス関連問題の予防と治療のために用いる。ストレス免疫訓練は，現在直面している問題を取り除き，さらに将来直面するだろう困難にも対処できる方法を身につける訓練法である。ストレス反応が心身に及ぼす影響を理解してもらい，さまざまな方法によりストレス対処法（コーピング）を身につけ，ストレス反応に対する抵抗力を日常生活の中で強めていく。図 9-1 で示したように，このプログラムは，教育，スキルの獲得，応用の 3 段階から構成されており，患者が自分の力でストレスにうまく対処できるようになること，疾患に対する抵抗力（免疫）を強めることを目標としている。

またズリラ（D'Zurila, 1986, 1990）は問題解決アプローチによる訓練プログラムを用い，ストレス性疾患の治療などで成果をあげている。問題解決訓練法（Problem Solving Training：PST）は患者の差し迫った問題や将来起こりうる問題に患者自身が対処し，解決することを学習させる心理療法である。患者が現在直面している問題を取り上げ，何が問題であるのかを明確にする。そして，患者は積極的に問題を解決しながら自分で対処できるという自信を高めていく。つまり，日常生活の中での問題解決能力を高め，自己効力感を増大させ，問題をセルフ・コントロールできるよう指導する。

これらの治療技法は適用対象の病態と状況に応じて用いられる。患者個人のストレス状況，ストレス耐性，ストレス反応への気づきなどによって提供する情報の量や教育内容，アプローチ法も異なってくる。したがって，心身症患者にストレスマネジメント教育を行なう際には患者個人の状況に応じて適切な心理技法を適用し，工夫することによってよりよい効果が期待できる。

## 1　予防的ストレスマネジメント

心身症に対する理解を深め，正しい知識を身につけることは重要であるが，それだけでは予防にはつながらない。予防的ストレスマネジメントは，患者に自分自身の望ましくない行動や考え方を見つめ直すチャンスを与えることである。

◁ *4節 ストレスマネジメントに心理療法を適用する*

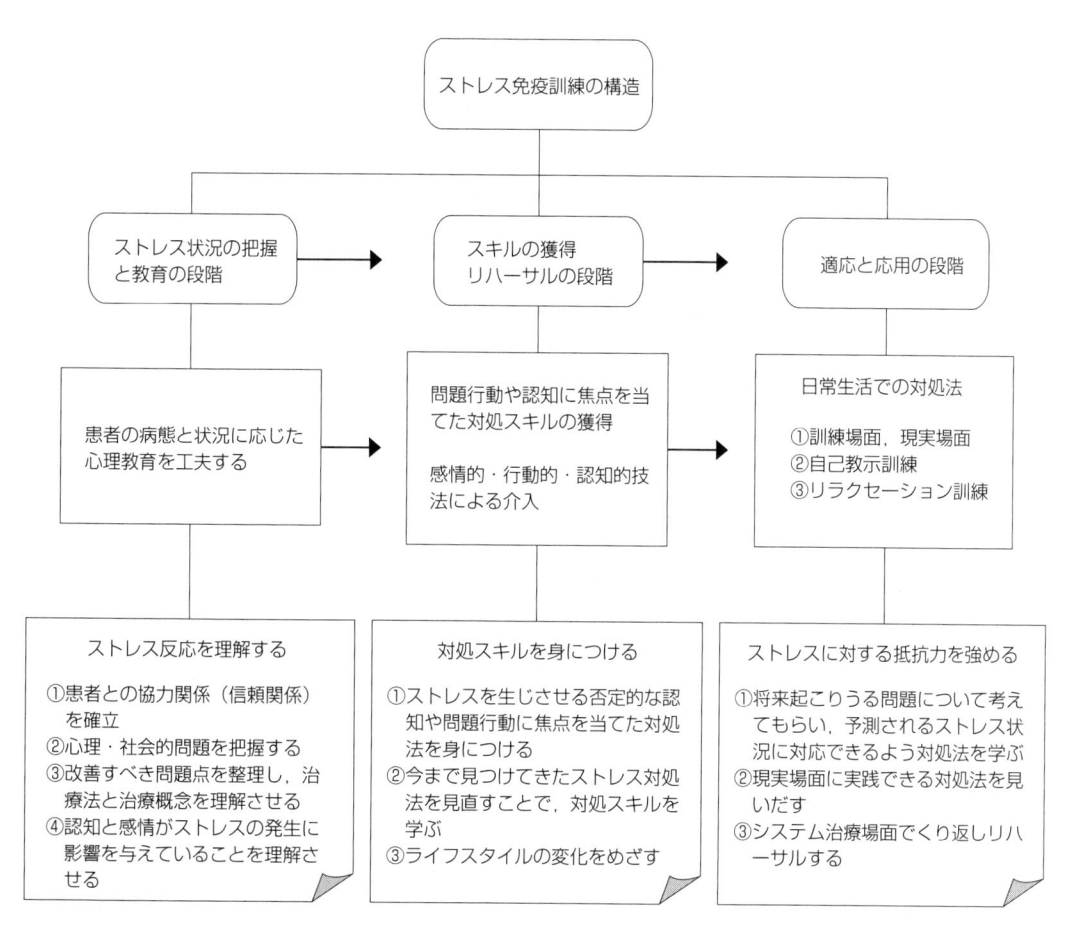

```
                    ストレス免疫訓練の構造

        ┌─────────────┐     ┌─────────────┐     ┌─────────────┐
        │ストレス状況の把握│────▶│ スキルの獲得   │────▶│適応と応用の段階│
        │ と教育の段階   │     │リハーサルの段階│     │              │
        └─────────────┘     └─────────────┘     └─────────────┘
               │                    │                    │
               ▼                    ▼                    ▼
       ┌──────────────┐   ┌──────────────┐   ┌──────────────┐
       │患者の病態と状況に応じた│──▶│問題行動や認知に焦点を当│──▶│日常生活での対処法     │
       │心理教育を工夫する   │   │てた対処スキルの獲得   │   │①訓練場面，現実場面   │
       │                │   │                    │   │②自己教示訓練        │
       │                │   │感情的・行動的・認知的技│   │③リラクセーション訓練 │
       │                │   │法による介入         │   │                 │
       └──────────────┘   └──────────────┘   └──────────────┘
```

| ストレス反応を理解する | 対処スキルを身につける | ストレスに対する抵抗力を強める |
|---|---|---|
| ①患者との協力関係（信頼関係）を確立<br>②心理・社会的問題を把握する<br>③改善すべき問題点を整理し，治療法と治療概念を理解させる<br>④認知と感情がストレスの発生に影響を与えていることを理解させる | ①ストレスを生じさせる否定的な認知や問題行動に焦点を当てた対処法を身につける<br>②今まで見つけてきたストレス対処法を見直すことで，対処スキルを学ぶ<br>③ライフスタイルの変化をめざす | ①将来起こりうる問題について考えてもらい，予測されるストレス状況に対応できるよう対処法を学ぶ<br>②現実場面に実践できる対処法を見いだす<br>③システム治療場面でくり返しリハーサルする |

**図9-1 ストレス免疫の手続きと訓練プログラム**

心身症を予防するためにはまず，心身症になる前段階のストレス反応サインを見逃さないことが重要である。表9-3に示したようなストレス反応が何らかの形で現われ，意識的に，また無意識のうちに心と行動のさまざまなサインと変化を送っている。そのときに，周囲の人がタイミングよく声をかけたり，心配しているというメッセージを伝えることも予防につながる。

心療内科を受診する患者は，ストレス状況や欲求不満を感じる状況の中で，がまんを重ねたり，感情を押し殺し，かなりのエネルギーを使いはたしていることが多い。それが限界に達すると，怒りなどの感情が自分への身体に向かい身体症状として現われる。1つの問題に固執し，ものごとを悲観的にとらえる。また，他人と自分を比較したり，他人との競争に敗れたことがきっかけでおちこんでやる気をなくしてしまう。このような状況を限界までがまんし限度がすぎると，問題行動を起こしてしまうという悪循環をくり返している。ささいなことにカッとして過剰に反応したり，不

表9-3 心身症の発症前段階に現われやすい心身の変化と気になる状態

| 行動的 | ①タバコ，アルコールの量がふえる。<br>②食行動の変化が起きる（食べ過ぎ，好き嫌いが激しいなど）。<br>③お酒を飲まないと眠れなくなる。<br>④夜ひとりで甘いものやスナック菓子を大量に食べる。<br>⑤時間に追われる，眠りが浅くなり，夢ばかり見る。<br>⑥ギャンブルに走る。<br>⑦生活リズムが乱れる（遅刻，能率が落ちる，ミスが多くなる）。<br>⑧対人関係が悪くなる，ついカッとなる，攻撃しがちである。<br>⑨仕事をしながらも，ほかのことばかりが頭に浮かぶ。 |
|---|---|
| 心理的 | ①不安，緊張，過敏，恐怖などの心理的反応。<br>②いらいらする，抑うつ気分，涙もろくなる，ちょっとしたことで腹を立てる。<br>③プレッシャーを感じる。<br>④人と会うのがおっくうになる。<br>⑤感情のコントロールがしにくくなる。 |
| 身体的 | ①朝起きるのがつらい，身体がだるい，考えがまとまらずミスが多くなる。<br>②痛み，発熱，けが，不眠，肩がこる，便秘になる，下痢をする。<br>③食欲がなくなる，風邪をひきやすくなる，手足が冷える，疲労感。<br>④機能的変化であった病気も適切な対処ができなければ，器質的病変に移行する可能性が高い。 |

安を感じるなど，感情のコントロールが困難になる場合もある。

予防的ストレスマネジメント教育を行なう際に特に重要なことは，感情のコントロールである。何らかのできごとが起きたときに，感情表現とそれをきっかけに起きる行動パターンの特徴を知り，違った見方があることを理解させるのである。そして，患者の立場や状況から起こる考え方の特徴を理解させる。また，患者の気持ちを受けとめられる人を見つけるなど，家族やまわりの人たちにもはたらきかけて環境や状況を変えていくことが重要である。したがって，心身症を予防するためには，心身症発症前段階に現われやすい心身の変化やストレス反応，心のシグナルを早期発見し，適切なアプローチを行なうことが必要である。

### 2 治療的ストレスマネジメント

心身症が発症するというのは，患者の考え方や行動の問題点が疾患という形になって1つの身体症状として現われたということである。その治療には教育的なはたらきかけが必要になる。身体症状を改善しながら，ストレスによる原因を自分に求めるのか，周囲に求めるのかを把握し，発症のきっかけになる手がかりにする。患者によって現われる症状や問題行動は異なり，用いる心理療法やそのアプローチ法も異なってくる。対処行動に問題がある場合と患者がかかわる環境が問題になる場合もある。患者によっては認知の歪みを修正するよりも，生活の乱れによる不規則な生活習慣の修正が先になる場合もある。いずれにせよ，何が原因で問題が持続しているのか，その糸口を見つけ患者の状況にあわせて積極的にかかわることが望まれる。

治療的ストレスマネジメント教育の際，特に重要なことは，心身相関に対する教育内容と教育を行なうタイミングである（表9-4）。患者本人が心身の状況のとらえ方や見方によって治療目標やアプローチ法を変えていく必要があるからである。患者が問題点を見つめ直す心の余裕ができたところで，身体症状が出現しやすい状況に目を向

表9-4 心身相関の理解によるアプローチ法

| 段階 | 患者の状況（手がかり） | アプローチ法 |
|---|---|---|
| 心身相関に気づいていない場合 | ①自分の行動様式が疾患の発症要因になっていることに気づいていない。<br>②訴えが神経症的である。<br>③歪んだライフスタイルがあたりまえになっている。 | ①身体症状の出現と出現しやすい環境に目を向ける。<br>②身体的な所見を見落とさないようにしながら，心理的問題や生活環境の変化を把握していく。<br>③自分のストレス状況（疲れているかどうか，ストレスがたまっているかどうか）に気づかせる。 |
| 心身相関に気づいている場合 | ①心身相関は誰でも起こりうることを理解しはじめる。<br>②心身両面から治療が必要であることに気づく。 | ①生活習慣を見つめ直し，生活指導を行なう。<br>②患者の状況に応じ，回避する方法と適切に対応する方法を身につける。<br>③リラックスできる時間を意識的に日常生活の中に取り入れる。 |
| 心身相関を理解している場合 | ①心理的状況が身体症状に現われることを理解する。<br>②過剰適応が多いことに気づく。<br>③心身両面からの病態を把握する。 | ①心身症に対する知識や治療法に対する情報を提供する。<br>②積極的に心身両面からの治療を行なう。<br>③みずからコントロールができない症状については患者の病態に応じて治療技法を選択し取り入れる。 |

け，心身相関の理解をうながす。心身相関についてまだ理解していない患者に，症状の原因をストレスや心理的要因によるものと説明をすると，かえって治療に対する不満と不信感をいだかせることも少なくない。その場合，高原ら（2003）は心理的要因と説明するより，「自律神経の失調」「器官の機能異常」といった身体的レベルからの説明をするよう心がける。したがって，心身相関を理解する段階や患者の適応能力にあわせて教育的なはたらきかけを行なっていくことが重要である。

### 3 再発予防のストレスマネジメント

予期しないストレスが生じたとき，患者は自分に起こっている状況を把握することが困難になり，混乱して症状が再発しやすくなる。そこで，予想される状況について検討し，今後同じ状況になったときの思考や行動について，どのようにするべきかについて心の準備をしておく。つまり，どのような状況で再発が生じやすいのかについて患者と話しあい，対応のしかたを前もって考えておく。そうすることで，同じ状況が再び起こったときでも対処しやすくなり，ストレス場面に対応できる柔軟性を向上させることにもなる。また，家庭環境の調整と家族のサポートも再発予防に大きく役立つ。

## 5節 心理症患者へのストレスマネジメント教育の実際

ここでは，心身症の発症した気管支喘息と身体表現性自律神経機能不全（ICD-10）と診断された2症例を取り上げ，ストレス免疫訓練を適用した実際について述べる。それぞれの異なった身体症状を訴える患者を対象に，①ストレス対処スキルの改善，②ストレスを引き起こすできごとに対する抵抗力を強める，ことに焦点をあわせてストレスマネジメント教育を行なった。

### 1 情報収集の工夫とプログラムの準備段階

ストレスマネジメント教育を行なう際には，より適切な心理技法を導入するため，プログラム実施前に，図9-2に示したように，心理面接のデータベースを用意し情報収集を行なうのが望ましい。治療を効果的に行なっていくためには，患者がどのような問題をかかえ，どのような状況にあるかを適切に把握し情報を得ることが重要である。また情報収集のしかたがその後の信頼関係や

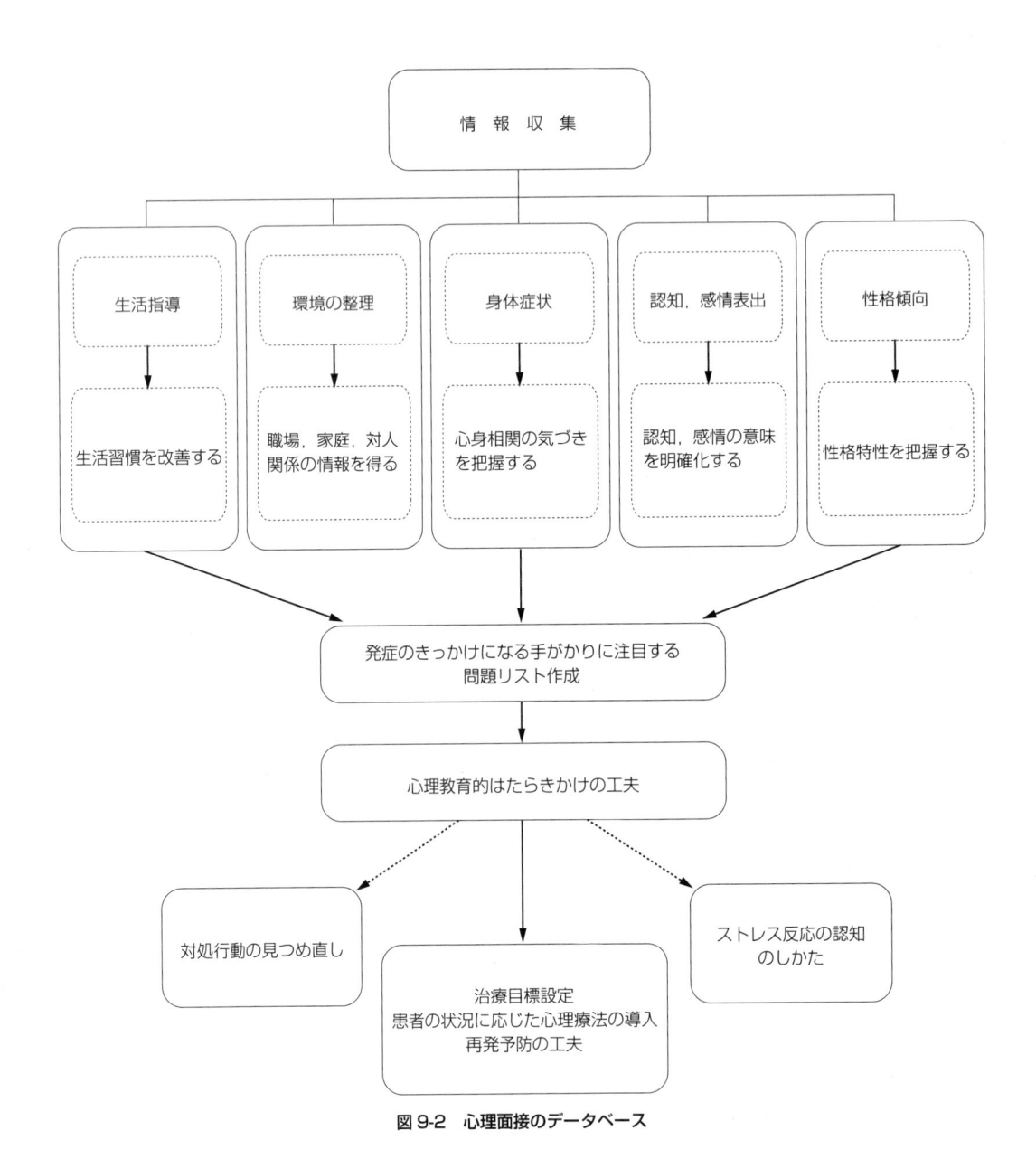

▶9章 心身症患者のストレスマネジメント

```
                    情 報 収 集
        ┌──────┬──────┼──────┬──────┐
     生活指導  環境の整理  身体症状  認知，感情表出  性格傾向
        ↓        ↓        ↓        ↓        ↓
    生活習慣を  職場，家庭， 心身相関の  認知，感情の  性格特性を
    改善する   対人関係の  気づきを   意味を明確   把握する
            情報を得る  把握する   化する
        └──────┴──────┼──────┴──────┘
                      ↓
          発症のきっかけになる手がかりに注目する
                  問題リスト作成
                      ↓
              心理教育的はたらきかけの工夫
        ┌──────────────┼──────────────┐
    対処行動の             治療目標設定            ストレス反応の認知
    見つめ直し        患者の状況に応じた心理療法の導入         のしかた
                    再発予防の工夫
```

**図9-2 心理面接のデータベース**

治療経過にも大きな影響を及ぼすからである。情報収集によって，発症を誘発したできごとや，発症のきっかけとなる手がかりがわかりやすくなり，治療の焦点が明確になる。また，治療アプローチの方向が理解しやすくなり，その後の治療過程や予後の見通しがつく。治療者は適切な心理技法を用いる準備段階で，これからの治療に必要な情報を最大限に引き出す努力が必要である。

### 5節 心身症患者へのストレスマネジメント教育の実際

表9-5 症 例

・症例A：気管支喘息患者

　40歳男性，会社員，気管支喘息。小学校3年より発症。その後，毎年3～4回喘息発作が出現。大学生のころから発作の頻度は年1回ほどに減少。会社に入社後，仕事の疲れやストレスから発作が頻繁になる。3か月間の海外出張をきっかけに帰国後，毎日1～2回の軽い発作をくり返すようになる。さらに，仕事が忙しくなり，いつも時間に追われ，仕事でプレッシャーを感じるようになった。特に発作が早朝に出現することで，不眠状態が続き，会社を休みがちになった。

・症例B：適応障害をきたしやすい患者

　54歳女性，パート職，身体表現性自律神経機能不全。職場の対人関係による職場不適応。感情のコントロールができない。上司や仲間に対して攻撃的になったり，激しい怒りを向けることが時どきあり，よい人間関係がもてずに何度も職場を転々とする。しだいに不眠，頭痛，腰部の痛みなどのさまざまな身体症状を訴えるようになる。ストレス反応としての過食や飲酒，喫煙など，日常生活の乱れが認められる。

　表9-5に示した気管支喘息の症例Aと身体表現性自律神経機能不全と診断された症例Bにおいては，改善すべき行動や考え方を書きとめ，認知，行動，感情の3つの視点からとらえ直し，患者とともに治療課題を決めていく作業を共同で行なった。その後，ストレスを生じさせる手がかりに焦点をあわせて優先順位を決め，日常生活の指導を始めた。生活指導の内容は，日常生活のリズムを整えることや，生活習慣の見つめ直しをすることとした。たいていの患者は，規則正しい生活が困難な場合が多いが，このようなときには決まった時間に食事をとり，毎日続けられる程度の軽い運動を生活に取り入れるように工夫をする。また，患者にできること，できないことをよく話しあって指導計画を立てることを進める。たとえば，昼夜逆転の生活が習慣化すると他の問題点が改善しにくい場合もある。次に，環境要因の整備を同時に行ない，患者をとりまく職場，家庭での環境を整理しながら，治療の糸口を見つけるようにした。

　患者個人の情報を得る方法として，セルフ・モニタリング法（self-monitoring）とホームワーク（homework）は最もよい方法として用いられる。セルフ・モニタリング法は患者の日常生活のライフスタイルや状況について知ることができ，患者自身が気づいていないことに気づくきっかけとなり，自分を見つめ直すことができる。

　また，ホームワークを通して，治療者は患者の状況を理解でき，適切な治療目標を設定するのに役に立つ。患者にとっても自分の努力によって問題を解決することを学び，治療過程の変化が実感できる。しかし，情報収集を行なう際にこれらの方法は非常によい方法であるが，治療者と患者との適切な関係が形成されない場合は，期待通りの成果が得られないこともある。セルフ・モニタリング法とホームワークを行なう際には，患者の状況に合わせた方法や内容を選んだり，患者が必要とする情報を把握し，タイミングよくフィードバックしたりするなど，治療者によるさまざまな工夫が必要になる。

　以上のような方法で得られた情報から問題点をリストアップし，治療ターゲットになる目標の優先順位を決め，患者と話しあって治療方針を決める。

　準備段階で得られた情報収集に基づいて，発症のきっかけになる手がかりに注目し問題リストをそれぞれ作成した。2症例の発症要因とそれらの要因による悪循環が起こるおもな共通点を図9-3に示す。そして，患者の状況や症状に応じてアプローチ法を決め，次の段階に進んだ。

▶9章 心身症患者のストレスマネジメント

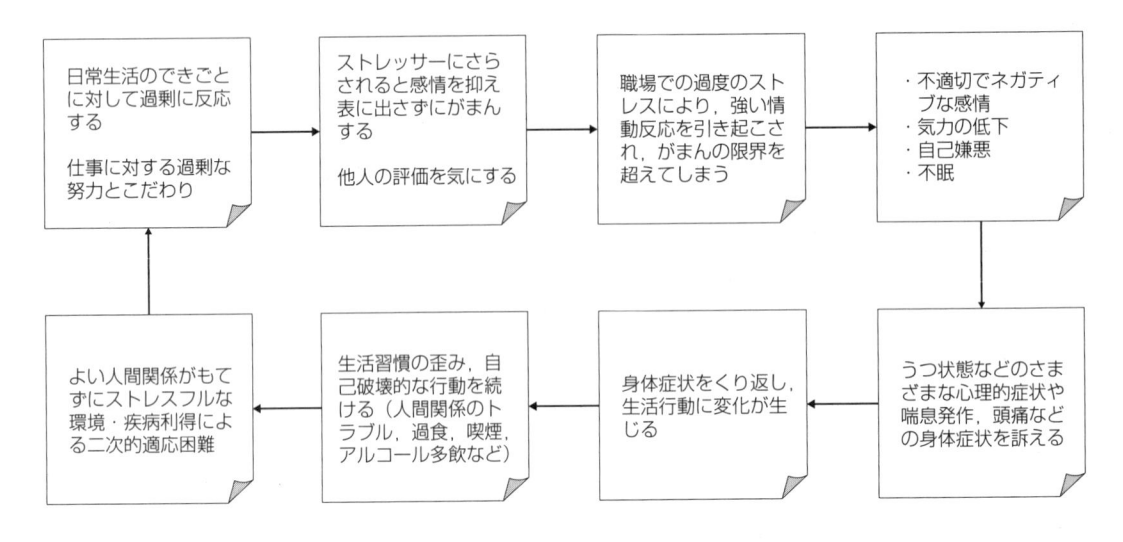

```
[日常生活のできごと    → [ストレッサーにさら   → [職場での過度のスト   → ・不適切でネガティ
 に対して過剰に反応      されると感情を抑え      レスにより，強い情      ブな感情
 する                   表に出さずにがまん      動反応を引き起こさ      ・気力の低下
 仕事に対する過剰な      する                   れ，がまんの限界を      ・自己嫌悪
 努力とこだわり]         他人の評価を気にする]   超えてしまう]           ・不眠]
                                                                              ↓
[よい人間関係がもて  ← [生活習慣の歪み，自  ← [身体症状をくり返し， ← [うつ状態などのさ
 ずにストレスフルな     己破壊的な行動を続      生活行動に変化が生      まざまな心理的症状や
 環境・疾病利得によ     ける（人間関係のト      じる]                   喘息発作，頭痛など
 る二次的適応困難]      ラブル，過食，喫煙，                            の身体症状を訴える]
                       アルコール多飲など）]
```

**図 9-3　症例の発症要因の共通点**

## 2　第1段階：心理教育的アプローチの工夫

　この段階は，SIT の「ストレス状況を把握し教育を行なう段階」に対応している。準備段階で得られた情報を検討し，治療方針を決めていく。そのときに，患者個人がかかえている問題や性格傾向によってアプローチが変わってくる。患者が自分の現在の状況を理解し，これからの治療について協力を得るためには，心理教育を取り入れることが重要である。心身症は患者自身の要因と環境要因が複雑にからみあって組みあわさって発病することが多いので，患者と十分に話しあって治療計画を立てるのがよい。心理教育を効果的に進めるためには，患者の特性に合わせたはたらきかけが重要である（金，2003）。たとえば，問題行動にはたらきかけるのか，否定的な考え方にはたらきかけるのか，また患者個人の状況によってはたらきかけの焦点が変わってくる。図9-4に示したように，心理教育を行なう際に，状況を把握すること，患者に理解を求めること，心がけることを工夫しながら行なう。疾患や治療概念の理解に対するズレなど，患者の状況によって，治療のあ

```
1. 状況を把握する      2. 理解を求める      3. 心がける
[①ストレスと身体      [①症状形成のしく     [①患者に安心感を
  症状との関係を        みと疾患の基本        もたらし，過去
  どのように認識        的な知識              のできごとより
  し受けとめてい        ②ストレスを理解      も，現在や将来
  るのか                することを            に注意を向ける
  ②患者のもってい      ③自分の感情をコ       よう手助けする
  る問題解決能力         ントロールする       ②患者がかかえて
  ③コミュニケー          こと                   いる悩みに対す
  ション・スキル        ④治療方針と治療        る反応や感情的
  ④心の中にある葛       手順について           な問題をよく理
  藤を引き起こす        ⑤治療過程でのセ       解し対応する
  感情の確認             ルフ・モニタリ       ③患者のニーズの
  ⑤思い込みの検証       ングとセルフ・         変化に気づく]
                         コントロール
                       ⑥ホームワークの
                         大切さ]
```

**図 9-4　心理教育的アプローチの工夫**

り方も変わる。そして，ホームワークなどを取り入れ，患者の日常生活の場が治療の場になるようにしていくことも重要である。

## 3　第2段階：対処スキルの獲得

　この段階では，患者がかかえている問題を解決していくための具体的な対処スキルを獲得していく。ここでは，患者自身が今まで身につけてきたストレス対処法を見つめ直すことが，新しい対処法を獲得するより有効となる。表9-6に示した

表9-6 ストレス対処法の見つめ直しと改善のための情報収集の例（症例A）

| 状況（できごと） | 怒りを引き起こす状況 | 自分流の対処 | 感情を爆発させる | 心身や行動の変化 |
|---|---|---|---|---|
| ①対人関係<br>　（上司との感情的な問題）<br>②期待された役割の曖昧さ<br>③仕事の不満足<br>④勤務条件 | ①不快感を感じる<br>②イライラしておちつかない<br>③やる気になれない<br>④絶望的な考え<br>⑤体がふるえる<br>⑥不眠<br>⑦激怒（怒りっぽくなる） | 自分は口下手だからがまんするしかない<br>（感情の抑制）<br><br>部屋をうろうろする | 自己嫌悪<br><br>イライラして強い口調で話してしまう<br><br>家族や周囲の人（仕事の仲間や部下）にあたってしまう | 風邪を引きやすくなる<br><br>喘息発作<br><br>会社を休む |

のは，実際に症例Aのストレス対処法の見つめ直しと対処スキルの獲得における表現方法の改善を検討するためのものである。何らかのできごとが起きたときに，日ごろどのような対処をしていたのか，そのときの感情や行動の変化などの情報を患者と共同作業でまとめたシートである。それぞれのできごとに対する対処スキルについての理解を確認しながら，患者自身の対処法について気づかせる。そして，より効果的な対処スキルを獲得するための情報を提案し，日常生活の中で実行できるようトレーニングをくり返し行なった。

## 4　第3段階：治療目標による心理技法の工夫

この段階では，リハーサルの要素を含んでおり，日常生活場面においても適用できるようにはたらきかける。この段階では，リストアップした課題を検討し，治療目標を設定する。患者が治療目標を確実に理解しているのかを確認しながら，これから行なうトレーニングについて患者に明確に教示し，セッションの流れや注意点について話しあう。

症例Aの場合はストレスを引き起こす手がかりを見いだし，問題を解決するスキルを身につける工夫が必要であった。治療は生活状況の中で無理がない方法を選び，問題解決に向かうトレーニングと自己評価を高めるトレーニングを同時に行なった。症例Bの場合は，欲求不満の適切な処理とはたらきかけ場面の設定を行なった。特に，人間関係のトラブルでは関係がすでにこじれてしまっていることが多く，よい方向に向かわない可能性もある。その場合，どのような援助が必要なのかを確認しながら，対処スキル獲得の援助を行なう。表9-7に示したように，目標設定を2つに絞って，はたらきかけ場面で失敗しやすい要因と，うまくいくための要因を取り上げ，現実場面を想定したロールプレイやリハーサルを行ない，目標達成できるように援助した。特に，欲求不満からくる感情の問題にはまず，患者ができそうな目標をもたせる。そして，目標を達成するためにはどうしたらよいかを検討し，患者の達成感を大切にすることで，より効果的なアプローチになる。この時期に，呼吸法，自律訓練法などのリラクセーション法をタイミングよく取り入れると，患者自身の考え方や不快な感情をコントロールする場面に非常に有効である。

目標達成に対する評価は，患者自身の行動と考え方を見つめ直すきっかけをつくることにもなる。患者によって評価方法も異なり，かかわりやすく数字などを用いて評価することが治療に対する動機づけをより高くする場合もあるし，言語的フィードバックをすることが治療の効果を高める場合もある。いずれの方法においても，治療者と患者の考え方のズレを明らかにし適切な援助を行なうためには，特定の場面への評価は患者の自己評価と治療者による他者評価の両方の評価を行な

表9-7 対処スキル獲得の援助（症例B）

| 目標設定 | はたらきかけ場面 | 達成目標 | 達成度 0〜100 | |
|---|---|---|---|---|
| | | | 自己評価 | 他者評価 |
| コミュニケーション・スキル | 会話のスキル<br>①質問のしかた<br>②人から物を借りるときのたのみ方<br>③相手をほめるスキル | 自分の気持ちや考え方を正直にその場にふさわしい方法で自己表現する訓練 | 80 | 60 |
| 対人関係におけるストレスを招く場面 | ①対人関係において，カッとなりやすい<br>②自分のことをわかってもらえなかったり，無視されたりすると攻撃的になる | ①自分を理解してくれる人を探す<br>②他人とほどよい距離をとる<br>③自分への批判を聞き流す | 50 | 60 |

う工夫も必要である。両方の立場から行なうことによって目標達成の状況を見直すことにもなる。そのためには，患者の性格傾向や治療時期によってタイミングよく評価を行なう必要がある。その他，心理検査や用いられる心理技法によって評価はさまざまであるが，基本的に患者の成功体験を高めることが治療に対する効果を高めることにつながる。

## 5 第4段階：ストレス発症の予測と再発予防の工夫

　心身症患者のこの段落はフォローアップに対応する。今までの結果がフィードバックされ，再発予防について対策する。特に，ストレス免疫訓練では，ストレス発症などを予測して訓練の中で再発予防を行なう。心理面接の終結のしかたは再発予防にも大きな影響を及ぼす。治療を通して得たものを再確認し，今までの治療過程をふり返り，これから起こりうる問題について考えてもらう時期でもある。そのアプローチ法は症状や患者の個人差によって異なってくる。

　症例Aの場合は，同じ悩みを何度もくり返し，どうしてもそのことばかりに注意を向けてしまう習慣があることから，①失敗を恐れない，②環境を整え，頭の中を整理する，③人に頼る，という点を心がけるようにした。症例Bの場合は，①ほどほどに甘えられる人を見つける，②自分の居場所を見つける，③問題の場面からうまく回避する，ことを患者と話しあって再確認をした。また，ストレスに対する抵抗力を高め，予測されるできごとに対して起こりうる多様な変化に対応するために，ストレス発症前後の対処，ストレス反応が起こりやすくなる状況など，自分の生活習慣とストレス耐性との関係を知っておくことも重要である。さらに，ストレスを引き起こす場面による予防的対処のリハーサルをしておくことも予防対策として重要である。

　以上のように，症例Aと症例Bにストレス免疫訓練を導入し，発症と経過に関与している手がかりを明確化した。患者は心身相関についての理解を高め，効果的な治療ができた。症例Aには，ストレス状況に対する効果的な対処法を身につけ，症状を自己コントロールできるように援助した結果，①仕事のほかに，趣味をもてるようになった，②喘息発作の頻度が減少するとともに，行動範囲が広くなった，③家族と過ごす時間がふえた，④生活全般について積極的に取り組み，適度なコントロールができるようになった。症例Bは，対人関係や生活環境の中で適応障害をきたし

た要因,さまざまな心理的・身体的症状の経過に関与する要因を明らかにし,効果的なスキルを身につけるようにした。その結果,①治療に対する満足感や自分の感情の変化を理解するようになった,②日常生活のできごとへの対処スキルを学習することで徐々に生活改善が進んだ,③身体症状が改善され,ライフスタイルなどのさまざまな面においても改善が認められた。

## 6節　まとめ

今後,臨床心理的援助をともなう心身症患者のストレスマネジメント教育を行なう際には,患者の症状や状況がどの時期にあるかを見きわめ,その時期に合わせた適切なかかわりをすることが望ましい。はじめから,新しいスキルや解決法を提供するのではなく,患者自身がもっている資源やサポート源を利用することがより治療効果が高い場合もある。具体的には,①新しい対処法を学ぶよりも,患者自身が今まで身につけてきたストレス対処法の見つめ直しを心がける,②患者個人の日常生活の中で適用しやすい対処法を提供する,③患者のどの行動や認知を治療の標的とするのかを明確化する,④セルフ・コントロールにおける本人の主体的役割を強調する,などである。また,より効果的な対処スキルを身につけるためには,患者の生活上のストレス状況とその対処法を分析し,①成功体験を多く積ませ達成感を味わわせる,②治療の方向づけや用いられる技法の構成とその組みあわせを検討する,③患者の認知や行動を変容させる,などが必要となる。さらに,ストレスに対する抵抗力を強めるはたらきかけとして必要なのは,①患者に自信をもたせる,②患者に自分を見つめ直させ,自分のよさに気づかせる,③家族や周囲の支援が必要であることを再確認させる,ことが重要である。

# 10章 摂食障害のストレスマネジメント

## 1節　ストレスマネジメントのねらい

摂食障害に対するストレスマネジメントのねらいは2つある。

1つは社会的適応を向上させることである。摂食障害の長期罹患によって社会的適応が阻害されるおそれがあり，事実，高校や大学を中退したり留年したりするケースが多い。退院して社会復帰しようにも対人関係がうまくいかず，すぐ病院に戻ってきてしまうことも少なくない。摂食障害に限らず，心身症の本質は常に社会適応の障害を含んでいる。ストレスの処理能力を高めることによって症状の再発を防止する効果が期待できる。

2つめは治療を促進することである。摂食障害の中核的な症状である食行動異常や自己像不満の修正はしばしば難航する。やせを主体とする神経性無食欲症はいまだ決定的に有効な心理療法は発見されていない。患者自身の治療抵抗も多く，どうせ太らされてしまうだけだと考え，なかなか病院に行こうとしない。このため早期に病気に気づいた家族や高等学校の養護教諭たちは，患者自身の治療意欲を高めて病院に連れていくにはどうしたらよいかという治療前治療を担当しなければならない。ストレスマネジメントはそうした本格治療に入る前の段階にある本疾患者たちのニーズにも合った治療技法である。太るのは嫌であるが，より良い社会適応のための援助ならば受けてもよいと彼女たちは考えるからである。心配する両親に嫌々連れてこられた女子高校生に対して，医師がやせの害悪を一方的に説明し，これから経口栄養剤を摂取するように指示したとたん，もう2度と通院しなくなったという失敗のケースは非常に多い。本疾患者とのラポールを形成するためには，根気強いつき合いが必要であり，そのための手段としてストレスマネジメントは必要であろう。これまでも，ラポール形成の様子見のためにとりあえず箱庭で遊んだり，遊戯療法を持ち出している臨床例が散見できるが，社会適応の実現を考えれば，ストレスマネジメントを行なう方がよいであろう。トロップら（Troop et al., 1994）の研究以降，摂食障害の発症にストレッサーが明らかに関与していることや，コーピング異常を指摘する報告が相次ぎ，ストレスマネジメントに対する治療的期待がいっそう高まっている状況にある。ストレスマネジメントはストレッサーの除去やストレス認知の修正，コーピングスキルの取得などが総体的な人－環境適応システムを改良し，治療に向かって動き出す契機をつくるものと思われる。

## 2節　摂食障害とは何か

### 1　摂食障害の定義と分類

摂食障害は，(a) 食習慣の異常と体重制御行動があり，(b) これらの異常が身体および心理社会的に障害を及ぼしている。そして，(c) これらの行動異常が他の身体および精神疾患の結果，二次的に生じるものではない，と定義される疾患である。摂食障害は次の3つに分類される。

①神経性無食欲症（Anorexia Nervosa，神経性食欲不振症と呼ぶ場合もある）：BMI 17.5 kg/m$^2$ 以下のような低体重を維持しようとし，肥満や体重増加に恐怖心を抱く。また，ボディイメージや体型の認知障害を有している。自己評価が体重や体型に関連している。月経周期が連続3回以上欠如しているなど無月経である。拒食や小食，選食に固執する制限型とむちゃ喰いまたは排出行動を行なう排出型がある。

②神経性大食症（Bulimia Nervosa）：むちゃ喰いエピソードと体重の増加を防ぐために自己誘発性嘔吐などの不適切な代償行動を繰り返す。自己評価が体重や体型に関連している。

③非定型摂食障害（Atypical eating disorders，または Eating Disorder not otherwise specified）：月経があったり，または体重が正常範囲内にあること以外は神経性無食欲症の診断基準を満たす者や，むちゃ喰いおよび不適切な代償行為の頻度が少ないこと以外は神経性大食症の診断基準を満たす者，むちゃ喰いおよび不適切な代償行為のみ顕在化している者などを非定型摂食障害と分類する。

詳しい診断基準については表10-1，表10-2を参照されたい。

### 2　摂食障害の心理療法

フェアバーンとハリソン（Fairburn & Harrison, 2003）による摂食障害の心理療法の効果に関するメタ分析によれば，神経性食欲不振症の心理療法は，家族療法に比較的良好な治療効果がみられ，他に認知行動療法，認知分析療法，精神分析療法

表10-1　摂食障害の診断基準（American Psychiatric Association, 1994）

DSM-Ⅳの神経性無食欲症（神経性食欲不振症）の診断基準
A．年齢と身長に対する正常体重の最低限，またはそれ以上を維持することに拒否（例：期待される体重の85％以下の体重が続くような体重減少，または成長期間中に期待される体重増加がなく，期待される体重の84％以下になる）。
B．体重が付属している場合でも，体重が増えること，または肥満することに対する強い恐怖。
C．自分の体の重さまたは体型に対する感じ方の障害：自己評価に対する体重や体型の過剰な影響，または現在の低体重の重大さの否認。
D．初潮後の女性の場合は，無月経，つまり，月経周期が連続して少なくとも3回欠如する。

病型を特定せよ
【制限型】現在の神経性無食欲症のエピソード期間中，その人は規則的にむちゃ食い，または排出行動（つまり，自己誘発性嘔吐または下痢，利尿剤，または浣腸の誤った使用）を行ったことがある。

DSM-Ⅳの神経性過食症の診断基準
①むちゃ食いのエピソード（多量の食べ物を急速に摂取する時間帯が他とはっきり区別される）の反復。
②むちゃ食いの時間中，摂食行動を自己抑制できないという感じがある。
③患者はいつも体重増加を防ぐため，自己誘発性嘔吐，下剤や利尿剤の使用，厳格な食事制限または絶食，または激しい運動を行なう。
④少なくとも3か月以内に，最低1週間に平均2回のむちゃ食いエピソード。
⑤体の形や体重についての過剰な関心の持続。

**表 10-2　神経性食欲不振症の症状と行動**（堀田，2001 より）

- A. 気分：不安定（泣く，家族や他人との葛藤），躁うつ，寂しい
- B. ボディイメージの障害，やせ願望，体の一部を含む肥満や脂肪恐怖，幼年や中性への憧れ（少年の服装，ぬいぐるみ），体重年齢への退行
- C. 病識欠如
- D. 認知障害
- E. 食行動：拒食，小食，盗み食い，隠れ食い，気晴らし食い，頭で食べる，過食，嘔吐，大量の食物の貯蔵，食事時間の夜間へのずれ，偏食，高価で美味な食品へのこだわり，料理や食物への異常な関心（料理が趣味），他人への摂食の強要，同席食事の拒否。
- F. 活動性の亢進
- G. 社会的孤立と自己評価の低下：不登校，欠勤，他人との交流（電話，会食）を避ける。
- H. 不眠，悪夢
- I. 問題行動：自殺企図や自傷，不登校や家庭内暴力，万引，下剤や利尿剤の利用，コーヒーやタバコ依存，アルコールや薬物耽溺（過食症からアルコール依存症への移行），平然とした虚言（虚偽の食事表）
- J. その他：けち，心気症的訴えが多い（便秘や消化器症状をしつこく訴える）。母親の行動を監視したり支配する。

などが適度な効果を持つとされる。中でも認知行動療法は比較的使用される機会の多い治療法であるが，有効な治療効果を示す研究は少ない。一方，神経性大食症の心理療法は認知行動療法がもっとも強い治療効果を持つ。特に抗うつ剤による薬物治療に認知行動療法を併用した場合の治療効果は大きいとされる。

## 3節　摂食障害とストレス

摂食障害のストレスマネジメントに対する期待は大きい。摂食障害は社会的活動を阻害する病態であり，適応的な社会活動を遂行するために多くのストレスを適切に管理できなくてはならない。ことに入院治療の保険診療期限が短縮する傾向にある医療経済上の観点からも，早期に学校および職場に復帰できるようになることが期待される。そこで，ここではラザラスとフォークマン（Lazarus & Folkman, 1984）によるストレスの認知理論に基づいたストレス研究の観点から摂食障害の特徴と問題点を概観したい。

### 1　ストレッサー

摂食障害の発症がストレスに誘発されている可能性は高い。摂食障害の発症に先だって大きなライフイベントを経験していたとする報告がある。ウェルチら（Welch et al., 1997）とゴワーズ（Gowers et al., 1996）はBNの70％以上が発症に先立ってライフイベント経験していたという。また引っ越しや身体疾患，妊娠などの他に，性的，身体的な虐待やいじめが顕著に多い（Welch et al., 1997）。一方，ANにおいてはサブタイプ差があり，制限型はBNと同等のライフイベント経験率であった。しかしいずれも非臨床群に比較してライフイベント経験率が多いというわけではないため，ストレス素因も無視することはできない。

また，ストレッサーというものを少し拡大して解釈すれば，幼少期のトラウマ体験などを含めて考えることができるだろう。幼少期に個人のストレス対処能力を大幅に超えるような過大なストレス負荷を負った場合，未解決のストレス課題を思春期以降に持ち越してしまうことになる。BNや排出型のANの排出型では幼少期の生育環境にストレスがあったとする指摘は多い。特に身体接触やレイプなどの性的虐待を受けたり，子どもに対する親の嫌悪感の表出や，冷淡な養育態度，無関心，または過剰なコントロールなどを受けた経験

が高いといわれている（Welch & Fairburn, 1994；Schmidt et al., 1999）。逆に AN の制限型は非疾患群と比較しても幼少期におけるそうした問題は報告されていない。この点に関して，スーペル（Serpell, 2003）が興味深い指摘をしているが，AN の制限型は子ども時代のストレス体験は少ないものの，ライフイベントが発症に関与しやすい急性発症型，反対に，排出型は子ども時代のストレス体験が多いが，発症に先立つライフイベントの経験率が少ない慢性発症型だそうである。

## 2 ストレスコーピング

摂食障害がコーピングに異常を示すことはすでに多くの文献からも明らかである。とりわけ BN はコーピング異常が際だっており，健常者に比べて，情報収集対処が少ない，楽観的対処をしない，認知的回避が多い，考え込みが多い，自罰的である，責任感が過剰である，罪悪感を持ちやすいなどの特徴がある。AN は楽観的対処をしないことや，考え込みが多いことなど数項目が健常者と比較して目立つ（Troop et al., 1994）。他にも AN,BN ともに回避的対処を示すという報告がある（Yager et al., 1995）。

## 3 ソーシャル・サポート

AN と BN はともに非臨床群に比較してサポート仲間が少なく，そのこと自体が疾患のリスク要因になっている（Fairburn et al., 1997）。BN は危機に際してサポートが少ないことで目立ち，特に，両親や配偶者，恋人，親友などのきわめて近しい人物からのサポートが少ないことが問題となっている（Troop et al., 2000）。

## 4 自己評価

摂食障害は自己評価が低い疾患である。その特徴は，体型体重関連性自己評価（Shape and Weight Based Self-Esteem：SAWABS）と呼ばれるように，自分の体型や体重によって自己評価を決定してしまうところにある（Geller et al., 1998）。この自己評価の維持システムを断ち切れば悪循環から脱出できる可能性が高まる。次節で述べる臨床事例はアサーショントレーニングによる SAWABS の解消を試みたものである。

## 5 その他

この他，摂食障害の心理的特徴として，完璧主義，強迫性格，過剰な罪悪感，失感情症（アレキシサイミア）などの傾向が指摘されている（Surpell et al., 2003）。いずれも同症のストレスマネジメントに関連するものであり，注目される。

## 4節 プログラムの特徴と実践事例

次に，対人コミュニケーションの改善を目的とした摂食障害に対する集団ストレスマネジメントの実際について述べる。このストレスマネジメントは認知行動療法をベースとしている。現在，神経性無食欲症を対象としてもっとも多く行なわれている認知行動療法は，食行動に対するコントロール感の回復と，体型や体重に関する過剰で誤った評価を改善することをねらいとしたものである。しかし，治療抵抗の激しさから，安定した治療成果は残念ながら得られていないのも事実である（Fairburn et al., 2003）。そこで本節で紹介する内容は，神経性無食欲症の中心症状の解決を直接的にねらうものではなく，症状の周辺にある問題点，とりわけ対人ストレスの処理に重点をおいたストレスマネジメントのための集団認知行動療法を提案することである。

従来，摂食障害の入院治療は体重の回復と食行動異常の修正に力点がおかれていた（牛島・山内，2000）。しかしそれだけでは，高校や職場への復帰に自信を持つにはいたりにくい。本疾患にありふれてみられる心理状態とは，①自己評価が低い，②対人主張性が低い，③認知（帰属）のゆがみが強いという諸点であるが，これらはいずれも社会的活動を阻害する要因である（佐々木・熊野，1996；Goebel et al., 1989）。またそのことは

円環的に当人の心理社会的ストレスを増大し，それが食行動にも悪影響を与えうる。退院後の学校，職場復帰をスムースにし，かつ再発を強力に予防できる心理療法が望まれることは言うまでもない。

そのために，同疾患者を対象にした帰属変容とアサーティブネス向上を目的とした集団認知行動療法のプログラムを提案する。原因帰属の変容は達成感や自己評価に対しても影響を及ぼすことが知られているが（Ralph & Mineka, 1998），近年，対人コミュニケーションの動機的側面に深くかかわる認知変数としてこの帰属が取り上げられているからである（Manusov & Harvey, 2001）。また，アサーティブネスとは，対人場面において自己の率直な表現と相手への配慮をかかさないことからなる特性的な行動様式であるが，その訓練は対人関係機能を正常化させるとともに，自己評価を向上させる効果が期待される（Rees & Graham, 1991）。アサーティブネスの獲得によってSAW-ABSが解消されるのであれば，本疾患のストレスマネジメントをベースとした治療技法にとって新しい視点が得られるであろう。本疾患が社会心理生物学的要因の複雑に関与した病態であるということは，言い換えれば，人－環境相互システムに歪みを来している病である。そうであるならば周辺問題の解決が中心課題の解決を開始しるか，あるいはそのような意欲を喚起してくれる可能性が期待できる。

【対象者】：DSM-Ⅳの診断基準を満たす神経性無食欲症患者7名。年齢16～27歳（平均18歳）。すべて女性。
【治療プログラムの概要】：以下に，外来通院中の摂食障害患者を対象とした集団ストレスマネジメントのプログラム試案を記す。実施は毎週1回（90分）。参加スタッフは心理士や看護師など数名が毎回参加する。

## 1 導入のためのセッション

神経性無食欲症として治療を開始する患者の多くは初期治療抵抗を示している。治療を開始するということは，医者から太るようにし向けられるだけであると思いこみ不機嫌や怒りを抱く人，これまでの自分の生き方がすべて間違っていたと思いこみ悲嘆や抑うつ感をつのらせている人などは少なからず見受けられる。しかし，治療開始の覚悟をいきなりせまることはそれほど必要ではない。治療者とのラポールやその治療施設への通いやすさなどを実感し，心がうち解けてきてから摂食障害の治療が開始されても遅いわけではない。病院が個人療法の他に集団療法のプログラムを持っていれば，とりあえず集団療法に参加してみてなじみが出るのを待つのも治療戦略といえるだろう。対人ストレスの解消方法を学ぶ，あるいは主張性を身につける機会であるというアナウンスをすれば比較的，治療開始初期の患者たちの問題意識ともよく合致し，集団療法への参加，さらには摂食障害治療の開始がスムースになる。この初回セッションでは，以下のことが伝えられる。
　①今後の治療方針の説明
　②集団療法の位置づけの説明
　③対人ストレス，認知と行動のしくみの概説

## 2 リラクセーションのためのセッション

〈ねらい〉
不安感，恐怖感への対処方法を知ることをねらいとする。
〈方法〉
①末梢温変化の体験：不安・緊張が強いときは指先などの末梢の循環が悪くなっており，リラックスしているときは逆にその部位が温まっているときであることを説明する。あらかじめ各患者の前に2つの洗面器をおき，片方に氷冷水，片方に温水をいれておく。氷冷水に両手をつけて，15秒程度数える。そのときどのような感じがするかをよく味わうように教示する。次に温水に手を入れ

る。このとき指先がしだいに温まっていく感覚や，リラックスする気持ちをよく味わうようにする。この動作を2,3回反復したのち，感想を聞く。冷水時，指先の冷たさ以外に頭痛や呼吸の乱れなどを体感できたかどうか確認する。温水時には指先の温感が手のひらの付け根から指先にかけてゆっくりと上っていくようすや，そのときに心臓や呼吸，筋肉の弛緩などにどのような変化が現われたかを確認する。冷水につけたあと，温水につけないで温感イメージだけで温度の回復を試行する。指先まで温まりきらない人もいるが，手のひらの部分は十分に温まることをお互いに触って確認する。

②知識の発展：末梢の温度変化が感情や思考にどのような影響を与えうるかを話し合う。また，不安などの不快な感情のわき起こっている時には，末梢の温度管理に注意することでコントロールできることを確認する。ただし，必ず冷水に一度つけ，十分冷やしてから温水につける方が温感が強いことを強調する。日常の生活の中で末梢の温感をコントロールするためにはどのような方法がよいかという点を話しあう。温水以外に効果がありそうだと思われる実際に出された例としては，ドライヤーで腕や上背部を広範囲に温める，蒸しタオルで手や顔を拭く，カイロをにぎる，運動をする，などである。その人の好みに合わせてよいであろう。

③ホームワーク：日常生活の中で自分にあう温感方法を見つけ，それを毎日やってみるというホームワークを出す。実行のようすを簡単に記録する。

④個人療法への発展：肥満や体重増加に対する不安感については集団療法ではほとんど取り上げない。感情の起伏が大きくなって泣き出す人や退席する人が現われてしまうからである。集団療法では刺激の大きな話題は極力避けるようにし，代わりに個人療法の中でリラクセーションの発展的な

話題を用意するようにする。たいていは自律訓練法と呼吸調整に筋弛緩法を組み合わせたブリーフリラクセーションの指導が行なわれる。

## 3　帰属療法のためのセッション（2回）

〈ねらい〉

日常的に経験している思考上の癖が，感情や行動に強い影響を及ぼしていることを知る。特に原因帰属が動機づけや自己評価に及ぼす影響の強いことを知り，そのコントロール方法を体験する。多様な原因を考えられることと，その中から適応的なものを自由に選択する方法を知る。参加者に対しては，原因帰属のことを「原因選び」というわかりやすい用語に直し，親和性を保つことにする。

〈方法〉

①帰属の話し合い：Good ＆ Bad と名付けられたセルフモニタリング記録表（資料 10‐1）に基づいた話し合いを行なう。参加者が最近経験したことについて，良かった経験（Good）と嫌だった経験（Bad）に分けて黒板に書き出す。そして今週の Good 大賞と Bad 大賞を投票によって決定する。このような集団討議のプロセスは，大勢の前で発言することに抵抗のある本疾患者にとっては適度な訓練となる。Good 大賞と Bad 大賞に選ばれた事項を板書し，生じた状況を説明してもらう。そして，「もしこれが自分の身に生じたことだとしたら，あなたはその原因についてどう考えますか？

どうしてこんなことが起きたと考えますか？」という仮定の質問をする。この問いに対する回答を全員から収集し，黒板に列記する。

1つの出来事に対するさまざまな原因が列記されたところで，「原因は1つではなく，人によってさまざまに想起されうるものである」ことを指摘する（帰属想起の多様性）。さらに，さまざまな原因が列記されているのを見て，その中でどれがいちばん受け入れやすい原因であるかを問う

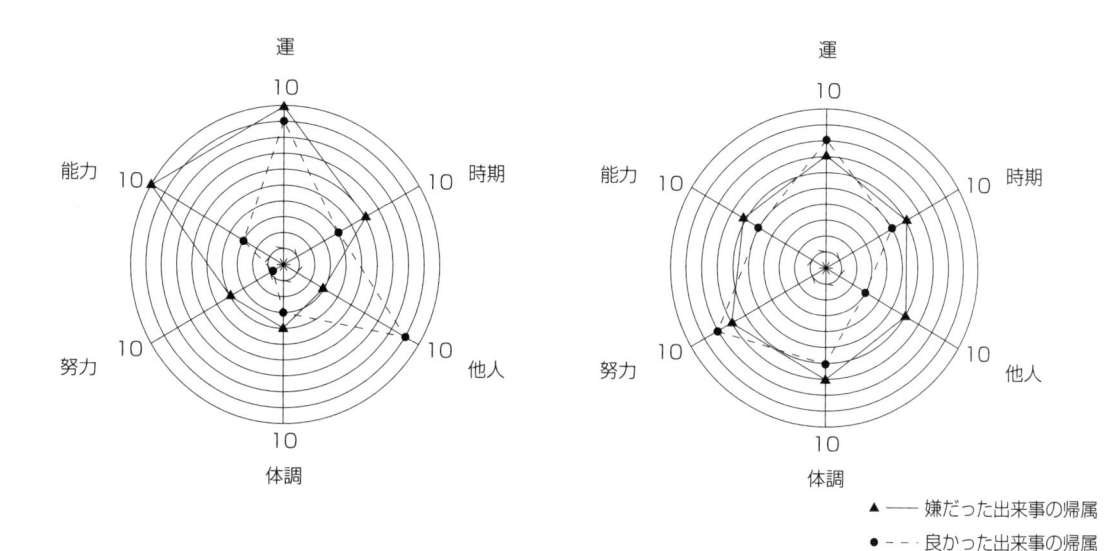

4節 プログラムの特徴と実践事例

**図10-1 帰属レーダーチャート分析の事例**
左）治療開始前：嫌だった出来事の原因を運や能力に帰属しやすく、良かった出来事の原因をうんと他人に帰属しやすい。右）治療終結後：嫌だった出来事も良かった出来事の原因もほぼ均等に帰属することができる。

（帰属選択の合理性）。どの原因を選ぶかによって，その後に続く感情が異なることを考える。
②記録方法の練習：帰属のレーダーチャート（資料10-2）を示し，原因がたとえば運・能力・努力・体調・他人・時期に分類できることを説明する。また，各カテゴリーについて具体的に何を思いつけるかを考えさせる。これまでが自由想起（自動処理型の認知，または自動思考）であったのに対して，これは課題想起的（統制処理型の認知）な練習である。さらに，レーダーチャートに思いついた帰属の個数か，または思いついた帰属に対する確信度（どれくらい当てはまると思うか）を10点満点でプロットする。このアセスメント法を反復すると，次第に帰属想記の多様性が表われてくる（図10-1）。
③ホームワーク：1週間のGood & Badを記録することと，レーダーチャート上にアセスメントをしてくることをホームワークとする。

## 4 アサーショントレーニングのためのセッション(1)

〈ねらい〉
　対人関係のしくみについて学び，アサーショントレーニングの説明を受ける。
〈方法〉
①アサーションの説明：はじめに，椅子をサークル状にならべる。参加者全員で協力しながら行なうとよい。対人関係のさまざまな場面（客であるあなたにウエイトレスが間違えたお皿を持ってきてしまったとき，あなたは間違いを指摘して正しいお皿を持ってこさせる，など）というような対人主張性を測る質問紙に回答させる。回答終了後，質問項目の中でもっとも苦手とする対人場面について1つ選ばせる。どの場面を選んだかを集団全員に回答させるが，同時に「なぜそれが苦手であるか」という原因も聞く。そのときの理由はさまざまに回答されるが，それとは異なる原因を考えた人がいないかを確認する。「苦手である」と感じている人はたくさんいても，その原因の選び方にはさまざまな個人差があることを知ってもらうためである。また，自分はその項目は苦手で

ないとする人がいないかも確認する。苦手でないと感じるのはどうしてか，その原因を聞く。このようにして，質問紙をネタにして皆で意見を出し合い，多様な考え方が可能であることを知ってもらう。

また，対人関係には3種類あることを学ぶ。すなわち，I'm OK, You're not OK.（攻撃的なつきあい方），I'm not OK, You're OK.（非主張的なつきあい方），I'm OK, You're OK.（アサーティブなつきあい方）である。それぞれについて説明を受ける。またアサーティブにふるまうことでどのような効果が期待できるか（自己評価の向上など）を説明する。

②ロールプレイング：はじめにモデル提示を行なう。治療者2名が，円座の前に出て要求－拒否のやりとりを実演する。その際，ノンアサーティブ，アグレッシブ，アサーティブの3つのパターンを例示する。また，ゼスチュアやボリュームコントロールなどノンバーバル行動の例についてもモデル提示する。

③動機づけを高める：「私のアサーション宣言5か条」（資料10-3）を暗記する。その場で暗記できる人に対しては暗誦させてみる。

④ホームワーク：アサーション宣言を暗誦することをホームワークに出す。

## 5 アサーショントレーニングのためのセッション(2)

〈ねらい〉
ロールプレイングにより，要求場面のアサーションができるように練習する。

〈方法〉
①リラクセーション：ロールプレイングを行なうときは開始前のウォームアップとして温感リラクセーションを行なう。

②要求場面の伝言ゲームの説明：伝言ゲーム（資料10-4）に関する言語教示を行なう。伝言ゲームとは，まず隣人とペアになりお互いに分身役となる。そして，自分が要求したい内容を告げる相手（会場の中から自由に選ぶ）に対して要求内容（自由想定でもヒント集から選んでもよい）を自分の分身役に伝言してもらうという方法である。自分の要求内容を自分自身で告げるよりも，分身役に代理で告げてもらった方が，強く緊張しなくてすみ，かつ分身役の技術を観察学習できるメリットがある。

次に治療者のペアが具体的にやってみせる。このとき，上手にやる必要はなく，またほんの少し実演する程度でよい。ロールプレイングを実施するコツはすぐに終えてしまうことである。

③ロールプレイング：隣り合った患者同士がペアになり，実施する。治療者は巡回しアドバイスを加えたり，ほめたりする。時にはみんなの前で実演させることもある。うまくできない場合，その原因を考えさせる。たいていはコミュニケーションの推移を悲観的に予測しているなど，妨害的な認知要因を持っている。的確な「原因選び」ができているかどうかを確認し，本人にフィードバックする。

④フィードバック：観察の評価ポイントは12項目ある。①表情の豊かさ，②視線の一致，③正しい姿勢の保持，④ジェスチャーの有無，⑤声の適切な大きさ，⑥相手に伝わりやすい言葉を選んだか，⑦自分の気持ちを正直に述べたかどうか，⑧相手の気持ちを確認する言葉やゼスチュアを入れたかどうか，⑨臨機応変な応対ができたかどうか，⑩不安の程度，⑪思考の混乱の有無，⑫無気力・やる気のなさ，である。

⑤ホームワーク：今日のロールプレイングで行なったテーマを1週間のうち，3回は意識して実行する。またその結果を自分で振り返り記録する。

## 6 アサーショントレーニングのためのセッション(3)

〈ねらい〉

ロールプレイングにより，拒否場面のアサーションができるように練習する。
〈方法〉
①リラクセーション：前回セッションと同様，ロールプレイングを行なうときは開始前のウォームアップとして温感リラクセーションを行なう。会場内の椅子を車座に並べ替える作業もよい準備体操になる。
②拒否場面の伝言ゲームの説明：頼まれても嫌だと言ってみる練習をすることを説明する。またそのときどのような気持ちになるかを体験してみる。拒否が上手にできた人には「おことわり名人」の称号を授けることを話す。
③ロールプレイング：隣り合った患者同士がペアになり，実施する。治療者は巡回しアドバイスを加えたり，ほめたりする。時にはみんなの前で実演させることもある。
④フィードバック：観察の評価ポイントは前回と同じである。うまくできない場合，その原因を考えさせる。たいていは断る言葉がとっさに出ない，断ったら相手に嫌われる，相手のペースを遮りたくない，などの妨害要因がある。参加者全員で投票し，うまくおことわりができる人に「おことわり名人」の称号と賞状を出す。
⑤ホームワーク：今日のロールプレイで行なったテーマを1週間のうち，3回は意識して実行する。またその結果を自分で振り返り記録する。

## 7 アサーショントレーニングのためのセッション(4)

〈ねらい〉
ロールプレイングにより，感情表出場面のアサーションができるように練習する。
〈方法〉
感情表出場面とは，単なる用件の伝達ではなく，現在の自分の気持ちや気分を述べる，相手に対する感想を伝える，あいさつをする，などのことである。言わなくても日常生活は行なえるものばかりであるが，対人関係に花を添える潤滑油になりうることや，自分の感情を確認することが自分を大切にすることになると説明する。

## 8 アサーショントレーニングのためのセッション(5)

〈ねらい〉
ロールプレイングにより，これまでの復習を行なう。
〈実施形態〉
椅子をサークル状にならべる
〈方法〉
基本的な流れは同じであるが，最後は，要求，拒否，感情表出の3つの場面を自由にとりまぜてロールプレイングを行なう。総合的な評価を中心にする。

# 5節 アセスメント

## 1 アセスメントの計画について

集団ストレスマネジメントの治療効果を判断する上で，アセスメント計画を用意することは重要である。治療に要する期間が何週間もかかることから，すべてが終了した後に効果の判定を実施するよりも，小刻みに変化を記録する方がよい。治療的な変化がいつ生じるかという効果時期には個人差があり，1回の効果判定よりも複数回の効果判定の方が変化をとらえやすい。労力はかかるが，熱心な治療的態度はラポール形成に寄与することが多い。そう考えるとアセスメントも治療のうちである。逆に何らかの小刻みな変化が見られなければ治療内容に工夫を加えることも必要になる。以下には，本集団ストレスマネジメントの効果判定に使用したアセスメントバッテリーを示す。

## 2 日々のアセスメント

(a) 体重計測
(b) 日記の記録（自由記述形式と Good ＆ Bad

シート)

(c) Leeds Attributional Coding System (LACS) 法による帰属分析 (Munton et al., 1999)：この帰属評定方法は日記などの記述言語上で帰属スタイルを分析する方法である。日記から，①帰属表現の抜粋，②原因・結果の分離，③話し手，エージェント，ターゲットの明確化，④次元別コーディング（安定－不安定，全体－特異，内的－外的，個人的－一般的，コントロール－アンコントロール），⑤快不快場面の分類，の各段階からなる。

(d) Good & Bad シートに基づくコーピング記録：Good & Bad とは日々の生活の中で良かったと思えることや，嫌だったと思えることを箇条書きに記録していく簡単な日記のことである。週に1回程度まとめて記入する。特に嫌だった出来事があった場合，考えられる原因と対処手段を付記するように指示する。

## 3 終結時のアセスメント

(a) EAT-26（食行動異常：末松他，1986）

(b) Self esteem scale (SES；自己評価：山本ら，1982)

(c) STAI-state（特性不安：今田，1975）

(d) Marlow-Croune 短縮版 (MCSD；社会的望ましさ：神村ら，1998)

(e) 主張性の行動観察（構造化面接により平時の主張性を2者間評定した。評定項目は，表情，視線，姿勢，ゼスチュア，発声，言葉のわかりやすさ，意思伝達の確かさ，相手への配慮の8項目。さらに，8項目総平均を主張性指標－ASS－とした。各セッション終了後に8回実施）。この観察に先立って，評定者間一致率が高まるように訓練がなされた。

以上を8週間にわたる介入の Pre, Post に各1回実施する。

## 4 結果について

8週間にわたる集団ストレスマネジメントの治療結果を表10-3に示す。8週間の集団療法期間の前後で比較すると，体重が有意に増加し，食行動異常，自己評価，特性不安はいずれも有意に改善していた。また，社会的望ましさ（MCSD）は変化を示さなかった。表10-3には，各変数間のピアソン相関係数も示す。また図10-2には8セッションを経過中の行動観察の結果を示す。表情の豊かさ，視線の一致，確かな言葉の伝達，相手への配慮に関してはセッションの主効果が有意（$p<0.05$）となり改善が見られた。

LACS法を用いた日記分析によれば，治療前後において不快場面における安定性や個人化帰属が有意に減少していることが明らかとなった。また，Good & Bad 記録に伴うコーピングの記載事項には治療の前半期に比較すれば後期になるほど自分から積極的に対処策を行なうような自発性がみられるようになった（$p<0.01$）。摂食障害を含めて心身症一般のコーピング使用傾向に関しては回避的対処が多いなどの特徴があるとされているが (Troop & Treasure, 1997)，日記を通じて実際

表10-3 集団ストレスマネジメントの治療効果（8週間）

|  | 治療前 | 治療後 | P値 |
| --- | --- | --- | --- |
| 体重（kg） | 39.6 (1.7) | 43.2 (3.1) | 0.01 |
| 食行動異常（EAT-20） | 71.3 (3.2) | 41.4 (3.2) | 0.01 |
| 自己評価（SES） | 24.5 (3.1) | 29.2 (2.1) | 0.01 |
| 状態不安（STAI-S） | 56.7 (2.7) | 50.6 (2.8) | 0.01 |
| 社会的望ましさ（MCSD） | 25.1 (0.9) | 25.4 (0.2) | 0.23 |

n=7

◁ 5節 アセスメント

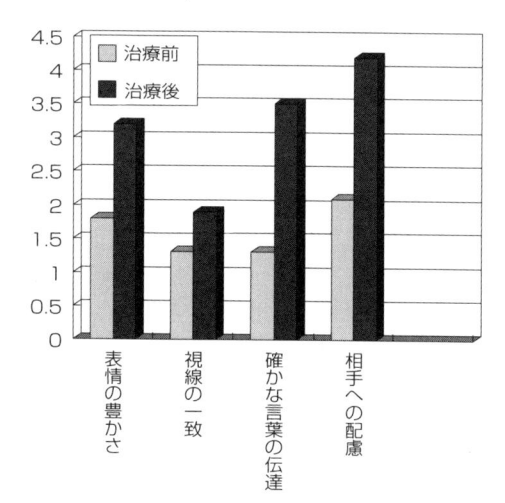

図 10-2 セッション経過中の行動観察結果

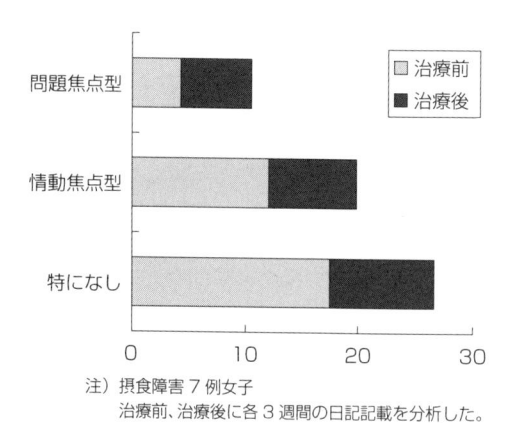

図 10-3 不快事態のコーピング選択の変化
注）摂食障害 7 例女子
治療前，治療後に各 3 週間の日記記載を分析した。

に分析してみると回避的対処だけではなく，特に何もしない，というような無対処が多いということに気づく。しかし，記録を継続していく中で，帰属の変容に伴ってコーピングの内容がしだいに問題解決的，ないしは積極的対処に変化する傾向をみせた（図 10 - 3）。

## 5 まとめと考察

神経性無食欲症の女子を対象に，リラクセーション，帰属療法，アサーショントレーニングからなる集団ストレスマネジメントを実施した。いずれも認知行動療法の技法を活用したものである。治療の結果，アサーティブネスに改善が見られ，また自己評価の向上も確認された。アサーティブネスと自己評価が向上するかどうかは退院後の社会的活動性を予測する大きな指標となり得るので，臨床的にはたいへん興味深い結果である。

行動観察によるアサーティブネス得点は，治療前においては EAT - 26 と強い負の相関を示し，本疾患者に特有の低い主張性を表現した。ところが，治療の進行につれて複数のアサーティブネスが改善していることもあり，治療終結後は食行動とアサーティブネスに相関がみられなくなった。元来，健常域の高校生には食行動とアサーティブネスにわずかな相関しかみられないので（富家，2000 a,b），これは治療的改善があったといえる結果だろう。本治療法はまた，自己評価を向上させた。アサーティブネスが自己評価に関連するという先行研究の報告があり，アサーティブネスが向上している証左になるだろう。

コーピングの変容（資料 10 - 5 参照）は，不快

表 10-4 体重関連性自己評価の改善（8 週間）

|  | 体重（kg） | | 食行動異常（EAT 20） | | 自己評価（SES） | |
| --- | --- | --- | --- | --- | --- | --- |
|  | 治療前 | 治療後 | 治療前 | 治療後 | 治療前 | 治療後 |
| 食行動異常（EAT-20） | 0.21 | -0.2 |  |  |  |  |
| 自己評価（SES） | -0.6 | 0.01 | -0.7 | -0.3 |  |  |
| 主張性行動観察 | 0.32 | 0.51 | -0.5 | -0.3 | 0.23 | 0.42 |

n=7

な情動を避け，帰属の修正を図り，他人の対処行動を広くモデリングしていく中で着実な変容が見られていった（資料10-6参照）。そもそも多くの心理療法が，はからずしてコーピングを変容させ，ストレス対処過程を修正することで適応を向上させている可能性がある。ストレス対処過程の正確なアセスメントが，いまだ治療機序の不明朗な本疾患に対して，乱立する心理療法の比較効果研究を可能にするだろう。

　ところで，体重と自己評価（SES）は介入前では強い負の相関を認めており，これは SWABS（Shape and Weight Based Self-Esteem：Geller et al., 1998, 2000）といわれる現象である。体重関連性に自己評価が決定すること自体が本疾患の心理的特徴の最たるものともいえるが，治療終了後にはこの相関関係が解消した（表10-4）。本治療により，体重の影響を受けにくい自己評価システムに変化した可能性がある。不快事態の安定性帰属や全体性帰属が減少したことから，失敗の原因を体重に求める傾向が薄れ，より社会に向けた適応的で合理的な帰属思考ができるようになったのではないだろうか。このことは原因推定の多様化と原因選択の合理性，予測性を向上させることをねらいとした帰属療法の効用について改めて興味を抱かせる結果である。

◁ 資　料

**資料 10-1　セルフモニタリング記録表**

# Good & Bad
## （5月11日）

最近を振り返って良かったことと，嫌だったことを2つずつ書いてください。
また，それがどうして起きたのか，考えられる原因をいくつでも書いてください。
嫌だったことについては，その後，あなたはどのようなことをしたり考えたりして対処しようとしましたか。自由に書いてください。

| 良かったこと | 嫌だったこと |
| --- | --- |
| （内容）<br>便秘マッサージが効果てきめんだった。<br><br>（原因）<br>看護師のKさんに便秘マッサージの方法とあったかジェルのことを教えてもらったから。<br>ありがとうKさん（*^_^*）<br>あとはね、、、たぶん、食べるようになったからかな。 | （内容）<br>先週から0.2kgしか体重が増えずこのペースだと退院の予定がみえない。あんだけ食べたのに。ガーン!!<br><br>（原因）<br>よくわかんないけど、カロリーが足りないかな？やみくもに食べてもいけないんだと思う。<br><br>（対処）<br>Dr.からはおいしく食べられてるから気にするなっていわれた。そう考えてみよう。昼の豆ご飯はおこわだったので、梅茶パウダー混ぜてみたら超ウマだったし。 |

▶10章 摂食障害のストレスマネジメント

資料10-2　記録方法の練習

# 帰属レーダーチャート分析

良かったこと（または嫌だったこと）：

考えられる上記の原因を下のカテゴリー別に記入してください。
その原因が当てはまると思える強さを10点満点でプロットしてください。

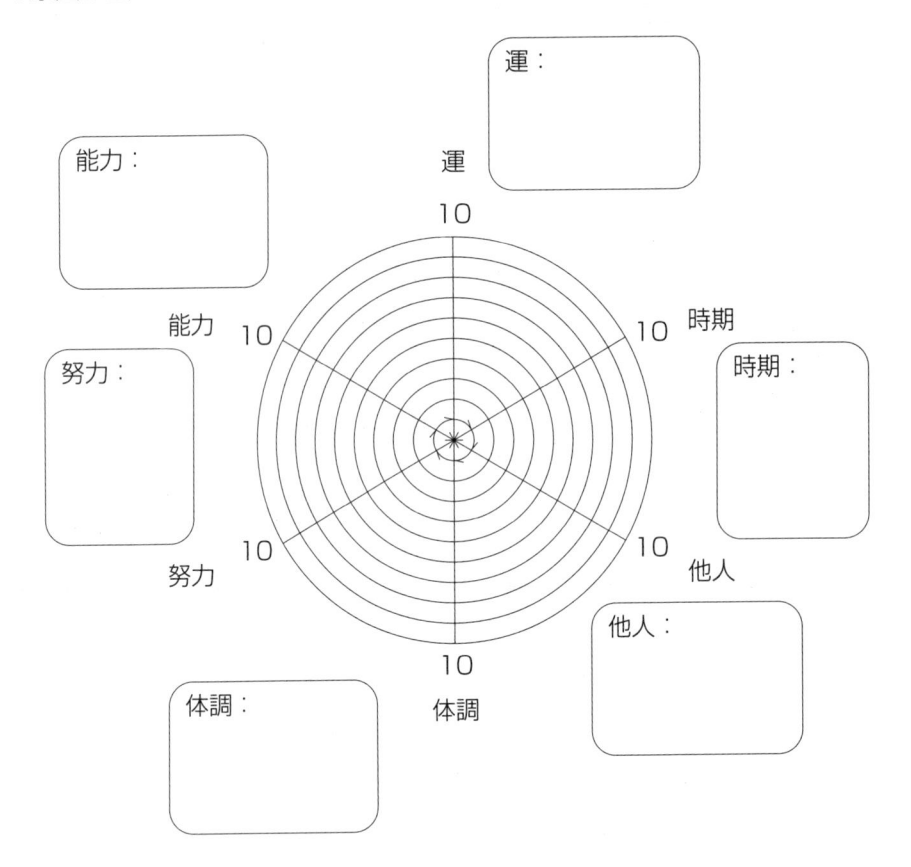

運：

能力：

努力：

時期：

他人：

体調：

資料 10-3　動機づけを高める

# 私のアサーション宣言

1　私は，自分の素直な気持ちを大切にします。

2　私は，自分の素直な気持ちを表現できます。

3　私は，相手の気持ちを確認します。

4　私は，他人と意見が異なることをおそれません。

5　私は，正直にNOと言うことができます。

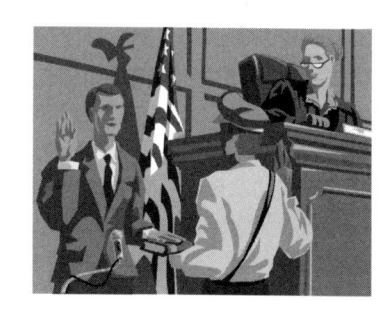

▶10章　摂食障害のストレスマネジメント

資料10-4　要求場面の伝言ゲーム

# 分身伝言ゲーム

**課題**
あなたの気持ちを，あなたになりかわった分身役が伝えてくれます．分身役がどんな伝え方をしてくれるか，見てみましょう．

分身役の方へ．あなたが分身役になったら，相棒の気持ちをよく理解して，アサーティブな伝え方を心がけてください．

伝言が終わったあとで，ペアの人ともう一度話し合い，自分の気持ちが十分に伝わったかどうか，メッセージの伝え方について自分と共通点や異なる点があるかどうか，確認してみましょう．

あなたの名前　　　　（　　　　）
あなたの分身の名前　（　　　　）
伝言を伝えたい相手　（　　　　）

伝言の内容を書いてください（例；お誘い，お願い，ほめる，感謝する，など）

```
┌──────────────────────────────────────────┐
│                                          │
│                                          │
│                                          │
│                                          │
│                                          │
└──────────────────────────────────────────┘
```

資料10-5　コーピングを変容させるために

# コーピングプランを考える

1　*昨日（過去）の*ストレス記録を題材にする

2　*不快情動*の強いときを避ける

3　ゆがんだ**原因帰属**を修正する

4　さまざまな**対処レパートリー**を知っておく

5　*他人*の対処方法をモデリングする

▶10章　摂食障害のストレスマネジメント

資料 10-6　帰属を変容させるために

# 帰属変容のステップ

1：セルフモニタリング

2：良い出来事からターゲットに

3：自他の帰属をチャート分析

4：多様な帰属想起が可能

5：合理的な帰属選択が可能

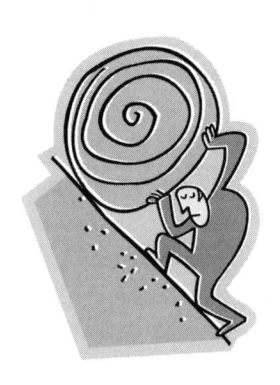

# 引用・参考文献

## 1章

Bandura, A. 1997 *Self - efficacy: The Exercise of Control.* New York: Freeman and Company.

Barrera, M. 1986 Distinction between social support concepts, measures, and models. *American Journal of Community Psychology*, **14**, 413 - 445.

Cannon, W.B. 1935 Stress and strain of homeostasis. *American Journal of Medical Science*, **189**, 1 - 14.

陳　峻雯・鈴木伸一・奈良元寿・坂野雄二　1999　職場における無力感に関する研究：職場の無力感とセルフ・エフィカシーとの関連について　産業精神保健, **7**, 45 - 60.

福土　審　1999　ストレスと発現遺伝子　河野友信・石川俊男（編）　ストレス研究の基礎と臨床　至文堂　Pp.114 - 124.

Homes, T.H. & Rahe, R.H. 1967 The social readjustment rating scale. *Journal of Psychosomatic Research*, **11**, 213 - 218.

神村栄一・海老原由香・佐藤健二・戸ヶ崎泰子・坂野雄二　1995　対処方略3次元モデルの検討と新しい尺度（TAC - 24）の作成　筑波大学教育相談研究, **33**, 41 - 47.

久保千春　1999　ストレスと免疫　河野友信・石川俊男（編）　ストレス研究の基礎と臨床　至文堂　Pp.106 - 113.

Lazarus, R.S. & Folkman, S. 1984 *Stress, Appraisal, and Coping.* New York: Springer.

野添新一　1997　ストレス社会を生きる：心身症の原因と治療　旺史社

坂野雄二　1995　認知行動療法　日本評論社

坂野雄二・大島典子・富家直明・嶋田洋徳・秋山香澄・松本聡子　1995　最近のストレスマネジメントの研究動向　早稲田大学人間科学研究, **8**(1), 121 - 142.

佐藤昭夫・朝長正徳　1991　ストレスの仕組みと積極的対応　藤田企画出版

Selye, H. 1936 A syndrome produced by diverse noxious agents. *Nature*, **138**, 32.

嶋田洋徳　1993　児童の心理的ストレスとコーピング過程：知覚されたソーシャルサポートとストレス反応の関連　ヒューマンサイエンスリサーチ, **2**, 27 - 44.

嶋田洋徳　1998　小中学生の心理的ストレスと学校不適応に関する研究　風間書房

鈴木伸一　2002　ストレス対処の心理・生理的反応に及ぼす影響に関する研究　風間書房

鈴木伸一・坂野雄二　1998　認知的評価測定尺度作成の試み　ヒューマンサイエンスリサーチ, **7**, 113 - 124.

## 2章

神村栄一・海老原由香・佐藤健二・戸ヶ崎泰子・坂野雄二　1995　対処方略3次元モデルの検討と新しい尺度（TAC - 24）の作成　筑波大学教育相談研究, **33**, 41 - 47.

太田玲子・嶋田洋徳・神村栄一　1999　小学生における主張訓練のストレス反応軽減効果　日本行動療法学会第25回大会発表論文集, 96 - 97.

嶋田洋徳　1996　カウンセリングにおけるストレスマネジメントの適正化と効率化（2）　日本カウンセリング学会第29回大会発表論文集, 23.

嶋田洋徳　1999　小学生の学校ストレス軽減に及ぼす心理的教育の効果　日本健康心理学会第12回大会発表論文集, 262 - 263.

嶋田洋徳　2000　成長に必要なストレス・無用なストレス　児童心理, **54**, 174 - 180.

嶋田洋徳　2001　心理学的ストレスとソーシャルサポート　ストレス科学, **16**, 40 - 50.

Shimada, H. & Sakano, Y. 1996 Enhancement of tolerance to psychological stress in children. Proceedings of the International Conference on Stress Management Education, 29 - 36.

鈴木伸一　2002　ストレス対処の心理・生理的反応に及ぼす影響に関する研究　風間書房

鈴木伸一・嶋田洋徳・三浦正江・片柳弘司・石埜野力也・坂野雄二　1997　新しい心理的ストレス反応尺度（SRS-18）の開発と信頼性・妥当性の検討　行動医学研究, **4**, 22 -29.

竹中晃二　1997　子どものためのストレス・マネジメント教育　北大路書房

## 3章

Beidel, D.C., Turner, S.M., & Morris, T.L. 2000 Behavioral treatment childhood social phobia. *Journal of Consulting and Clinical Psychology*, **68**, 1072 - 1080.

Barret, P.M. & Shortt, A.L. 2003 Parental involvement in the treatment of anxious children. In A.E. Kazdin & J.R. Weisz（Eds）, *Evidence - based psychotherapies for children and adolescents.* The Guiford Press. Pp.101 - 119.

Conduct Problems Prevention Research Group 2002 a The implementation of the Fast Track Program: An Example of a large - scale prevention science efficacy traial. *Journal of Abnormal Child Psychology*, **30**, 1 - 17.

▶引用・参考文献

Conduct Problems Prevention Research Group 2002 b Evaluation of the First 3 years of the FAST Track prevention trial with children at high risk for adolescent conduct problems. *Journal of Abnormal Child Psychology*, **30**, 19-35.

Chronis, A.M., Chacko, A., Fabiano, G.A., Wymbs, B.T., & Pelham, W.E.Jr. 2004 Enhancements to the behavioral parent training paradigm for families of children with ADHD: Review and future directions. *Clinical Child and Family Psychology Review*, **7**, 1-27.

Dishion, T.J. & Andrews, D.W. 1995 Preventing escalation in problem behaviors with high-risk young adolescents: Immediate and 1-year outcomes. *Journal of Consulting and Clinical Psychology*, **63**, 538-548.

江村理奈・岡安孝弘　2003　中学校における集団社会的スキル訓練の実践的研究　教育心理学研究, **51**, 339-350.

後藤吉道・佐藤正二・佐藤容子　2000　児童に対する集団社会的スキル訓練　行動療法研究, **26**, 15-24.

金山元春・後藤吉道・佐藤正二　2000　児童の孤独感低減に及ぼす学級単位の集団社会的スキル訓練の効果　行動療法研究, **26**, 83-95.

Kazdin, A.E. 2000 *Psychotherapy for children and adolescents: Directions for research and practice*. New York: Oxford University Press.

Lochman, J.E., Barry, T.D., & Pardini, D.A. 2003 Anger control training for aggressive youth. In A.E. Kazdin & J.R. Weisz (Eds.), *Evidence-based psychotherapies for children and adolescents*. The Guiford Press. Pp.263-281.

Merrell, K.W. & Gimpel, G.A. 1998 *Social skills of children and adolescents: Conceptualization, assessment, treatment*. Lawrence Erlbaum.

三浦正江・上里一郎　2003　中学校におけるストレスマネジメントプログラムの実施と効果の検討　行動療法研究, **29**, 49-59.

Morris, T.L. 2004 Treatment of social phobia in children and adolescents. In P.M. Barret & T.H. Ollendick (Eds.), *Handbook of intervention that work with children and adolescents prevention and treatment*. Wiley. Pp.171-186.

佐藤正二・佐藤容子・岡安孝弘・高山巌　2000　子どもの社会的スキル訓練：現況と課題　宮崎大学教育文化学部紀要（教育科学）, **3**, 81-105.

嶋田洋徳・坂野雄二　1995　小中学生の心理的ストレスに及ぼす認知行動的変数の影響　日本行動医学会第2回学術総会論文集, 110-111.

嶋田洋徳・戸ヶ崎泰子・岡安孝弘・坂野雄二　1996　児童の社会的スキル獲得による心理的ストレス軽減効果　行動療法研究, **22**, 9-20.

Stark, K.D., Swearer, S., Sommer, D., Hickey, B.B., Napolitano, S., Kurowski, C., & Dempsey, M. 1998 School-based group treatment for depressive disorders in children. In K.C. Stoiber & T.R. Kratochwill (Eds.), *Handbook of group intervention for children and families*. Allyn and Bacon. Pp.68-99.

Webster-Stratton, C., & Reid, M.J. 2003 Incredible Years parents, teachers, and children training series: A multifaceted treatment approach for young children with conduct problems. In A.E. Kazdin & J.R. Weisz (Eds.), *Evidence-based psycho therapies for children and adolescents*. The Guiford Press. Pp.224-240.

Webster-Stratton, C., Reid, M.J., & Hammond, M. 2004 Treating children with early-onset conduct problems: Intervention outcomes for parent, child, teacher training. *Journal of Clinical Child and Adolescent Psychology*, **33**, 105-124.

## 4章

三浦正江　2002　中学生の学校生活における心理的ストレスに関する研究　風間書房

三浦正江・福田美奈子・坂野雄二　1995　中学生の学校ストレッサーとストレス反応の継時的変化　日本教育心理学会第37回総会発表論文集, 555.

三浦正江・嶋田洋徳・坂野雄二　1997　中学生におけるテスト不安の継時的変化：心理的ストレスの観点から　教育心理学研究, **45**, 31-40.

三浦正江・上里一郎　1999　中学生の学校場面におけるストレスマネジメントに関する予備的研究：漸進的筋弛緩法のストレス軽減効果　日本教育心理学会第41回総会発表論文集, 701.

三浦正江・上里一郎　2003　中学校におけるストレスマネジメントプログラムの実施と効果の検討　行動療法研究, **29**, 49-59.

宮崎生徒指導研究会　2001　学校不適応行動の要因分析と防止プログラムの開発：不登校への対処法と予防法を中心に

野添新一・古賀靖之　1990　登校拒否・不登校の原因をさぐる　坂野雄二（編）　登校拒否・不登校　同朋舎

岡安孝弘・高山巌　1999　中学生用メンタルヘルス・チェックリスト（簡易版）の作成　宮崎大学教育学部教育実践研究指導センター研究紀要, **6**, 73-84.

パブリックヘルスリサーチセンター　2004　ストレススケールガイドブック　実務教育出版

Romano, J.L. 1992 Psychoeducational interventions for stress management and well-being. *Journal of Counseling and Development*, **71**, 199-202.

嶋田洋徳　1998　小中学生の心理的ストレスと学校不適応に関する研究　風間書房

竹中晃二　1997　子どものためのストレス・マネジメント教育　北大路書房

## 5章

相川　充・佐藤正二・佐藤容子・高山　巌　1993　社会的スキルという概念について‐社会的スキルの生起過程モデルの提唱‐　宮崎大学教育学部紀要（社会科学），**74**,1‐16.

江村理奈・岡安孝弘　2003a　中学生の社会的スキルと不登校傾向の関係　宮崎大学教育文化学部附属教育実践研究指導センター研究紀要，**10**,81‐89.

江村理奈・岡安孝弘　2003b　中学校における集団社会的スキル教育の実践的研究　教育心理学研究，**51**,339‐350.

藤枝静暁・相川　充　2001　小学校における学級単位の社会的スキル訓練の効果に関する実験的検討　教育心理学研究，**49**,371‐381.

後藤吉道・佐藤正二・佐藤容子　2000　児童に対する集団社会的スキル訓練　行動療法研究，**26**,15‐23.

Hundert, J., Boyle, M.H., Cunningham, C.E., Charles, E., Heale, J., McDonald, J., Offord, D.R., & Racine, Y. 1999 Helping children adjust - a Tri - Ministry Study：Ⅰ. Evaluation methodology. *Journal of Child Psychology and Allied Disciplines*, **40**,1051‐1060.

伊佐貢一・勝倉孝治　2000　クラスワイド社会的スキル訓練が児童の学校ストレス軽減に及ぼす影響　日本教育心理学会第42回総会発表論文集, 51.

金山元春・後藤吉道・佐藤正二　2000　児童の孤独感低減に及ぼす学級単位の集団社会的スキル訓練の効果　行動療法研究，**26**,83‐95.

國分康孝（監修）小林正幸・相川　充（編著）　1999　ソーシャルスキル教育で子どもが変わる（小学校）　図書文化

Maag,W.J. 1994 Promoting social skills training in classrooms：Issues for school counselors. *The School Counselor*, **42**,100‐113.

Mitchem, K.J., Young, K.R., West, R.P., & Benyo, J. 2001 CWPASM：A classwide peer - assisted self - management program for general education classrooms. *Education and Treatment of Children*, **24**,111‐140.

岡安孝弘・嶋田洋徳・丹羽洋子・森　俊夫・矢冨直美　1992　中学生の学校ストレッサーの評価とストレス反応との関係　心理学研究，**63**（5），310‐318.

岡安孝弘・嶋田洋徳・坂野雄二　1993　中学生におけるソーシャルサポートの学校ストレス軽減効果　教育心理学研究，**41**（3），302‐312.

佐藤正二・佐藤容子・岡安孝弘・高山　巌　2000　子どもの社会的スキル訓練‐現況と課題‐　宮崎大学教育文化学部紀要（教育科学），**3**,81‐105.

嶋田洋徳・戸ヶ崎泰子・岡安孝弘・坂野雄二　1996　児童の社会的スキル獲得による心理的ストレス軽減効果　行動療法研究，**22**,9‐20.

高岡中学校・宮崎大学教育文化学部　2001　ソーシャルスキル教育指導案集‐中学校におけるソーシャルスキル教育の実践的研究‐

戸ヶ崎泰子・岡安孝弘・坂野雄二　1997　中学生の社会的スキルと学校ストレスとの関係　健康心理学研究，**10**,23‐32.

山城幸恵・小泉令三　2001　集団を対象とした社会的スキル訓練の実践‐中学校新入生の宿泊研修において‐　福岡教育大学心理教育相談研究，**5**,61‐76.

## 6章

Broadhead, W.E., Blazer, D.G., George, L.K., & Tse, C.K. 1990 Depression, disability days, and days lost from work in a prospective epidemiologic survey. *Journal of American Medical Association*, **264**,2524‐2528.

福田一彦・小林重雄　1973　自己評価式抑うつ性尺度の研究　精神経誌，**75**,673‐679.

Ganster, D.C. & Murphy, L.R. 2000 Workplace interventions to prevent stress - related illness：Lessons from research and practice. In C.L. Cooper & E.A. Locke（Eds.）, *Industrial and Organizational Psychology.* Oxford：Blackwell. Pp.34‐51.

原谷隆史・川上憲人・福井城次・北村尚人・林　剛司・逸見武光　1989　職場におけるメンタルヘルス教育の方法に関する研究　産業医学ジャーナル，**12**（4），30‐34.

廣　尚典　2001a　事業所における心の健康づくり　産業ストレス研究，**8**,107‐113.

廣　尚典　2001b　産業・経済変革期の職場のストレス対策の進め方　各論1　一時予防（健康障害の発生の予防）教育・研修‐ストレス予防対策と管理監督者教育　産業衛生学雑誌，**43**,1‐6.

廣　尚典・森　晃爾・鈴木英孝・小林祐一・深澤健治・田中克俊・木村真紀　2000　ストレス対策における管理監督者教育　加藤正明（班長）（編）　労働省平成11年度「作業関連疾患の予防に関する研究」報告書，255‐271.

Johnson, J.V. & Hall, E.M. 1988 Job strain, workplace social support and cardiovascular disease：A cross - sectional study of a random sample of the Swedish working population. *American Journal of Public Health*, **78**,1336‐1342.

川上憲人　2000　産業メンタルス研究の現状と課題　精神保健研究，**46**,37‐41.

川上憲人　2002a　産業・経済変革期の職場のストレス対策の進め方　各論1　一時予防（健康障害の発生の予防）職場環境等の改善　産業衛生学雑誌，**44**,95‐99.

川上憲人　2002b　職場におけるメンタルヘルス‐計画づくりと進め方　日本職業・災害医学会会誌，**50**,154‐158.

Kawakami, N., Araki, S., Kawashima, M., Masumoto, T., & Hayashi, T. 1997 Effects of work - related stress reduction on depressive symptoms among Japanese blue - collar workers. *Scandinavian Journal of Work and Environmental Health*, **23**,54‐59.

▶引用・参考文献

Kawakami, N. & Haratani, T. 1999 Epidemiology of job stress and health in Japan : review of current evidence and future direction. *Industrial Health*,**37**,174 - 186.

Kawakami, N., Haratani, T., Iwata, N., Imanaka, Y., Murata, K., & Araki, S. 1999 Effects of mailed advice on stress reduction among employees in Japan : a randomized controlled trial. *Industrial Health*,**37**,237 - 242.

川上憲人・相澤好治・小林章雄・林　剛司・橋本修二　2000　「仕事のストレス判定図」マニュアル　加藤正明（班長）（編）　労働省平成11年度「作業関連疾患の予防に関する研究」報告書，351 - 356.

川上憲人・宮崎彰吾・田中美由紀・廣　尚典・長見まき子・井奈波良一・赤池和範　2000　「仕事のストレス判定図」の作成と現場での活用に関する研究　加藤正明（班長）（編）　労働省平成11年度「作業関連疾患の予防に関する研究」報告書，12 - 26.

河島美枝子・川上憲人・桝本　武・林　剛司・荒記俊一　1997　上司教育によるストレス対策の効果評価：抑うつ症状および血圧に及ぼす影響　産業精神保健，**4**,124.

小林章雄　2001　職場のストレスマネジメントの考え方　産業ストレス研究，**8**,115 - 118.

Kompier, M.A.J., Geurts, S.A.E., Grundemann, R.W.M., Vink, P., & Smulders, P.G.W. 1998 Case in stress prevention : The success of a participative and stepwise approach. *Stress medicine*,**14**,155 - 168.

小杉正太郎　2000a　ストレスマネージメントとしてのカウンセリング　産業ストレス研究，**7**,113 - 119.

小杉正太郎　2000b　ストレススケールの一斉実施による職場メンタルヘルス活動の実際 - 心理学的アプローチによる職場メンタルヘルス活動 -　産業ストレス研究，**7**,141 - 150.

厚生労働省　2003　平成15年版労働白書

栗岡住子　2002a　電子メールによる企業内健康相談の有用性　保健の科学，**44**,67 - 72.

栗岡住子　2002b　電子会議室による企業内健康相談の有用性　保健の科学，**44**, 215 - 220.

Kurioka, S., Muto. T., & Tarumi, K. 2001 Characteristics of health counseling in the workplace via e - mail. *Occupational medicine*,**51**,427 - 432.

Lazarus, R.S. & Folkman, S. 1984 *Stress, appraisal, and coping*. New York : Springer.

中川泰彬・大坊郁夫　1985　日本版GHQ精神健康調査票手引　日本文化科学社

島津明人　2000　ストレス調査に基づく職場メンタルヘルス活動　産業ストレス研究，**7**,151 - 157.

島津明人（監修）　2003　e学修@心の健康　職場のストレスと対処　富士通インフォソフトテクノロジ社（http : //www.ist.fujitsu.com/kokoro/e - gakushu/lineup/coping 01.html）

Shimazu, A., Okada, Y., Sakamoto, M., & Miura, M. 2003 Effects of stress management program for teachers in Japan : A pilot study. *Journal of Occupational Health*,**45**,202 - 208.

島津（田中）美由紀・上打田内雅敏・山川和夫　2003　研究開発を主体とした事業所でのストレス対策の実施報告　産業衛生学雑誌，**45**,274.

下光輝一・横山和仁・大野　裕・丸田敏雅・谷川　武・原谷隆史・岩田　昇・大谷由美子・小田切優子　1998　職場におけるストレス測定のための簡便な調査票の作成　労働省平成9年度「作業関連疾患の予防に関する研究」報告書，107 - 115.

Stewart, W.F., Ricci, J.A., Chee, E., Hahn, S.R., & Morganstein, D. 2003 Cost of lost productive work time among US workers with depression. *Journal of American Medical Association*,**289**,3135 - 3144.

高田未里・市種康太郎・小杉正太郎　2002　職場ストレススケールに基づくインテーク面接が心理的ストレス反応に及ぼす影響　産業ストレス研究，**9**（2），115 - 121.

田中美由紀・小田原　努・河島美枝子　2002　仕事のストレス判定図を用いたストレス対策の事例紹介 - 面接による個別対応と組合わせた事例 -　産業衛生学雑誌，**44**,17 - 19.

堤　明純・高尾総司・西内恭子・峰山幸子・川上憲人　2003　管理監督者向けストレス対策研修の効果評価（平成14年度中央労働災害防止協会委託労働安全衛生に関する調査研究報告書）

van der Klink, J.J.L., Blonk, R.W.B., Schene, A.H., & van Dijk, F.J.H. 2001 The benefits of interventions for work - related stress. *American journal of public health*,**91**,270 - 276.

## 7章

Arthur, N.M. 1990 The assessment of burnout : A review of three inventories useful for research and counseling. *Journal of Counseling and Development*,**69**,186 - 189.

Corcoran, K.J. 1985 Measuring burnout : A reliability and convergent validity study. *Journal of Social Behavior and Personality*,**1**,107 - 112.

遠藤雄一郎・山崎喜比古　2002　企業の人事戦略・目標管理制度と労働者のストレス　労働の科学，**57**（9），587 - 590.

Etzion, D. 1984 Moderating effect of social support on the stress - burnout relationship. *Journal of Applied Psychology*,**69**,615 - 622.

Freudenberger, H.J. 1974 Staff burn - out. *Journal of Social Issues*,**30**,159 - 165.

Freudenberger, H.J. & Richelson, G. 1980 *Burnout : The High Cost Achievement*. Garden City, NY : Anchor Press.

藤田和夫，金澤朋広，鈴木理恵　2003　看護職の年次データ＜就業＞＜養成＞＜労働条件＞　日本看護協会（編）

平成15年度看護白書　日本看護協会出版会　Pp.173 - 193.

原谷隆史　1997　NIOSH職業性ストレス調査票　産業衛生学雑誌, **40**（2）A 31 - 32.

東口和代・森河裕子・三浦克之・西条旨子，田畑正司・由田克士・相良多喜子・中川秀昭　1998　日本版MBI（Maslach Burnout Inventory）の作成と因子構造の検討　日本衛生学雑誌, **53**, 447 - 455.

平木典子・沢崎達夫・野末聖香　2002　ナースのためのアサーション　金子書房

池田明子　2002　リエゾン精神看護の成立基盤 - CNS育成プログラムの側面から -　日本精神保健看護学会誌, **11**（11），119 - 121.

稲岡文昭　1988a　米国におけるBurnoutに関する概要, 研究の動向, 今後の課題　看護研究, **21**（2），140 - 146.

稲岡文昭　1988b　Burnout現象とBurnoutスケールについて　看護研究, **21**（2），147 - 155.

稲岡文昭・松野かほる・宮里和子　1982　Burn Out Syndromeと看護 - 社会心理的側面からの考察 -　看護, **34**, 129 - 137.

稲吉光子　1995　離職求職看護婦の職場復帰に必要な学習内容の精選　病院管理, **32**（3），203 - 215.

Jones, W.J. 1980 *The Staff Burnout Scale for Health Professionals*. Park Ridge: London House Press.

看護学大辞典　1997　第4版　メヂカルフレンド社　p.1819.

看護学大事典　2002　和田　攻・南　裕子・小峰光博（総編集）　医学書院　p.2762.

片平好重　2002　リエゾン精神専門看護婦の活動の実際 - ナースを対象としたアンケート調査から -　近畿中央病院医学雑誌, **22**, 23 - 30.

川口貞親・豊増功次・吉田典子・吉田生美・大塚ゆかり　1999　看護婦のメンタルヘルスの勤務所別比較　久留米大学保健体育センター研究紀要, **7**, 1 - 7.

川口貞親, 豊増功次, 吉田典子, 植本雅治　2000　看護婦の余暇活動のタイプ別にみたメンタルヘルス状況　産業ストレス研究, **7**（3），205 - 211.

川口貞親・豊増功次・吉田典子・鵜川　晃・鈴木学美・植本雅治・笠松隆洋・宮田さおり・近森栄子　2003a　看護師のメンタルヘルスと仕事に関するソーシャル・サポートとの関連　看護管理, **13**（9），713 - 717.

川口貞親・鵜川　晃・植本雅治・吉田典子・豊増功次　2003b　看護師における医療事故の発生状況とそのメンタルヘルス及び疲労度との関連性　第17回（財）総合健康推進財団研究助成事業研究報告書, 44 - 51.

川上憲人　1997　*Job Content Questionnaire*（*JCQ*）．産業衛生学雑誌, **39**（6），129 - 130.

河野友信　2003　医療従事者のストレス対策　河野友信・吾郷晋浩・石川俊男・永田頌史（編）　ストレス診療ハンドブック（第2版）　メディカル・サイエンス・インターナショナル　Pp.348 - 352.

越河六郎　1997　蓄積的疲労徴候インデックス（CFSI）　産業衛生学雑誌, **39**（3），49 - 50.

厚生統計協会（編）　2002　厚生の指標臨時増刊　国民衛生の動向　2002年度版　厚生統計協会　Pp.170 - 183.

Lachman, R. & Diamant, E. 1987 Withdrawal and restraining factors in teachers' turnover intentions. *Journal of Occupational Behaviour*, **8**, 219 - 232.

Maslach, C. & Jackson, S.E. 1981 The measurement of experienced burnout. *Journal of Occupational Behaviour*, **2**, 99 - 113.

増子詠一・山岸みどり・岸　玲子・三宅浩次　1989　医師・看護婦など対人サービス職業従事者の「燃えつき症候群」（1）Maslach Burnout Inventoryによる因子構造の解析とSDSうつスケールとの関連　産業医学, **31**, 203 - 215.

三木明子　2002　産業・経済変革期の職場のストレス対策の進め方　各論4　事業所や職種に応じたストレス対策のポイント　病院のストレス対策　産業衛生学雑誌, **44**, 219 - 223.

三木明子・原谷隆史・杉下知子・吉留厚子・大神ヨシ子・前島恵美子・岡本典子・加納佳代子・正田雅美　1998　看護婦のストレッサーと業務上の事故および病気欠勤の検討　第29回日本看護学会論文集（看護総合），156 - 158.

宗像恒次・稲岡文昭・高橋　徹・川野雅資　1988　燃えつき症候群　医師・看護婦・教師のメンタルヘルス　金剛出版

中川泰彬・大坊郁夫　1985　日本版GHQ精神健康調査票手引　日本文化科学社

日本看護協会　1994　病院看護職員の離職・定着に関する調査研究　日本看護協会調査研究報告, **44**, 1 - 69.

Pines, A. 1985 The burnout measure. In J.W. Jones（Ed.），*Police burnout: Theory, Research, and Application*. Park Ridge, IL: London House Management Press.

Pines, A. & Aronson, E. 1988 *Career Burnout: Causes and Cures*. 2 nd ed. New York: Free Press.

Pines, A., Aronson, E., & Kafry, D. 1981 *Burnout: From Tedium to Personal Growth*. New York: Free Press.

Smith, P. 1992 *The Emotional Labour of Nursing*. Macmillan Press.　武井麻子・前田泰樹（監訳）　2000　感情労働としての看護　ゆるみ出版

杉谷藤子　1997　ナーシング・マネジメント・ブックス6「看護事故」防止の手引き　日本看護協会出版会

武井麻子　2000　感情と看護　医学書院

竹内一夫　1998　うつ状態評価のための自記式質問票　産業衛生学雑誌, **40**（5），99 - 100.

田尾政夫　1987　ヒューマン・サービスにおけるバーンアウトの理論と測定　京都府立大学学術報告（人文），

**40**,101 - 123.

田尾雅夫・久保真人　1996　バーンアウトの理論と実際　心理学的アプローチ　誠信書房

豊増功次　2000　看護婦のストレスとメンタルヘルスケア　ストレス科学，**15**（1），57 - 65.

豊増功次・吉田典子・川口貞親　1999　看護婦の精神健康状態とその関連要因　産業ストレス研究，**6**（4），215 - 221.

横山和仁・荒記俊一　1997　気分プロフィール検査（POMS）　産業衛生学雑誌，**39**（4），73 - 74.

### 8章

足達淑子　2001　ライフスタイル療法：生活習慣改善のための行動療法　医歯薬出版

愛知県健康福祉部健康対策課・財団法人愛知県健康づくり振興事業団健康推進部　2001　健康日本21あいち計画　愛知県・財団法人愛知県健康づくり振興事業団

Baum, A., Revenson, T.A., & Singer, J.E. (Eds.) 2001 *Handbook of health psychology*. Mahwah : Lawrence Erlbaum Associates.

川崎市健康福祉局健康部健康増進課　2001　かわさき健康づくり21　川崎市

Kemp, D.R. (Ed.) 1993 *International handbook on mental health policy*. Westport, Connecticut : Greenwood Press.

厚生労働省大臣官房統計情報部（編）　2002　平成12年保健福祉動向調査（心身の健康）　財団法人厚生統計協会

島井哲志　1997　健康心理学　培風館

島井哲志　2000　「休養・こころの健康づくり」の基本的な考え方と進め方　公衆衛生，**64**（9），652 - 655.

島井哲志　2002a　こころの健康づくりのニーズとその目標 - 平成12年度保健福祉動向調査から -　公衆衛生，**66**（2），109 - 113.

島井哲志　2002b　健康心理学：拡大する社会的ニーズと領域　現代のエスプリ　No.425　至文堂

島井哲志・嶋田洋徳・大竹恵子　2002　ストレスコーピングのための指導者教育養成法の確立に関する研究 - 教育内容の検討とニーズ評価 -　平成13年度厚生科学研究費補助金（健康科学研究事業）　行動科学に基づいた喫煙，飲酒等の生活習慣改善のための指導者養成システムの確立に関する研究（主任研究員中村正和）報告書

Smith, J.C. 2002 *Stress management : A comprehensive handbook of techniques and strategies*. New York : Springer Publishing Company.

Tavakoli, M., Davies, H.T.O., & Malek, M. (Eds.) 2001 *Health policy and economics : Strategic issues in health care management*. Aldershot : Ashgate.

### 9章

Beck, A.T. 1970 Cognitive therapy : Nature and relation to behavior therapy. *Behavior Therapy*,**1**,184 - 200

Beck, A.T. 1976 *Cognitive Therapy and the Emotional Disorders*. New York International Universities Press.　大野裕（訳）1990　認知療法 - 精神療法の新しい発展 -　岩崎学術出版社　Pp.215 - 275.

D'Zurilla, T. J. 1986 *Problem-solving therapy : A social competence approach to clinical intervention*. New York : Springer.　丸山普（監訳）1995　問題解決療法，臨床的介入への社会的コンピテンス・アプローチ　金剛出版　Pp.88 - 98.

D'Zurilla, T.J. 1990 Problem-solving training for effective stress management and prevention. *Journal of Cognitive Psychotherapy*, **4**, 327 - 354.

Ellis, A. & Harper, R.A. 1975 *A new guide to rational living*. New Jersey : Prentice hall.　国分康孝・伊藤順康（訳）論理療法　1981　川島書店

金外淑　2003　軽症うつ病の認知療法の実際：認知療法による治療と予防　*PROGRESS IN MEDICINE*,**23**（6），59 - 63.

黒丸尊治・関原ひとみ・清水由江・境恵理・奥村孝子・相田貴子・中井吉英　2003　心療内科受診患者の症状改善に関与する要因の検討：患者のアンケート調査から　心身医学，**43**（6），359 - 366.

Meichenbaum, D.H. 1985 *Stress Inoculation Training*. New York : Plenum Press.　根建金男・田中共子・大河内活人（訳）1989　ストレス免疫訓練：認知的行動療法の手引き　上里一郎（監訳）岩崎学術出版社

Meichenbaum, D.H. 1992 *Cognitive behavior modification : An integrative approach*. New York : Plenum Press.　根建金男（監訳）1992　認知行動療法　同朋舎　Pp.135 - 150.

中川哲也　1994　心身症治療のトピックス　からだの科学，**177**,76 - 80.

日本心身医学会教育研修委員会（編）　1991　心身医学の新しい診療指針　心身医学，**31**,537 - 576.

Persons, J.B. 1989 *Cognitive Therapy in Practice* ( - A Case Formulation Approach - ).　大野裕（訳）1993　実践的認知療法 - 事例定式化アプローチ -　金剛出版　Pp.21 - 43.

坂野雄二　1995　認知行動療法　日本評論社

丹野義彦　2001　エビデンス臨床心理学 - 認知行動理論の最前線　日本評論社

Windy, D. & Raymond, D. 1990 *A Primer on Rational - Emotive Therapy*. New york.　菅沼憲治（訳）2001　実践論理療法入門 - カウンセリングを学ぶ人のために -　岩崎学術出版社　Pp.3 - 35.

### 10章

American Psychiatric Association (APA) 1994 *Diagnostic and*

Statistical Manual of Mental Disorders. 4 th ed. Washington D.C. : American Psychiatric Association.

Fairburn,C.G. & Harrison,P.J. 2003 Eating Disorders. *Lancet*, **361**, 407 - 416.

Fairburn,C.G., Welch, S.L., Doll,H.A., Davies,B.A., & O'Connor,M.E. 1997 Risk factors for bulimia nervosa. A community - based case - control study. *Archives of General Psychiatry*, **54**, 509 - 517

Free, M.L. 2000 *Cognitive therapy in groups*. WILEY.

Geller, M., Johnstone, C., Madsen,K., Goldner,E., Remick,R., & Birmingham,L. 1998 Shape - and weight - based self - esteem and the eating disorders. *International Journal of Eating Disorders*, **24**, 285 - 298.

Goebel,M., Spalthoff,G., Schulze, C., & Florin,I. 1989 Dysfunctional cognitions, attributional style, and depression in bulimia. *Journal of psychosomatic Research*, **33** (6), 747 - 752.

Gowers,S.G., North,C.D., Byram,V., & Weaver,A.B. 1996 Life event precipitants of adolescent anorexia nervosa. *Journal of Child Psychology and Psychiatry*, **37**, 469 - 477.

堀田真理 2001 内科医にできる摂食障害の診断と治療 三輪書店

今田 寛 1975 恐怖と不安 誠信書房

神村栄一・嶋田洋徳 1998 Marlowe－Croune の社会的望ましさの尺度日本語短縮版の作成の試み ストレス科学研究, **9**, 7 - 17.

Lazarus,R.S. & Folkman,S. 1984 *Stress, Appraisal and Coping*. New York : Springer

Manusov, V. & Harvey, J.H. 2001 *Attribution, communication behavior, and close relationships*. Cambridge.

Ralph, J.A. & Mineka, S. 1998 Attributional style and self - esteem : The prediction of emotional distress following a midterm exam. *Journal of Abnormal Psychology*, **107** (2), 203 - 215.

Rees,S. & Graham, R.S. 1996 自己表現トレーニング 高山巌・吉牟田直孝・吉牟田 直（訳） 岩崎学術出版社.

Rose, S.D. 1998 *Group therapy with troubled youth*. SAGE.

佐々木 直・熊野宏昭 1996 摂食障害の認知行動療法 大野 裕・小谷津孝明（編） 認知療法ハンドブック（下巻） 星和書店.

Schumidt,U.H., Troop,N.A., & Treasure,J.L. 1999 Stress and the onset of eating disorders : Correcting an "age－old" myth. *International Journal of Eating Disorders*, **25**, 83 - 88.

Serpell, L. & Troop, N. 2003 Psychological Factors. *In Handbook of Eating Disorders*. 2 nd Edition Wiley.

末松弘行・高野 晶・久保木富房・吹野 治・北川淑子・藤田俊治 1986 摂食態度調査表（EAT）の縮小版の有効性について 厚生省特定疾患・神経性食欲不振症調査研究班・昭和60年度研究所報告書. 30.

富家直明・福土 審 2000a 健常高校生の食行動異常とその背景. 第50回日本心身医学会東北地方会

富家直明・福土 審 2000b 健常高校生における食行動異常と時間展望イメージの関連性 第41回日本心身医学会総会

富家直明・内海 厚・野村泰輔・本郷道夫・福土 審 2000 摂食障害（拒食症）の集団認知行動療法. 第41回日本心身医学会総会

Troop, N.A., Holbrey, A., Trowler, R., & Treasure, J.L. 1994 Ways of coping in women with eating disorders. *Journal of Nervous and Mental Disease*, **182**, 535 - 540.

牛島定信・山内俊雄 2000 摂食障害・性障害 松下正明（編） 臨床精神医学講座 S 4 中山書店.

Welch,S.L., Doll,H.A., & Fairburn,C.G. 1997 Life events and the onset of bulimia nervosa : A controlled study. *Psychological Medicine*, **27**, 515 - 522.

Welch,S.L. & Fairburn,C.G. 1994 Sexual abuse and bulimia nervosa : Three integrated case contorol comparisons. *American Journal of Psychiatry*, **151**, 402 - 407.

Yager,J., Rorty,M., & Rossotto,E. 1995 Coping styles differ between recovered and nonrecovered women with bulimia nervosa but not between recoverd women and non - eating disordered control subjects. *Journal of Nervous and Mental Disease*, **183**, 86 - 94.

山本真理子・松井 豊・山成由紀子 1982 認知された自己の諸側面の構造 教育心理学研究, **30**, 64 - 68.

## ■人名索引■

### ●A
上里一郎　35
相川　充　75,76
Andrews,D.W.　34
### ●B
Bandura,A.　7
Barrera,M.　8
Barret,P.M.　33
Beck,A.T.　151
Beidel,D.C.　30,32
### ●C
Cannon,W.B.　5
Chronis,A.M.　32
### ●D
Dishion,T.J.　34
### ●E
Ellis,A.　151
江村理奈　75,81
### ●F
Fairburn,C.G.　164,166
Folkman,S.　7,165
Freudenberger,H.J.　123
藤枝静暁　76
### ●G
Gimpel,G.A.　35
後藤吉道　76
Gowers,S.G.　165
### ●H
Harrison,P.J.　164
Hundert,J.　76
### ●I
伊佐貢一　76
### ●J
Jones,W.J.　124
### ●K
金山元春　76
勝倉孝治　76
川口貞親　125
川上憲人　103,107
Kazdin,A.E.　29,31
金　外淑　158
國分康孝　76,77,80

### ●L
Lazarus,R.S.　7,165
Lochman,J.E.　34
### ●M
Maag,W.J.　76
Maslach,C.　123
Meichenbaum,D.H.　151
Merrell,K.W.　35
Mitchem,K.J.　76
三浦正江　35,41
Morris,T.L.　30
### ●N
中川哲也　150
### ●O
岡安孝弘　36,49,75,81
太田玲子　13
### ●P
Pines,A.　123
### ●R
Richelson,G.　123
### ●S
坂野雄二　7,30,150
佐藤正二　76
Selye,H.　5
Serpell,L.　166
嶋田洋徳　5,13,17,30,41,75
島津美由紀　109,111
Shortt,A.L.　33
Stark,K.D.　33
鈴木伸一　7,21
### ●T
竹中晃二　13
田尾政夫　125
Troop,N.A.　163,166
### ●W
Webster-Stratton,C.　32,36
Welch,S.L.　165

## ■事項索引■

● あ
アクチベーション 13
アサーショントレーニング 35,123,173
アサーティブネス 167,173
ICD-10 161
アセスメント 171
アプローチ 15
安全配慮義務 106

● い
EAT-26 172
維持 80
一次予防 136
逸脱訓練 34
いらだちごと(daily hassles) 6
医療事故 119
医療従事者 113
インストラクション 77,79

● う
ウェルビーイング(well-being) 135
うつ病 32

● え
影響性の評価 7
STAI-state 172
SBS-HP 124
エクスポージャー 30
エビデンス・ベイスト 15
エフォート 21
MBI(Maslach Burnout Inventory) 124

● お
親トレーニング 32,37
オリエンテーション 79

● か
介入 144
学校ストレッサー 14,80
学校適応感 76
学校不適応感情 49
過労死 99
看護師 113
管理監督者教育 106,107,112

● き
帰属療法 173
QOL(quality of life) 135

休養・心の健康づくり 135
脅威性の評価 7

● く
グループエンカウンター 35

● け
原因帰属 8,168
研究デザイン 15
健康政策 148
健康づくり政策 135
健康日本21 135
言語的リハーサル 77

● こ
交渉スキル 34
厚生労働省 135
行動観察調査 14
行動リハーサル 77-79
行動療法 136
行動レパートリー 80
合理情動行動療法 151
コーピング 4,5,13,14,20,42,139,173
コーピングスキル 33,163
呼吸法 159
心の健康づくり指針 100,107
孤独感 79,80
個別介入 29
コントロール可能性の評価 7

● さ
三次予防 147

● し
CES-D 135
GHQ(General Health Questionnaire) 115
JCQ(Job Content Questionnaire) 128
刺激統制 13
思考中断法 10
自己教示法 10
自己効力感（セルフ・エフィカシー） 7
仕事のストレス判定図 104-106
仕事の要求度－コントロール－サポートモデル 104
自殺 99
自尊感情 14
自治体 135
失感情症（アレキシサイミア） 166

▶事項索引

自動思考　8
社会的強化　78,79
社会的健康　135
社会的スキル訓練　30,32
社会的スキル尺度　14
集団介入（group based intervention）　29
集団ソーシャルスキル教育　76
主張訓練法　17
主張性スキル　34
小集団介入　33
情緒的健康　135
職業性ストレス簡易調査票　103,106,128
職場環境等の改善　103
職場ストレススケール　108
自律訓練法　159
神経性大食症　164
神経性無食欲症　164,166
心身症　149
信頼性　144
心理学的ストレスモデル　108
心理教育　42
心理教育的アプローチ　35
心理社会的介入　29
心理療法　150,163
●す
スクールモラール　49
ストレス　41,75-78
ストレス関連疾患　149
ストレスコーピング　166
ストレス対策　135
ストレス反応(stress response)　4,5,14,42,75,76,79,80
ストレス反応サイン　153
ストレスマネジメント　76,78
ストレスマネジメント教育　80
ストレス免疫訓練　152
Stress Response Scale-18（SRS-18）　27
ストレッサー(stressor)　5,42,75
●せ
生活習慣　118
摂食障害　163,165
Self esteem scale（SES）　172
セルフ・エフィカシー　30,35
セルフケア　136
セルフ・コントロール　149,161
セルフ・モニタリング　10,168,157
漸進的筋弛緩法　9,42
選択的介入　30
●そ
ソーシャル・サポート　5,18,35,49,79,80,117,139,166

ソーシャルスキル（社会的スキル：social skills）　14,33,75-80
ソーシャルスキル教育　76-81
ソーシャルスキル訓練(Social Skills Training：SST)　76
●た
ターゲット児童　14,15
体型体重関連性自己評価　166
妥当性　144
●ち
地域住民　135
知的健康　135
注意欠陥多動性障害　32
治療抵抗　163
治療のストレスマネジメント　154
●て
TAC-24　20
DMS-Ⅳ　170
ディストレス　21
定着化　77
●と
トラウマ体験　165
●な
NIOSH(National Institute for Occupational Safety and Health)　100
NIOSH 職業性ストレス調査票　114
仲間相互作用経験　31
仲間ペア法　30
●に
ニーズアセスメント　141
二次予防　147
人間の健康　135
認知行動療法　150,165,166
認知再体制化　9
認知的スキル　33
認知的評価　4,13,42
認知療法　156
●は
パーソナル・コントロール　8
バーンアウト　115
バーンアウト尺度(MBI 改訂版)　125
バーンアウトスケール(Burnout Measure 日本語版)　125
Burnout Measure　124
般化　80
般化指導　30
●ひ
PHSQ　23
POMS　135
非定型摂食障害　164

ビデオモデリング 32
●ふ
フィードバック 77-79
フォローアップデータ 13
不合理な信念 8
不登校感情 49
不登校傾向 79,80
プリセプター制度 122
フレンズ・プログラム 33
プロセス変数 15
●へ
ベースライン 13,17
ペシミズム 8
●ほ
ホームワーク 157,168,170,171
保健福祉動向調査 135
ポストデータ 13
●む
無作為割付階層対照試験 17
無作為割付対照試験 16
●め
メンタルヘルス 29,77
●も
目標スキル 76-79
目標管理制度 122
目標設定 141
モデリング 29,77-79
問題解決訓練法 152
●ゆ
ユーストレス 21
ユニバーサル介入 30
●よ
余暇活動 118
予防対策 136
予防的介入法 34
予防的ストレスマネジメント 152,154
●ら
ライフイベント(life event) 6,149,165
ライフストレス(life stress) 149
ラポール 163,167
●り
Leeds Attributional Coding System(LACS) 172
リエゾン精神看護師 121
離職 119
リハーサル 77,159,160
リラクセーション 10,13,30,42,159,168,170,173
倫理的な配慮 129
●ろ
ロールプレイ（ロールプレイング） 14,159, 170

## あとがきにかえて：ストレスマネジメントの展望

　いささか古典的ではあるが，HilgardとBower(1966)が指摘した学習理論と教育実践の関連に関する図式は示唆に富む。Hilgardら(1966)によると，心理学研究は，基礎科学研究と技術的開発研究に分けることができ，それぞれ3つの段階を含む連続体の中に個々の研究は位置づけることができるという。

　基礎科学研究とは，研究者が研究の成果を実践場面に直接応用することを考えずに，自ら設定した問題によって導かれるような研究を指す。学習心理学の領域でいうと，基礎科学研究の第一段階（実践に直接関連しない研究）には，教育的な関連を考えない学習の研究，たとえば，動物研究，生化学的研究が含まれる。第二段階（対象者と問題が実践に関連する可能性のある研究）は，教育実践には関係ないが，人間を研究の対象者とし，学校で教えられているものにより近い内容を扱う研究である。たとえば，無意味綴りの記憶に関する研究がそれにあたる。第三段階の研究（実践場面に関連した対象者と問題を取り扱う研究）には，学習を教育実践に適用するという問題に注意が払われているわけではないが，研究の対象者が児童生徒であり，学習される内容は教育場面で取り扱われる教材であるような研究である。たとえば，外国語の学習教材を用いた記憶実験などがそれにあたる。

　一方，技術的開発研究の領域を見ると，第四段階の研究（特別な実験室的な実践場面での試み）は，特別な実験室的な教室で，特定の選ばれた教師に行なわれる研究を指す。たとえば，トレーニングを受けた教師が特定の教材の指導を行ない，その効果を見た研究がそれにあたる。第五段階の研究（「普通」の実践場面での試み）とは，「普通」の教師が「普段」の教室で第四段階の研究成果を検討する研究を指す。そして第六段階の研究（提唱と採用の段階）は，提唱と採用に関する開発的な段階である。新しい方法や手続きが実践の場で提唱され採用されるためにマニュアル化を行ない，それらの方法の効果を検証した研究を指す。

　さて，ストレスに関する研究も，Hilgardら(1966)が指摘するような6つの段階を経て発展をしてきたということができる。

　ストレスに関する研究の領域では，長年にわたって基礎科学研究が行なわれてきた。ストレス負荷時の生理学的・生化学的変化を探索する動物実験やさまざまな基礎実験（第一段階：実践に直接関連しない研究），ストレス反応が生起するときに生じる個人差に影響する対処行動の効果を実験室の中で調べようとする研究（第二段階：対象者と問題が実践に関連する可能性のある研究），学校や職場におけるストレスに関する調査研究（第三段階：実践場面に関連した対象者と問題を取り扱う研究）は，基礎科学研究に位置づけることができる

だろう。

　こうしたストレスに関する基礎科学研究の成果を受けて，ストレスに関する研究は，ストレスマネジメントという今日的課題の解決に向けてその成果を着実に上げてきた（技術的開発研究）。トレーニングを受けた特定の指導者が，ある特定の人たちを対象として特別に作成されたストレスマネジメント・プログラムを実施し，その効果を見る研究が生まれ（第四段階：特別な実験室的な実践場面での試み），次いで，その実践現場にいる人が普段の生活の中でストレスマネジメント・プログラムを行なったときの効果を見た研究へとすすんできた（第五段階：「普通」の実践場面での試み）。そして，ストレスに関する研究はこうした発展の経緯を受け，学校や職場，家庭等，さまざまな場面において実施されるストレスマネジメント・プログラムとしてマニュアル化され，提案されるに至った（第六段階の研究：提唱と採用の段階）。

　今や common disease とも言うことのできるうつ病，あるいは，いわゆる心身症をはじめとして，心身のさまざまな不適応状態が，何らかの形でストレスと関連していることが明らかにされるに至り，ストレスの問題を如何に解決・予防するかという課題は大きな社会的問題とまでなっている。そうしたときに，ストレスに関する研究を行なう者は「提唱と採用」に向けて社会的貢献を要請されていると言えるだろう。本書はまさに，ストレスに関する研究の中でも技術的開発研究の第六段階，すなわち，「提唱と採用の段階」にある研究成果の集大成と言うことができる。そして今後，本書の中で提唱されたプログラムは，実践を繰り返す中からより精緻化され，生活改善により役に立つ方法として確立されていくことになると確信している。

2004 年 8 月　坂野雄二

【文　献】

Hilgard, E. R. & Bower, G. H. 1966 *Theories of learning*. New York : Meredith Pub.

◎
執筆者一覧（執筆順）
◆
監修／坂野　雄二
◆
　　／嶋田　洋徳
編集
　　／鈴木　伸一
◆

| | |
|---|---|
| 鈴木　伸一 | ■編者：1章 |
| 嶋田　洋徳 | ■編者：2章 |
| 佐藤　正二 | ■宮崎大学：3章 |
| 三浦　正江 | ■東京家政大学：4章 |
| 岡安　孝弘 | ■明治大学：5章 |
| 島津　明人 | ■東京大学：6章 |
| 川口　貞親 | ■九州大学：7章 |
| 島井　哲志 | ■神戸女学院大学：8章 |
| 大竹　恵子 | ■東北学院大学：8章 |
| 金　　外淑 | ■兵庫県立大学：9章 |
| 富家　直明 | ■宮崎大学：10章 |
| 坂野　雄二 | ■監修者：あとがきにかえて |

【監修者紹介】

坂野　雄二（さかの・ゆうじ）
　　1951 年　大阪府に生まれる
　　1980 年　筑波大学大学院博士課程心理学研究科心理学専攻修了
　　現　在　北海道医療大学心理科学部　教授　教育学博士
　　主著・論文：認知行動療法　日本評論社 1995 年
　　　　　　　　認知行動療法の理論と実際（編著）　培風館　1997 年
　　　　　　　　臨床心理キーワード（編著）　有斐閣　2000 年
　　　　　　　　他約 70 件　論文：約 200 編

【編者紹介】

嶋田　洋徳（しまだ・ひろのり）
　　1966 年　東京都に生まれる
　　1996 年　早稲田大学大学院人間科学研究科博士後期課程修了
　　現　在　早稲田大学人間科学学術院　教授　博士（人間科学）
　　主著・論文：小中学生の心理的ストレスと学校不適応に関する研究　風間書房
　　　　　　　　1998 年
　　　　　　　　スクールカウンセラー事例ファイル 3（共著）　福村出版　1999 年
　　　　　　　　人はなぜ人を恐れるか：対人恐怖と社会恐怖（共著）　日本評論社
　　　　　　　　2000 年
　　　　　　　　攻撃性の行動科学（共著）　ナカニシヤ出版　2002 年
　　　　　　　　中学生における社会的スキル訓練が心理的ストレス反応に及ぼす影響
　　　　　　　　行動療法研究　第 29 巻第 1 号，37-48. 2003 年

鈴木　伸一（すずき・しんいち）
　　1969 年　東京都に生まれる
　　2000 年　早稲田大学大学院人間科学研究科博士後期課程修了
　　現　在　早稲田大学人間科学学術院　教授　博士（人間科学）
　　主著・論文：ストレス対処の心理・生理的反応に及ぼす影響に関する研究　風間書
　　　　　　　　房　2002 年
　　　　　　　　実践家のための認知行動療法テクニックガイド 北大路書房　2005 年
　　　　　　　　慢性うつ病の精神療法：CBASP の理論と技法　医学書院　2005 年
　　　　　　　　医療心理学の新展開：チーム医療に活かす心理学の最前線　北大路書
　　　　　　　　房　2008 年
　　　　　　　　Suzuki, S, Kumano, H., & Sakano, Y. 2003 Effects of effort and distress
　　　　　　　　　coping processes on psychophysiological and phychological stress re-
　　　　　　　　　sponses. International Journal of Psychophysiology, 47, 117-128.
　　　　　　　　他著書約 30 件，論文約 70 編

学校，職場，地域における
ストレスマネジメント実践マニュアル

| | |
|---|---|
| 2004年9月20日　初版第1刷発行 | 定価はカバーに表示<br>してあります。 |
| 2010年6月20日　初版第4刷発行 | |

監　修　者　　坂　野　雄　二
編　　　者　　嶋　田　洋　徳
　　　　　　　鈴　木　伸　一
発　行　所　　㈱北大路書房

〒603-8303　京都市北区紫野十二坊町12-8
　　　　　　電　話　(075)431-0361(代)
　　　　　　F A X　(075)431-9393
　　　　　　振　替　01050-4-2083

ⓒ2004　印刷/製本亜細亜印刷㈱
検印省略　落丁・乱丁本はお取り替えいたします
ISBN978-4-7628-2408-1 Printed in Japan